U0259139

实用临床常见病
护理措施与护理管理

李慧茹 盛 夏 于艳华 主 编

中国纺织出版社有限公司

图书在版编目（CIP）数据

实用临床常见病护理措施与护理管理 / 李慧茹，盛夏，于艳华主编. -- 北京：中国纺织出版社有限公司，2024.12. -- ISBN 978-7-5229-2380-2

Ⅰ. R47

中国国家版本馆CIP数据核字第2024EP9457号

责任编辑：樊雅莉　　　责任校对：王蕙莹　　　责任印制：王艳丽

中国纺织出版社有限公司出版发行

地址：北京市朝阳区百子湾东里A407号楼　邮政编码：100124

销售电话：010—67004422　传真：010—87155801

http://www.c-textilep.com

中国纺织出版社天猫旗舰店

官方微博 http://weibo.com/2119887771

三河市宏盛印务有限公司印刷　各地新华书店经销

2024年12月第1版第1次印刷

开本：787×1092　1/16　印张：12.5

字数：290千字　定价：78.00元

编　委　会

前　言

护理学是以自然科学和社会科学的理论为基础，研究维护、促进、恢复人类健康的护理理论、知识、技能及其发展规律的综合性应用科学。护理工作是保持和促进人们健康的服务职业，对患者的生命健康负有重大责任，必须体现以健康为中心的服务思想，对人民大众的健康负责，因此护理工作人员要不断提高技术水平和服务质量。近年来随着国民经济的不断发展，护理业务范围不断扩大和深入，护理分工越来越细，这就对护理人员的业务水平提出了更高要求。临床护理人员既要有扎实的理论知识，也要具备过硬的实践能力，本书正是在此背景下编写而成的。

本书在编写过程中广泛搜集国内外资料，并参考了大量相关文献及各学科领域的最新研究动态和学术成果，结合各位编者丰富的临床护理经验，使得全书内容具有实用性、科学性和先进性。书中内容从基础护理技术开始，然后详述临床上各科常见疾病的诊疗护理要点，对护理管理相关知识也作了详细介绍，内容涵盖理论与实践，既可作为年轻护士的规范化培训，也可作为各科室专科护士的临床工作参考工具书。

由于编者写作水平所限，书中不足之处在所难免。特别是现代医学发展迅速，本书阐述的某些观点、理论可能需要随时修订，望广大读者提出宝贵意见和建议，以便再版时修订，谢谢。

编　者

2024 年 6 月

目 录

第一章

基础护理技术操作

第一节　手卫生

一、目的

1. 一般洗手

洗去污垢、皮屑及部分暂存细菌，降低院内感染率，防止交叉感染。

2. 外科手消毒

（1）清除指甲、手、前臂的污物。

（2）将常居菌减少到最低程度。

（3）抑制微生物的快速再生，避免感染。

二、用物

洗手液，流动水，一次性纸巾。外科手消毒时备刷手液、无菌手刷、无菌巾。

三、评估

（1）了解手部污染程度。

（2）了解操作范围、目的。

（3）了解手部皮肤及指甲情况。

四、操作要点

1. 一般洗手

（1）取下手表，必要时将衣袖卷过肘。

（2）打开水龙头，淋湿双手，取适量洗手液放于掌心，用力搓摩双手掌心；右手掌心覆盖左手背揉搓，反之亦然；双手掌心相对十指交叉揉搓；弯曲手指，指背叠于另一手掌心旋转揉搓，反之亦然；一手握另一手大拇指旋转搓摩，反之亦然；右手五指并拢贴于左手掌心正反向旋转搓摩，反之亦然。必要时揉搓腕部，然后在水流下彻底冲洗干净双手，用防止手部再污染的方法关闭水龙头，用一次性纸巾擦手。

（3）注意指尖、指缝、指关节等处揉搓时间不少于 15 秒，冲洗时肘部应高于手掌位置，让水从指尖处流下。

2. 外科洗手

（1）修剪指甲，清除指甲下的污垢。

（2）按一般洗手法要求洗手，包括前臂、上臂下 1/3，使用流动水冲洗干净，用无菌巾擦干。

（3）如采用揉搓法可取适量手消液，按七步洗手法揉搓双手、前臂、上臂下 1/3，至消毒剂干燥。

（4）如需刷手，刷洗顺序依次为指尖、手指、指缝、手掌、手背、手腕、前臂、上臂下1/3，刷洗 3 遍，时间不少于 5 分钟。

（5）冲洗时让水由指尖流向手臂，用无菌巾擦干双手及上臂。

（6）手消毒后，将双手悬空举在胸前。

五、注意事项

（1）洗手前应摘掉戒指等首饰，指甲长者应做修剪，并去除指甲下的污垢。

（2）洗手时注意清洗指尖、指缝和关节等部位。

（3）保持手指朝上，将双手悬空举在胸前，使水由指尖流向肘部，避免倒流。

（4）使用后的海绵、刷子等，应一用一消毒。

（周思梦）

第二节　保护性约束方法

一、目的

主要是限制患者躯体及四肢活动，预防患者自伤、拔管或伤及他人，以保证患者在医院期间的治疗和护理安全。在约束前必须征得患者或亲属的知情同意，签署相关文件方可约束患者。

二、用物

保护具，约束带，床挡。

三、评估

（1）评估患者病情、年龄、意识状态、沟通能力，对治疗、护理的反应。

（2）评估患者肢体活动度。

（3）评估患者及家属对使用保护用具的理解和合作程度。

（4）评估约束部位皮肤色泽、温度及完整性等。

（5）需要使用保护具的种类和时间。

四、操作要点

（1）携物品至病床旁，核对并解释。

（2）取得家属及患者的配合，调整患者于适宜体位。

（3）肢体约束。暴露患者的腕部或踝部，用棉垫包裹手腕或踝部，宽绷带打成双套结，将双套结套于手腕或踝部棉垫外，稍拉紧使之不脱出，以不影响血液循环为宜，将带子系于床沿上，用制作好的约束带固定时，应松紧适宜，固定牢固。

（4）肩部约束。暴露患者的双肩，将患者双侧腋下垫棉垫，将保护带（大单）置于患者双肩下，双侧分别穿过患者的腋下，在背部交叉后分别固定在床头，为患者盖好被子。

（5）全身约束。多用于儿童。将大单折成自患儿肩部至踝部的长度，将患儿放于中间，用靠近护士一侧的大单紧紧包裹同侧患儿的手足至对侧，自患儿腋窝掖于身下，再将大单的另一侧包裹手臂及身体后，紧掖于靠护士一侧身下，如患者过分活动可用绷带系紧。

（6）患者体位舒适，肢体处于功能位并保护患者安全，整理床单位。

五、注意事项

（1）使用约束带时，约束带下应垫衬垫，固定需松紧适宜，其松紧度以能伸入 1~2 手指为宜，保持功能位。

（2）注意每 15~30 分钟观察 1 次受约束部位的血液循环情况，包括皮肤的颜色、温度、活动及感觉等。

（3）每两小时定时松解 1 次，并改变患者的姿势及给予受约束的肢体运动，必要时进行局部按摩，促进血液循环。

（周思梦）

第三节　铺床法

一、目的

更换污染的床单、被褥，以保持床铺清洁、干燥，患者舒适。

二、用物

治疗车，清洁大单（床套），中单，被套，枕套，床刷套上湿布套或扫床湿毛巾。

三、评估

（1）评估患者病情、意识状态、合作程度、自理程度、皮肤及管路情况。

（2）评估床单位安全、方便、整洁程度。

四、操作要点

1. 备用床和暂空床

（1）移开床旁桌距床 20 cm，将床旁椅移至床尾正中，将铺床用物放于床旁椅上。

（2）从床头至床尾铺平床褥后，铺上床单或床罩。

（3）将棉胎或毛毯套入被套内。

（4）两侧内折后与床内沿平齐，尾端内折后与床垫尾端平齐。

（5）暂空床的盖被上端内折 1/4，再扇形三折于床尾并使之平齐。

（6）套枕套，将枕头平放于床头正中。

（7）移回床旁桌、椅。

2. 麻醉床

（1）同"备用床和暂空床"步骤的（1）（2）。

（2）根据患者手术麻醉情况和手术部位铺单。

（3）盖被放置应方便患者搬运。

（4）套枕套后，将枕头平放于床头正中。

（5）移回床旁桌、椅。

（6）处理用物。

3. 卧床患者更换被单

（1）与患者沟通，取得配合。

（2）移开床旁桌、椅。

（3）将枕头及患者移向对侧，使患者侧卧。

（4）松开近侧各层床单，将其上卷于中线处塞于患者身下，清扫、整理近侧床褥，依次铺近侧各层床单。

（5）将患者及枕头移至近侧，患者侧卧。

（6）松开对侧各层床单，将其内卷取出，同法清扫和铺单。

（7）患者平卧，更换清洁被套及枕套。

（8）移回床旁桌、椅。

（9）根据病情协助患者取舒适体位。

（10）处理用物。

（周思梦）

第四节　移动患者

一、目的

运送由于病情或治疗要求身体不能自行移动的患者。

二、用物

平车，过床板。

三、评估

（1）评估患者病情、意识状态。

（2）评估患者体重、躯体活动能力、皮肤情况。

（3）评估有无约束，各种管路情况，身体有无移动障碍。

（4）评估患者移动的目的、活动耐力及合作程度。

四、操作要点

（1）携用物至床旁，核对并解释，取得患者配合，妥善固定好患者身上的导管、输液管等。

（2）搬运患者。移开床旁桌、椅，松开盖被，协助患者穿好衣服，移至床边。

（3）挪动法。将平车紧靠床边，大轮端靠床头，轮闸制动，协助患者按上半身、臀部、下肢的顺序依次向平车挪动，让患者头部卧于大轮端，将平车推至床尾，使平车头端与床尾成钝角，轮闸制动。

（4）一人法。协助患者屈膝，一臂自患者腋下伸至对侧肩部外侧，另一臂伸入患者大腿下，嘱患者双臂交叉于搬运者颈后，移步转身轻放平车。

（5）两人法。两人站在床的同侧，一名护士一手托患者颈肩部，另一手托腰部；另一名护士一手托臀部，另一手托膝部；两人使患者身体向搬运者倾斜，同时移步，合力抬起，将患者轻放平车。

（6）三人法。一名护士一手托患者头、颈、肩，另一手托胸背部；另一名护士一手托腰部，另一手托臀部；第三名护士一手托腘窝，另一手托小腿部；三人使患者身体向搬运者倾斜，合力抬起患者轻放平车。

（7）四人法。将平车紧靠床边（大轮端靠床头），患者腰、臀下铺中单，一名护士托患者头、颈肩部，一名护士托双腿，另两名护士分别站于床及平车两侧，紧握中单四角；四人合力抬起患者轻放平车。

（8）过床板使用法。适用于不能自行活动的患者，将平车与床平行并紧靠床边，平车与床的平面处于同一水平，固定平车和床，护士分别站于平车与床的两侧并抵住，站于床侧护士协助患者向床侧翻身，将过床板平放在患者身下1/3或1/4处，向斜上方45°轻推患者；站于车侧护士向斜上方45°轻拉协助患者移向平车，待患者上平车后，协助患者向床侧翻身，将"过床板"从患者身下取出。

（9）妥善安置各种管路，为患者盖好盖被。

（10）观察输液畅通情况。

五、注意事项

（1）搬运患者时动作轻稳、协调一致，确保安全，保持舒适。

（2）尽量使患者靠近搬运者，以达到节省力气的目的。

（3）将患者头部置于平车的大轮端，以减轻颠簸与不适。

（4）推车时车速适宜，护士站于患者头侧以观察病情，下坡时应使患者头部在高处一端。

（5）对骨折患者应在平车上垫木板，并固定好骨折部位再搬运。

（6）在搬运患者过程中保证各种管路通畅、有效。

（余昕桐）

第五节　无菌技术

一、目的

保持无菌物品和无菌区域不被污染，防止病原微生物侵入或传播给他人。

二、用物

无菌钳，镊子罐，无菌治疗巾，无菌手套，无菌容器，无菌溶液、治疗盘、污物碗。

三、评估

操作环境：操作台宽阔、清洁、干燥，治疗室光线明亮，在30分钟内无打扫。

四、操作要点

1. 无菌持物钳

（1）核对无菌钳包有无破损及消毒日期。

（2）打开无菌钳包。

（3）取出镊子罐立于治疗台面上。

（4）标明打开日期及时间。

2. 取无菌治疗巾及铺无菌盘

（1）检查无菌包，注意无菌包皮有无破损，核对灭菌日期。

（2）检查治疗盘是否清洁、干燥。

（3）无菌治疗巾包应放在清洁、干燥、平坦、宽敞处。

（4）打开无菌治疗巾包，取出治疗巾并铺于无菌盘中，应在清洁、干燥、平坦、宽敞处操作。

3. 取无菌溶液

（1）核对及检查所用溶液瓶签、名称、浓度、有效期，瓶子有无裂缝，检查溶液有无沉淀、浑浊及变色。

（2）按要求打开溶液瓶，取无菌溶液。

（3）倒无菌溶液于无菌容器内，将治疗巾盖好，注明开瓶时间。

4. 戴无菌手套

（1）取下手表，洗手。

（2）核对手套包上的号码和灭菌日期。

（3）按要求戴手套，将手套的翻转处套在工作服衣袖外边。

（4）脱手套方法正确。

五、注意事项

（1）治疗盘必须清洁、干燥，无菌巾避免潮湿。

（2）铺无菌巾时不可触及无菌面，覆盖无菌巾时对准边缘，一次盖好，避免污染。

（3）无菌盘有效期为 4 小时。

（4）用无菌持物钳取物时不可触及容器口边缘及溶液以上的容器内壁，使用时应保持钳端向下，不可倒转向上，用后立即放入容器中；如到远处夹取物品，无菌持物钳应连同容器一并搬移，就地取出使用。无菌持物钳只能用于夹取无菌物品，不能用于换药和消毒皮肤。

（5）不可将无菌物品或非无菌物品伸入到无菌溶液瓶内蘸取或直接接触瓶口倒液。

（6）倒出的无菌溶液不可倒回瓶内。

（7）未戴手套的手不可触及手套外面，戴手套的手则不可触及未戴手套的手及手套的里面。

（8）手套破裂或污染，立即更换。

（王　琦）

第二章

常见急危重症护理

第一节　呼吸困难

呼吸困难是指患者主观上感觉"空气不足"或"呼吸费力"，客观上表现为呼吸运动费力，严重时可出现张口呼吸、鼻翼翕动、端坐呼吸甚至发绀、辅助呼吸肌参与呼吸运动，并且伴有呼吸频率、深度、节律的改变。呼吸困难是急诊科的常见急症之一，常见于呼吸系统和循环系统疾病，如肺栓塞、哮喘、气胸、急性呼吸窘迫综合征、慢性阻塞性肺疾病急性发作、心力衰竭等，其他系统疾病也可累及呼吸功能而引起呼吸困难。

一、病因与发病机制

不同原因引起呼吸困难的发病机制各异，但均可导致肺的通气和（或）换气功能障碍，引起呼吸困难。

1. 急性肺栓塞（APE）

是各种栓子阻塞肺动脉系统引起的以肺循环和呼吸功能障碍为主要表现的一组疾病或临床综合征的总称，包括肺血栓栓塞（PTE）、脂肪栓塞、羊水栓塞、空气栓塞。临床上以PTE 最为常见，通常所指的 APE 即指 PTE。其发病机制为肺血管栓塞后，由于血栓机械性堵塞肺动脉，引发神经、体液因素参与的肺血管痉挛和气道阻力增加，从而引起通气/血流比例失调、肺不张和肺梗死，导致呼吸功能改变。

2. 支气管哮喘

简称哮喘，是由多种细胞和细胞组分参与的气道慢性炎症性疾病。哮喘的发病机制非常复杂，气道炎症、气道反应性增高和神经调节等因素及其相互作用被认为与哮喘的发病密切相关。其中，气道炎症是哮喘发病的本质，而气道高反应是哮喘的重要特征。常因接触变应原、刺激物或呼吸道感染诱发。

3. 急性呼吸窘迫综合征（ARDS）

是由各种肺内、肺外因素导致的急性弥漫性肺损伤和进而发展的急性呼吸衰竭。发病机制主要为肺毛细血管内皮细胞和肺泡上皮细胞损伤，造成肺毛细血管通透性增高、肺水肿及透明膜形成，引起肺容积减少、肺顺应性降低、严重的通气/血流比例失调，导致呼吸功能障碍。

4. 慢性阻塞性肺疾病（COPD）

是一组以气流受限为特征的肺部疾病，气流受限呈进行性发展，与气道和肺组织对有害气体或有害颗粒的异常慢性炎症反应有关，与慢性支气管炎和肺气肿密切相关。发病机制主要为各级支气管壁均有炎性细胞浸润，基底部肉芽组织和机化纤维组织增生导致管腔狭窄。

5. 气胸

胸膜腔是不含有空气的密闭潜在性腔隙，一旦胸膜腔内有气体聚集，即称为气胸。气胸可分为自发性气胸和创伤性气胸。自发性气胸常指无创伤及医源性损伤而自行发生的气胸。根据脏胸膜破裂口的情况可将气胸分为闭合性气胸、开放性气胸、张力性气胸。气胸发生后，胸膜腔内压力增高，肺失去膨胀能力，通气功能严重受损，引起严重呼吸困难。

二、病情评估与判断

（一）健康史

1. 询问健康史

询问既往咳、痰、喘等类似发作史与既往疾病，如咳、痰、喘症状与季节有关，可能为肺源性呼吸困难；既往有心脏病史，呼吸困难发作与活动有关，可能是心源性呼吸困难。

2. 起病缓急和时间

（1）突然发作的呼吸困难多见于自发性气胸、肺水肿、支气管哮喘、急性心肌梗死和肺栓塞等。

（2）夜间阵发性呼吸困难以急性左心衰所致心源性肺水肿为最常见，COPD 患者夜间可因痰液聚积而引起咳喘，被迫端坐体位。

（3）ARDS 患者多在原发病起病后 7 日内，约半数者在 24 小时内出现呼吸加快，随后呼吸困难呈进行性加重或窘迫。

3. 诱发因素

（1）有过敏原（如鱼、虾、花粉、乳胶、霉菌、动物皮屑等）、运动、冷刺激（吸入冷空气和食用冰激凌）、吸烟、上呼吸道感染等诱因而出现的呼吸困难常提示哮喘或 COPD 急性发作。

（2）有深静脉血栓的高危因素，如骨折、创伤、长期卧床、外科手术、恶性肿瘤等，排除其他原因引起的呼吸困难可考虑肺栓塞。

（3）在严重感染、创伤、休克和误吸等直接或间接肺损伤后 12~48 小时内出现呼吸困难可考虑 ARDS。

（4）有过度用力或屏气用力史而突然出现的呼吸困难可考虑自发性气胸。

（二）临床表现

1. 呼吸形态的改变

（1）呼吸频率改变。呼吸频率增快常见于呼吸系统疾病、心血管疾病、贫血、发热等；呼吸频率减慢多见于急性镇静催眠药中毒、CO 中毒等。

（2）呼吸深度改变。呼吸加深见于糖尿病及尿毒症酸中毒，呼吸中枢受刺激，出现深而慢的呼吸，称为酸中毒深大呼吸或库斯莫尔（Kussmaul）呼吸。呼吸变浅见于肺气肿、呼吸肌麻痹及镇静剂过量等。呼吸浅快，常见于癔症发作。

（3）呼吸节律改变。常见的呼吸节律异常可表现为 Cheyne-Stokes 呼吸（潮式呼吸）或 Biot 呼吸（间停呼吸），是呼吸中枢兴奋性降低的表现，反映病情严重。Cheyne-Stokes 呼吸见于中枢神经系统疾病和脑部血液循环障碍，如脑动脉硬化、心力衰竭、颅内压增高以及糖尿病昏迷和尿毒症等。Biot 呼吸偶见于脑膜炎、中暑、颅脑外伤等。

2. 主要症状与伴随症状

引起呼吸困难的原发病不同，其主要症状与伴随症状也各异。当患者有不能解释的呼吸困难、胸痛、咳嗽，同时存在深静脉血栓的高危因素，应高度怀疑急性肺栓塞的可能。既往曾诊断哮喘或有类似症状反复发作，突然出现喘息、胸闷、伴有哮鸣的呼气性呼吸困难可考虑支气管哮喘急性发作。急性起病，呼吸困难和（或）呼吸窘迫，顽固性低氧血症，常规给氧方法不能缓解，出现非心源性肺水肿可考虑为 ARDS。呼吸困难伴有突发一侧胸痛（每次呼吸时都会伴随疼痛），呈针刺样或刀割样疼痛，有时向患侧肩部放射常提示气胸。

3. 体征

可通过观察患者的胸廓外形及呼吸肌活动情况、有无"三凹征"和颈静脉充盈，叩诊胸廓和听诊呼吸音等评估呼吸困难患者的体征。肺栓塞患者可有颈静脉充盈，肺部可闻及局部湿啰音及哮鸣音，肺动脉瓣区第二心音亢进或分裂，严重时血压下降甚至休克。支气管哮喘急性发作时胸部呈过度充气状态，吸气性三凹征，双肺可闻及广泛的呼气相哮鸣音，但非常严重的哮喘发作可无哮鸣音（静寂胸）。呼吸浅快、桶状胸，叩诊呈过清音，辅助呼吸肌参与呼吸运动甚至出现胸腹矛盾运动常见于 COPD。患侧胸廓饱满、叩诊呈鼓音，听诊呼吸音减弱或消失应考虑气胸。

（三）辅助检查

1. 血氧饱和度监测

了解患者缺氧情况。

2. 动脉血气分析

是呼吸困难最常用的检查，了解氧分压、CO_2 分压的高低以及 pH 等，从而判断是否存在呼吸衰竭、呼吸衰竭的类型以及是否有酸中毒、酸中毒的类型等情况。

3. 胸部 X 线或 CT 检查

了解肺部病变程度和范围，明确是否存在感染、占位性病变、气胸等情况。

4. 心电图检查

初步了解心脏情况，除心肌梗死和心律失常外，对诊断肺栓塞有参考意义。

5. 血常规检查

了解是否存在感染、贫血以及严重程度。

6. 特殊检查

如病情允许可做下列检查：①肺动脉造影，确诊或排除肺血栓栓塞症；②肺功能检查，可进一步明确呼吸困难类型。

（四）病情严重程度评估与判断

可以通过评估患者的心率、血压、血氧饱和度、意识以及患者的呼吸形态、异常呼吸音、体位、讲话方式、皮肤颜色等，初步判断患者呼吸困难的严重程度。

1. 讲话方式

患者一口气不间断地说出话语长度是反映呼吸困难严重程度的一个指标。能说完整的语句表示轻度或无呼吸困难，说短语为中度呼吸困难，仅能说单词常为重度呼吸困难。

2. 体位

体位也可以提示呼吸困难的程度。可平卧为没有或轻度呼吸困难，可平卧但愿取端坐位常为中度呼吸困难，无法平卧可能为严重呼吸困难。

3. 气胸威胁生命的征象

气胸的患者如出现下列中任何一项，即为威胁生命的征象：张力性气胸、急剧的呼吸困难、低血压、心动过速、气管移位。

4. 急性肺血栓栓塞症病情危险程度

（1）低危 PTE（非大面积）：血流动力学稳定，无右心室功能不全和心肌损伤，临床病死率<1%。

（2）中危 PTE（次大面积）：血流动力学稳定，但出现右心室功能不全及（或）心肌损伤，临床病死率 3%～5%。

（3）高危 PTE（大面积）：以休克和低血压为主要表现，即体循环动脉收缩压<90 mmHg，或较基础值下降幅度≥40 mmHg，持续 15 分钟以上，临床病死率>15%。

5. 哮喘急性发作时病情严重程度的分级

见表2-1。

表 2-1　哮喘急性发作时病情严重程度的分级

临床特点	轻度	中度	重度	危重
气短	步行、上楼时	稍事活动	休息时	
体位	可平卧	喜坐位	端坐呼吸	
讲话方式	连续成句	常有中断	单字	不能讲话
精神状态	可有焦虑/尚安静	时有焦虑或烦躁	常有焦虑、烦躁	嗜睡、意识模糊
出汗	无	有	大汗淋漓	
呼吸频率	轻度增加	增加	常>30 次/分	
辅助呼吸肌活动及三凹征	常无	可有	常有	胸腹矛盾运动
哮鸣音	散在，呼吸末期	响亮、弥漫	响亮、弥漫	减低乃至无
脉率	<100 次/分	100～120 次/分	>120 次/分	脉率变慢或不规则
奇脉（深吸气时收缩压下降）	无，<10 mmHg	可有，10～25 mmHg	常有，>25 mmHg	无
使用 β_2 激动剂后 PEF 占预计值或个人最佳值	>80%	60%～80%	<60%或绝对值<100 L/min 或作用持续时间<2 小时	
PaO_2（吸空气）	正常	≥60 mmHg	<60 mmHg	<60 mmHg
$PaCO_2$（吸空气）	<45 mmHg	≤45 mmHg	>45 mmHg	>45 mmHg
SaO_2	>95%	91%～95%	≤90%	≤90%
pH			可降低	降低

6. ARDS 的诊断标准

根据 ARDS 柏林定义，满足以下 4 项条件方可诊断 ARDS：①明确诱因下 1 周内出现的急性或进展性呼吸困难；②胸部 X 线/CT 显示双肺浸润影，不能完全用胸腔积液、肺叶不张、肺不张、肺结节解释；③呼吸衰竭，不能完全用心衰或液体超负荷来解释；如无危险因素，需用超声心动图等客观检查来评价心源性肺水肿；④低氧血症，根据 PaO_2/FiO_2 确立 ARDS 诊断，并将其分为轻度、中度、重度。轻度：$200 < PaO_2/FiO_2 \leqslant 300$，且 PEEP 或 CPAP $\geqslant 0.49$ kPa；中度：$100 < PaO_2/FiO_2 \leqslant 200$，且 PEEP 或 CPAP $\geqslant 0.49$ kPa；重度：$PaO_2/FiO_2 \leqslant 100$，且 PEEP $\geqslant 0.49$ kPa。需要注意的是如果所在地海拔 >1000 米，PaO_2/FiO_2 值需用公式校正，校正后 $PaO_2/FiO_2 = PaO_2/FiO_2 \times$（当地大气压值/760）。

7. 心源性肺水肿与 ARDS 的鉴别要点

见表 2-2。

表 2-2　心源性肺水肿与 ARDS 的鉴别要点

项目	急性心源性肺水肿	ARDS
健康史	年龄一般>60 岁 心血管疾病史	年龄一般<60 岁 感染、创伤等病史
体征	颈静脉充盈、怒张	颈静脉塌陷
	左心增大，心尖抬举	脉搏洪大
	可闻及第三、第四心音	心率增快
	下肢水肿	无水肿
	双下肺湿啰音多，实变体征不明显，不能平卧	湿啰音，不固定，后期实变体征较明显，能平卧
心电图	动态 ST-T 变化，心律失常，左室肥厚	窦性心动过速，非特异性 ST-T 改变
胸部 X 线	心脏增大	心脏大小正常
	向心性分布阴影，肺门增大	外周分布浸润阴影
	支气管周围血管充血间隔线，胸腔积液	支气管充气征常见
治疗反应	对强心、利尿和扩血管等治疗反应明显	对强心、利尿和扩血管等治疗反应差
肺毛细血管楔压	>18 mmHg	≤18 mmHg

三、救治与护理

（一）救治原则

呼吸困难的救治原则是保持呼吸道通畅，纠正缺氧和（或）CO_2 潴留，纠正酸碱平衡失调，为基础疾病及诱发因素的治疗争取时间，最终改善呼吸困难。

（二）护理措施

1. 即刻护理措施

任何原因引起的呼吸困难均应以抢救生命为首要原则。①保持呼吸道通畅。②氧疗，鼻导管、面罩或鼻罩给氧。COPD 伴有 CO_2 潴留和肺栓塞合并通气功能障碍时应先低流量给氧。哮喘急性发作时，可先经鼻导管给氧，如果缺氧严重，应经面罩或鼻罩给氧。ARDS 患者一般高浓度给氧，尽快提高氧分压。③建立静脉通路，保证及时给药。④心电监护，监测心率、心律、血压、呼吸和血氧饱和度。⑤准确留取血标本，采集血液查动脉血气、D-二聚体、血常规等。⑥取舒适体位，嘱患者安静，取半坐卧位或端坐卧位，昏迷或休克患者取平卧位，头偏向一侧。⑦备好急救物品，如患者呼吸困难严重，随时做好气管插管或气管切开、机械通气的准备与配合工作，备好吸引器等抢救物品和抢救药品。⑧做好隔离措施，对可疑呼吸道传染性疾病，应注意做好隔离与防护，防止交叉感染。

2. 用药护理

遵医嘱及时准确给予各种药物。

（1）控制感染。呼吸困难伴有呼吸道和肺部感染时，遵医嘱应用抗生素，注意观察有无药物过敏反应。

（2）解痉、平喘。①β_2受体激动药（如沙丁胺醇、特布他林和非诺特罗）。β_2受体激动药可舒张支气管平滑肌，是控制哮喘急性发作的首选药物。哮喘急性发作时因气道阻塞影响口服吸入法治疗的效果，可经皮下或静脉途径紧急给药。应用时注意观察患者有无头痛、头晕、心悸、手指颤抖等不良反应。②茶碱类。具有舒张支气管平滑肌作用，及强心、利尿、扩张冠状动脉、兴奋呼吸中枢和呼吸肌作用。静脉滴注时浓度不宜过高，注射速度不宜超过 0.25 mg/（kg·min），以免引起心动过速、心律失常、血压下降，甚至突然死亡等中毒反应。③糖皮质激素。糖皮质激素是控制哮喘发作最有效的药物，可分为吸入、口服和静脉用药，重度或严重哮喘发作时应及早遵医嘱应用激素。④肾上腺素。支气管哮喘发作紧急状态下时，可遵医嘱给予 0.1%肾上腺素 0.3~0.5 mL 皮下注射，以迅速解除支气管痉挛。

（3）维持呼吸。呼吸兴奋剂可应用于 CO_2 潴留并有呼吸中枢抑制的患者，如不能改善缺氧状态，应做好人工机械通气的准备。应用呼吸兴奋剂时，应保持呼吸道通畅，适当提高吸氧浓度，静脉滴注时速度不宜过快，注意观察呼吸频率、节律以及神志变化，监测动脉血气。

（4）维持血压。肺栓塞、气胸的患者，往往会有血流动力学的改变，出现心率加快、血压下降甚至休克，应遵医嘱及时给予多巴胺或多巴酚丁胺等血管活性药物治疗心力衰竭、休克，维持体循环和肺循环稳定。

（5）止痛。剧烈胸痛影响呼吸功能时，遵医嘱应用止痛药物。

（6）纠正酸中毒。严重缺氧可引起代谢性酸中毒，遵医嘱静脉滴注 5%碳酸氢钠。

3. 病情观察

（1）监测生命体征和呼吸功能。注意监测心率、心律、血压的变化，有无血流动力学障碍。观察呼吸频率、深度和节律改变，注意监测血氧饱和度和动脉血气情况。

（2）观察氧疗效果。氧疗过程中，应注意观察氧疗效果。如吸氧后呼吸困难缓解、发绀减轻、心率减慢，表示氧疗有效；如意识障碍加深或呼吸过度表浅、缓慢，可能为 CO_2 潴留加重。应定期按医嘱复查动脉血气，根据动脉血气分析结果和患者的临床表现，及时遵医嘱调整氧流量或呼吸机参数设置，保证氧疗效果。

4. 肺栓塞护理

如果呼吸困难是由于肺栓塞引起，除上述护理外，还应给予如下护理。

（1）镇静。绝对卧床休息，保持安静，防止因活动导致其他静脉血栓脱落。

（2）胸痛护理。观察胸痛的部位、诱发因素、疼痛严重程度，必要时遵医嘱给予止痛药物。

（3）溶栓治疗护理。①保证静脉通路畅通。②用药护理。溶栓和抗凝药物的主要不良反应为出血。应密切观察患者有无出血倾向，如牙龈、皮肤黏膜、穿刺部位等。观察患者有无头痛、呕吐、神志改变等脑出血症状。动、静脉穿刺时，要尽量选用小号针头，穿刺后要充分压迫止血，放松压迫后要观察是否继续出现皮下渗血。③溶栓后护理。按医嘱抽血查凝血时间、动脉血气，描记心电图，以判断溶栓效果及病情变化。

（4）其他处理。做好外科手术和介入治疗的准备。

5. 支气管哮喘急性发作护理

如果呼吸困难是由于哮喘急性发作所引起，应尽快配合采取措施缓解气道阻塞，纠正低氧血症，恢复肺功能，预防哮喘进一步恶化或再次发作，防治并发症。遵医嘱给予 β_2 受体激动药、氨茶碱、抗胆碱药、糖皮质激素等，解除支气管痉挛。维持水、电解质与酸碱平衡，注意补充液体，纠正因哮喘持续发作时张口呼吸、出汗、进食少等原因引起的脱水，避免痰液黏稠导致气道堵塞。部分患者可因反复应用 β_2 受体激动药和大量出汗而出现低钾、低钠等电解质平衡紊乱，应及时按医嘱予以纠正。并发呼吸衰竭者，遵医嘱给予鼻（面）罩等无创伤性辅助通气。若无效，做好有创机械通气治疗的准备与配合，对黏液痰栓阻塞气道的患者必要时可行支气管肺泡灌洗术。

6. ARDS 护理

（1）氧疗护理。确定给氧浓度的原则是在保证 PaO_2 迅速提高到 60 mmHg 或 SpO_2 达 90% 以上的前提下，尽量降低给氧浓度。ARDS 患者轻者可用面罩给氧，多数患者需使用机械通气。

保护性机械通气是治疗 ARDS 的主要方法，其中最重要的是应用 PEEP 和小潮气量治疗。采用小潮气量，旨在控制吸气平台压，防止肺泡过度扩张。应用 PEEP 时应注意：①对血容量不足的患者，应补充足够的血容量以代偿回心血量的不足，但又不能过量，以免加重肺水肿；②PEEP 一般从低水平开始应用，逐渐增加至合适水平，使 PaO_2 维持在 >60 mmHg 而 FiO_2 <0.6；③使用 PEEP 时，应注意观察，避免气压伤的发生；④有条件者采用密闭式吸痰方法，尽量避免中断 PEEP。

（2）控制液体量。注意控制 ARDS 患者液体摄入量，出入量宜维持负平衡（-500 mL 左右）。

（3）积极配合治疗原发病。如按医嘱控制感染、固定骨折、纠正休克等。

（4）营养支持。由于 ARDS 时机体常处于高代谢状态，应按医嘱补充足够的营养，应提倡全胃肠营养。

（5）防治并发症。注意观察感染等并发症，如发热、咳嗽、咳黄绿色痰液等，应根据医嘱留取各种痰液标本。

7. 慢性阻塞性肺疾病急性发作护理

在控制性氧疗、抗感染、祛痰、止咳、松弛支气管平滑肌等治疗措施的基础之上，协助患者咳嗽、咳痰，必要时给予吸痰，保持呼吸道通畅。

8. 气胸护理

积极配合给予排除胸腔气体，闭合漏口，促进患肺复张，减轻呼吸困难，改善缺氧症状等急救措施。

（1）胸腔穿刺抽气。张力性气胸患者如病情危重，应做好配合紧急穿刺排气的准备。在患侧锁骨中线第 2 或第 3 肋间用 16~18 号粗针头刺入排气，每次抽气不宜超过 1000 mL。

（2）胸腔闭式引流。目的是排出气体，促使肺膨胀。患者在胸腔闭式引流时，护理上应注意：①连接好胸腔闭式引流装置；②搬动患者时，应夹闭引流管，并妥善固定；③更换引流装置时需夹闭引流管，注意无菌操作；④引流过程中注意观察引流是否通畅，穿刺口有无渗血，渗血多时，及时报告医生，随时给予更换敷料等处理；⑤鼓励患者咳嗽、深呼吸，促进胸腔内气体的排出。

（3）做好手术准备。若胸腔引流管内持续不断逸出大量气体，呼吸困难未改善，提示可能有肺和支气管的严重损伤，应做好手术探查修补裂口的准备。

（4）并发症护理。①复张后肺水肿处理。复张后肺水肿多发生于抽气过多或过快时，表现为胸闷、咳嗽、呼吸困难无缓解，严重者可有大量白色泡沫痰或泡沫血痰。处理包括停止抽气，患者取半卧位、吸氧、应用利尿药等。②皮下气肿和纵隔气肿。皮下气肿一般不需要特殊处理，往往能自行吸收，但需注意预防感染。吸入高浓度氧可促进皮下气肿的吸收消散。纵隔气肿张力过高，必要时需做锁骨上窝切开或穿刺排气处理。

9. 心理护理

呼吸困难患者因为突然发病，几乎都存在恐惧心理，应关注患者的神情变化，给予恰当的病情告知、安慰与心理支持，使其尽可能消除恐惧，保持情绪平稳，有良好的遵医行为。

10. 转运护理

急诊处理后需手术或住院的患者，应做好转运的准备工作。根据病情，准备氧气、监护仪、简易呼吸器、除颤仪等必要的转运抢救设施，安排相应的工作人员护送至手术室或病房，保证转运途中安全。

（于萍萍）

第二节 窒息

窒息是指气流进入肺受阻或吸入气体缺氧导致的衰竭或呼吸停止状态。一旦发生窒息，可迅速危及生命，应立即采取相应措施，查明原因，积极进行抢救。本节主要讨论气道阻塞引起的窒息。

一、病因与发病机制

引起窒息的原因各异，但其发病机制都是由于机体的通气受限或吸入气体缺氧导致肺的通气与换气功能障碍，引起全身组织与器官缺氧、CO_2 潴留，进而导致组织细胞代谢障碍、酸碱失衡、功能紊乱甚至衰竭而死亡。根据病因可分为：①气道阻塞性窒息，分泌物或异物部分或完全堵塞气道致通气障碍所引起的窒息；②中毒性窒息，如 CO 中毒，大量的 CO 经呼吸道进入血液，与血红蛋白结合形成碳氧血红蛋白，阻碍氧与血红蛋白的结合及解离，引起组织缺氧造成的窒息；③病理性窒息，包括肺炎与淹溺等所致的呼吸面积丧失，以及脑循环障碍引起的中枢性呼吸停止，主要表现为 CO_2 和其他酸性代谢产物蓄积引起的刺激症状与缺氧导致的中枢神经麻痹症状交织在一起。

二、病情评估与判断

1. 气道阻塞的原因判断

通过健康史、血气分析、胸部 X 线平片、纤维支气管镜检查，可分别判断不同原因引起的窒息。

2. 临床表现

气道阻塞的患者常呈吸气性呼吸困难，出现"四凹征"（胸骨上窝、锁骨上窝、肋间隙及剑突下软组织）。根据气道是否被完全阻塞可分为如下两种。

（1）气道不完全阻塞：患者张口瞪目，有咳嗽、喘气或咳嗽微弱无力，呼吸困难，烦躁不安。皮肤、甲床和口腔黏膜、面色青紫。

（2）气道完全阻塞：患者面色灰黯青紫，不能说话及呼吸，很快意识丧失，呼吸停止。如不紧急解除窒息，将迅速导致死亡。

3. 气道阻塞引起窒息的严重程度分级

（1）Ⅰ度。安静时无呼吸困难，当活动时出现轻度的呼吸困难，可有轻度的吸气性喉喘鸣及胸廓周围软组织凹陷。

（2）Ⅱ度。安静时有轻度呼吸困难，吸气性喉喘鸣及胸廓周围软组织凹陷，活动时加重，但不影响睡眠和进食，无烦躁不安等缺氧症状，脉搏尚正常。

（3）Ⅲ度。呼吸困难明显，喉喘鸣声较响亮，吸气性胸廓周围软组织凹陷显著，并出现缺氧症状，如烦躁不安、不易入睡、不愿进食、脉搏加快等。

（4）Ⅳ度。呼吸极度困难。患者坐立不安、手足乱动、出冷汗、面色苍白或发绀、心律不齐、脉搏细速、昏迷、大小便失禁等。若不及时抢救，则可因窒息导致呼吸心搏停止而死亡。

三、救治与护理

（一）救治原则

当窒息发生时，保持呼吸道通畅是关键，其次是采取病因治疗。对于气道不完全阻塞的患者，应查明原因，采取病因治疗和对症治疗，尽早解除气道阻塞。对于气道完全阻塞的患者，应立即解除窒息，或做好气管插管、气管切开或紧急情况下环甲膜穿刺的准备。

（二）护理措施

1. 即刻护理措施

（1）迅速解除窒息因素，保持呼吸道通畅。

（2）给予高流量吸氧，使血氧饱和度达 94% 以上，必要时建立或重新建立人工气道，给予人工呼吸支持或机械通气。

（3）建立静脉通路，遵医嘱给予药物治疗。

（4）监测生命体征，给予心电、血压、呼吸、血氧饱和度监护，遵医嘱采动脉血做血气分析。

（5）备好急救物品，如吸引器、呼吸机、气管插管、喉镜等开放气道用物。

2. 根据窒息的严重程度，配合给予相应的救治与护理

（1）Ⅰ度。查明病因并进行针对性治疗，如由炎症引起，按医嘱应用抗生素及糖皮质激素控制炎症。若由分泌物或异物所致，尽快清除分泌物或取出异物。

（2）Ⅱ度。针对病因治疗，多可解除喉阻塞。

（3）Ⅲ度。严密观察呼吸变化，按医嘱同时进行对症治疗及病因治疗。经保守治疗未见好转、窒息时间较长、全身情况较差者，应及早做好配合气管插管或气管切开的准备。

（4）Ⅳ度。需立即行气管插管、气管切开或环甲膜穿刺术，应及时做好吸痰、吸氧及其相关准备与配合工作。

应注意的是：气管阻塞或气道异物引起的窒息，如条件允许，即使Ⅲ度、Ⅳ度呼吸困难，也可把握好时机，有效清理呼吸道或将异物取出后即可缓解呼吸困难，而不必首先行气管插管或气管切开术。

3. 气道异物护理

气道异物有危及生命的可能，应尽早配合取出异物，以保持呼吸道通畅，防止窒息及其他并发症的发生。可使用 Heimlich 手法排除异物，或经内镜（直接喉镜、支气管镜、纤维支气管镜）取出异物。如确实难以取出的异物，应做好开胸手术、气管切开的准备。对有明显气道阻塞的患者，紧急情况下可用粗针或剪刀行环甲膜穿刺或切开术，以开放气道。

4. 喉阻塞护理

喉阻塞患者的护理重点是保持呼吸道通畅。对舌后坠及喉阻塞者，可使用口咽通气管开放气道。如为气管狭窄、下呼吸道梗阻所致的窒息，应立即做好施行气管插管或气管切开术的准备，必要时准备配合给予机械辅助通气。

5. 大咯血窒息的紧急处理

如为肺部疾病所致大咯血，有窒息前兆症状时，应立即将患者取头低足高 45° 的俯卧位，头偏向一侧，轻拍背部以利引流；及时吸出口腔内的血块，畅通呼吸道；在解除气道阻塞后按医嘱给予吸氧等措施，改善缺氧。

6. 严密观察病情变化

随时注意患者呼吸、咳嗽及全身情况，如患者窒息后呼吸急促、口唇发绀、烦躁不安等症状仍不能改善或逐渐加重，应准备继续进行抢救。

7. 术前护理

必要时，做好经纤维支气管镜或喉镜取异物的术前准备工作。

8. 心理护理

嘱患者安静休息，避免剧烈活动，对精神紧张的患者，做好解释和安慰工作。

（何彦莉）

第三节　急性胸痛

胸痛是指胸前区的不适感，包括胸部闷痛、刺痛、烧灼、紧缩或压榨感等，有时可放射至面颊、下颌部、咽颈部、肩部、后背部、上肢或上腹部，表现为酸胀、麻木或沉重感等，常伴有精神紧张、焦虑、恐惧感，是急诊科常见的症状之一。胸痛的病因复杂各异，且危险性存在较大的差别。急性胸痛是一些致命性疾病的主要临床表现，如急性冠状动脉综合征、主动脉夹层、急性肺栓塞等。目前，"胸痛中心"是一种新型的医疗模式，通过院内多学科及院内外急救医疗服务体系信息共享和流程优化，使急性胸痛患者得到快速诊断和及时治疗，病死率降低，临床预后得到改善。

一、病因与发病机制

胸痛的病因涵盖各个系统，有多种分类方法，其中，从急诊处理和临床实用角度，可将胸痛分为致命性胸痛和非致命性胸痛两大类。致命性胸痛又可分为心源性胸痛和非心源性胸痛，其中急性冠脉综合征、主动脉夹层和急性肺栓塞属于致命性胸痛。

急性冠脉综合征（ACS）是以冠状动脉粥样硬化斑块破溃，继发完全或不完全闭塞性血栓形成病理基础的一组临床综合征，包括不稳定型心绞痛（UA）、非 ST 段抬高型心肌梗死（NSTEMI）和 ST 段抬高型心肌梗死（STEMI），前两者又称非 ST 段抬高型急性冠脉综合征（NSTE-ACS）。其中，斑块破溃若形成微栓子或不完全血栓，可诱发 UA 或 NSTEMI；若形成完全性血栓，可诱发 STEMI。这些综合征均可导致心搏骤停和死亡，因此早期识别和快速反应至关重要。

主动脉夹层（AD）是指主动脉内的血液经内膜撕裂口流入囊样变性的主动脉中层，形成夹层血肿，并随血流压力的驱动，沿主动脉壁纵轴延伸剥离导致的严重心血管急症。由于机械压迫、刺激和损伤导致突发撕裂样的胸部疼痛。约有半数主动脉夹层由高血压引起，其他病因包括遗传性血管病变如马方综合征、血管炎性疾病如 Takayasu 动脉炎、医源性因素如导管介入诊疗术、主动脉粥样硬化斑块内膜破溃以及健康女性妊娠晚期等。

急性肺栓塞引起的胸痛与低氧血症、冠状动脉灌注减少、肺动脉高压时的机械扩张和波及壁胸膜有关。

由于心、肺、大血管以及食管的传入神经进入同一个胸背神经节，通过这些内脏神经纤维，不同脏器疼痛会产生类似的胸痛表现。此外，内脏病变除产生局部疼痛外，尚可产生牵涉痛，其发生机制是由于内脏器官的痛觉纤维与由来自皮肤的感觉纤维在脊髓后角终止于同一神经元上，通过脊髓丘脑束传入大脑，大脑皮质把来自内脏的痛觉误感觉为相应体表的痛觉。

二、病情评估与判断

1. 评估与判断流程

急诊接诊急性胸痛患者时，首要任务是迅速评估患者生命体征，简要收集临床病史，判断是否有危及生命的表现，如生命体征异常、面色苍白、出汗、发绀、呼吸困难等，以决定是否需要立即对患者实施抢救；然后详细询问病史中疼痛及放射的部位、性质、持续时间、影响因素、伴发症状等，配合体格检查和辅助检查，进行综合分析与判断。需要强调的是，急诊护士面对每一例胸痛患者，均需优先排查致命性胸痛。

2. 临床表现

（1）起病。ACS 胸痛多在 10 分钟内发展到高峰，而主动脉夹层是突然起病，发病时疼痛最严重。

（2）胸痛部位及放射。心绞痛或心肌梗死的疼痛常位于胸骨后或心前区，向左肩和左臂内侧放射，也可向左颈或面颊部放射而被误诊为牙痛。主动脉夹层随夹层血肿的扩展，疼痛可随近心端向远心端蔓延，升主动脉夹层疼痛可向前胸、颈、喉放射，降主动脉夹层疼痛可向肩胛间、背、腹、腰或下肢放射。急性肺栓塞、气胸常呈剧烈的患侧胸痛。

（3）胸痛性质。疼痛的性质多种多样，程度可呈剧烈、轻微或隐匿。典型的心绞痛和心肌梗死呈压榨样痛并伴有压迫窒息感，而非典型疼痛表现为"胀痛"或"消化不良"等非特异性不适。主动脉夹层为骤然发生的前后移行性撕裂样剧痛。急性肺栓塞有胸膜炎性胸痛或心绞痛样疼痛。

（4）疼痛持续时间及影响因素。心绞痛一般持续 2～10 分钟，休息或含服硝酸甘油后 3～5 分钟内缓解，诱因包括劳累、运动、饱餐、寒冷、情绪激动等。不稳定型心绞痛还可在患者活动耐量下降，或静息状态下发作，胸痛持续时间延长，程度加重，发作频率增加。心肌梗死的胸痛持续时间常大于 30 分钟，硝酸甘油无法有效缓解。呼吸时加重的胸痛多见于肺、心包或肌肉骨骼疾患。与进食关系密切的胸痛多见于食管疾病。

（5）伴发症状。胸痛伴有血流动力学异常，如大汗、颈静脉怒张、血压下降或休克时，多见于致命性胸痛。胸痛伴有严重呼吸困难、发绀、烦躁不安提示呼吸系统疾病的可能性较大。恶心、呕吐可为心源性或消化系统疾病所致胸痛患者的伴发症状。

3. 体格检查

ACS 患者可无特异性临床体征，部分表现为面色苍白、皮肤湿冷、发绀、颈静脉怒张、低血压、心脏杂音、肺部啰音等。主动脉夹层累及主动脉根部，可闻及主动脉瓣杂音；夹层破入心包引起心脏压塞可出现贝氏三联征，即颈静脉怒张、脉压减小、心音低钝遥远；夹层压迫锁骨下动脉可造成脉搏短绌、双侧收缩压和（或）脉搏不对称。急性肺栓塞患者最常见的体征是呼吸频率增快，可伴有口唇发绀；血压下降、休克提示大面积肺栓塞；单侧或双侧不对称性下肢肿胀、腓肠肌压痛提示患者合并深静脉血栓形成。

4. 辅助检查

（1）心电图检查。心电图是早期快速识别 ACS 的重要工具，标准 12 导联或 18 导联心电图有助于识别心肌缺血部位、范围和程度。①STEMI 患者典型心电图：至少两个相邻导联 J 点后新出现 ST 段弓背向上抬高，伴或不伴病理性 Q 波、R 波减低；新发的完全左束支传导阻滞；超急性期 T 波改变。②NSTE-ACS 患者典型心电图：同基线心电图比较，至少 2 个相邻导联 ST 段压低≥0.1 mV 或者 T 波改变，并呈动态变化。少数 UA 患者可无心电图异常表现。上述心电图变化可随心绞痛缓解而完全或部分消失，如果其变化持续 12 小时以上，提示 NSTEMI。③急性肺栓塞患者典型心电图：$S_I Q_{III} T_{III}$ 征，即 I 导联 S 波加深，III 导联出现 Q 波及 T 波倒置。

（2）实验室检查。心肌肌钙蛋白 I/T（cTnI/T）是诊断心肌梗死的特异性高、敏感性好的生物性标志物，高敏肌钙蛋白（hs-cTn）是检测 cTnI/T 的高敏感方法。如不能检测 cTn，肌酸激酶同工酶（CK-MB）检测可作为替代。

多数急性肺栓塞患者血气分析 $PaO_2 < 80$ mmHg 伴 $PaCO_2$ 下降。血浆 D-二聚体升高，因其敏感性高而特异性差，若其含量低于 500 μg/L，有重要的排除价值。

（3）超声心动图检查。可定位主动脉夹层内膜裂口，显示真、假腔的状态及并发心包积液和主动脉瓣关闭不全等改变。

（4）CT 血管成像：是主动脉夹层和急性肺栓塞的临床首选影像学检查。

（5）肺动脉造影术。是在 CT 检查难以确诊或排除急性肺栓塞诊断，或者患者需要血流动力学监测时应用。

5. ACS 的危险分层

对于 ACS 患者的预后判断和治疗策略选择具有重要价值。

STEMI 高危特征包括：广泛 ST 段抬高，新发左束支传导阻滞，既往有心肌梗死病史，Killip 分级>Ⅱ级，下壁心肌梗死伴左室射血分数≤35%，收缩压<100 mmHg，心率>100 次/分，前壁导联 ST 段下移≥0.2 mV，右室导联 V_4R ST 段抬高≥0.1 mV，前壁心肌梗死且至少 2 个导联 ST 段抬高≥0.2 mV。

三、救治与护理

（一）救治原则

急性胸痛的处理原则是首先迅速识别致命性胸痛，给予积极救治，然后针对病因进行治疗。

1. ACS 的救治原则

（1）院前急救。①首先识别并确认缺血性胸痛，获取 12 导联心电图，如果 ST 段抬高，将患者送往能进行心血管再灌注治疗的医院，有条件应提前与医院沟通。②监测生命体征和血氧饱和度，如果血氧饱和度<94%，给予吸氧。③如果发生心搏骤停，立即进行 CPR 和除颤。④对症治疗，如舌下含服或喷雾硝酸甘油，必要时给予吗啡止痛。⑤建立静脉通路。⑥如果考虑给予院前溶栓治疗，应排除禁忌证。

（2）急诊科救治。①救治目标，识别并分诊患者，缓解缺血性胸部不适；预防和治疗 ACS 的急性致命并发症（如室颤、无脉性室速、心源性休克、急性心力衰竭等）。②危险分层，根据评估结果，可将患者划分为 STEMI、高危 NSTE-ACS 以及中低危 NSTE-ACS，分别采取不同的救治措施。③早期再灌注治疗，如果 STEMI 患者症状出现时间<12 小时，应直接行经皮冠状动脉介入治疗（PCI），目标时间是从接诊到球囊扩张时间<90 分钟。如果采用静脉溶栓治疗，目标时间是从接诊到进针时间<30 分钟。

2. 急性主动脉夹层的救治原则

积极给予镇静与镇痛治疗，给予控制血压、负性心率与负性心肌收缩力的药物，必要时介入或外科手术治疗。

3. 急性肺栓塞的救治原则

在呼吸、循环支持治疗的基础上，以抗凝治疗为主；对于伴有明显呼吸困难、胸痛、低氧血症的大面积肺栓塞病例，采取溶栓、外科手术取栓或介入导管碎栓治疗。

（二）护理措施

1. 即刻护理措施

急性胸痛在没有明确病因前应给予：①安静卧床休息；②连接心电、血压、呼吸和血氧饱和度监测仪，注意电极位置应避开除颤区域和心电图胸导联位置；③当有低氧血症时，给予鼻导管或面罩吸氧，使血氧饱和度≥94%；④描记 12 导联或 18 导联心电图，动态关注 ST 段变化；⑤建立静脉通路，保持给药途径畅通；⑥按所在部门救治流程采取动脉、静脉血标本，监测血常规、血气分析、心肌损伤标志物、电解质、凝血试验、肝肾功能、D-二聚体等；⑦对 ACS 的急性致命并发症，如室颤、无脉性室速等，准备好急救药物和抢救设备；⑧对于 NSTE-ACS 极高危缺血患者，做好紧急行冠状动脉造影（<2 小时）的准备；⑨如果病情允许，协助患者按医嘱接受 X 线胸片、CT、磁共振成像（MRI）等影像学检查。

2. 胸痛护理

观察胸痛的部位、性质、严重程度，有无放射，持续时间、伴随症状、缓解和加重因素。注意疼痛程度的变化，胸痛时有无面色苍白、大汗和血流动力学障碍。及时向医生报告患者疼痛变化。根据医嘱使用镇痛药，及时评估止痛的效果。

3. ACS 护理

如胸痛的病因为 ACS，护理如下。

（1）按医嘱应用药物。明确用药剂量、途径、适应证、禁忌证以及药物作用原理。

1）阿司匹林。对于疑似 STEMI 患者，若无阿司匹林过敏史和近期胃肠道出血，应遵医嘱立即让其嚼服阿司匹林 150~300 mg，保证药物吸收效果。

2）硝酸酯类药物。包括硝酸甘油和硝酸异山梨酯。对于阿司匹林无法缓解的胸痛患者，若血流动力学稳定（收缩压高于 90 mmHg 或低于基线值 30 mmHg 以内且心率为 50~100 次/分），每 3~5 分钟让其舌下含服 1 片硝酸甘油，含服时确保舌下黏膜湿润，尽可能取坐位，以免加重低血压反应。若胸痛仍未缓解，及时报告医生，准备给予静脉滴注硝酸甘油，注意定期调整滴注速度，监测血流动力学和临床反应，使血压正常患者平均动脉压下降10%，高血压患者平均动脉压下降 20%~30%。部分患者用药后可能出现面色潮红、头部胀痛、头晕、心动过速、心悸等不适，应告知患者是由于药物所产生的血管扩张作用所致，并注意密切观察。特别需要注意的是，对于心室前负荷不足的患者应慎用或不用硝酸甘油，这些情况包括：下壁心梗和右室心梗、低血压、心动过缓、心动过速、过去 24~48 小时服用过磷酸二酯酶抑制剂。

3）吗啡。对于经硝酸酯类药物治疗胸痛未缓解的患者，应及时报告医生，准备给予吗啡治疗。吗啡有扩张血管作用，可能有前负荷依赖或 UA/NSTEMI 患者应慎用吗啡，因吗啡可能与其死亡率增高有关。

4）β 受体阻滞药。排除低血压、心动过缓、心力衰竭的 ACS 患者按医嘱给予 β 受体阻滞药，降低过快心率和高血压，减轻心肌耗氧。

5）氯吡格雷。具有血小板抑制剂作用，起效快、使用安全。高危 ACS 保守治疗患者或延迟性 PCI 患者在早期辅助治疗中按医嘱给予氯吡格雷可改善预后，尤其适合对阿司匹林过敏的 ACS 高危人群应用。

（2）再灌注心肌治疗与护理。起病 3~6 小时，最多在 12 小时内，做好使闭塞的冠状动脉再通的准备，使心肌得到再灌注，减小心肌坏死的范围。

1）直接 PCI 治疗的适应证。适用于 STEMI 患者，具体包括：①发病 12 小时内或伴有新出现左束支传导阻滞，或伴严重急性心力衰竭或心源性休克（不受发病时间限制）；②发病 12~24 小时具有临床或心电图进行性缺血证据。

2）溶栓后 PCI 治疗的适应证：所有在院前溶栓的患者应及时转运到能进行 PCI 治疗的医院。①溶栓成功后 3~24 小时，或溶栓后出现心源性休克或急性严重心力衰竭时，应行冠状动脉造影并对梗死相关血管行血运重建。②溶栓治疗失败患者。③溶栓成功后若出现再发缺血、血流动力学不稳定以及危及生命的室性心律失常或有再次闭塞证据的患者。

3）PCI 术前护理。协助医生向患者及家属介绍 PCI 目的、方法。按医嘱进行血常规、凝血试验、心肌损伤标志物、肝肾功能等化验，做好手术区域的备皮，备好便携式给氧设施及必要的抢救药品与物品，尽快护送患者到介入导管室。

4）溶栓治疗的护理。如果因各种原因不能进行 PCI 而采用溶栓治疗，应评估溶栓治疗的适应证和禁忌证。按医嘱准确给药，如尿激酶（UK）、链激酶（SK）和重组组织型纤维蛋白溶酶原激活剂（rt-PA）。监测血压的改变。按医嘱随时做心电图，及时了解再灌注心律失常和 ST 段改变。溶栓治疗最严重的并发症是颅内出血，应密切观察患者是否发生严重头痛、视觉障碍、意识障碍等。动、静脉穿刺后要注意延长按压局部时间至不出血为止。按医嘱及时抽取和送检血液标本，及时了解化验和特殊检查结果。注意观察有无药物不良反应，如寒战、发热等过敏反应。

（3）并发症的监测与护理。

1）心律失常的监测与护理。注意观察监护仪及心电图的心率（律），及时识别各种心律失常，并迅速配合医生给予及时处理。

2）心源性休克的监测与护理。密切观察患者的呼吸、血压、心率及皮肤颜色、温度及湿度等表现。如果患者出现心率持续增快、血压有下降趋势（<90 mmHg），血氧饱和度低于 94%，皮肤颜色苍白或发绀，四肢湿冷，表情淡漠等症状，应高度警惕发生心源性休克的可能，及时通知医生，配合给予必要的处理。

心源性休克的处理：补充血容量，估计有血容量不足，按医嘱补充液体，注意按输液计划调节滴速，观察有无呼吸困难、颈静脉充盈、恶心、呕吐、心前区疼痛加重等表现。及时按医嘱给予药物，如血压低于 90 mmHg 及时给予血管活性药物（如多巴胺）等静脉滴注。用药时注意观察血压和输液部位的皮肤，根据医嘱和血压具体情况调节输液速度。需要时，按医嘱采取措施纠正酸中毒及电解质平衡紊乱，保护肾功能。密切观察病情变化，注意观察药物作用与不良反应，密切观察心率（律）、血压、血氧饱和度、尿量和患者状况，准确记录出入水量，及时向医生报告病情变化情况。

3）急性左心衰竭的监测与护理。如患者出现不能平卧、呼吸困难、咳嗽、发绀、烦躁等心力衰竭症状时，立即准备按医嘱采取紧急措施。将患者置于坐位或半坐位，保持呼吸道通畅，给予高流量面罩吸氧。遵医嘱给予各种抢救药物，如静脉注射吗啡，镇静，减轻恐惧感，同时也可降低心率，减轻心脏负荷；应用氨茶碱，解除支气管痉挛，缓解呼吸困难；给予洋地黄制剂，增加心肌收缩力和心排出量；应用硝酸甘油、硝普钠等血管扩张剂静脉滴注，扩张周围血管，减少静脉回心血量；给予呋塞米静脉注射，利尿，减少循环血量。在给药过程中，注意按药物用法给药，血管活性药物一般应用微量泵注入控制输液速度，防止低血压。但对于肺和（或）体循环瘀血者，注意严格控制静脉输液速度，监测液体出入量。密切观察病情变化，协助完善相关检查。进行心电、血压、血氧饱和度监测，密切观察药物作用及其病情变化。描记 12 导联心电图，留取动脉血气、脑钠肽、血常规、血糖、电解质和心肌损伤标志物等各种血标本。协助患者接受 X 线胸片、超声检查。

（4）心理护理：ACS 患者突然发病，症状重，加之处于医院的特殊环境，告知的手术风险及医疗费用等因素均会引起紧张、恐惧、焦虑、烦躁，甚至绝望等负性情绪。因此，应重视对患者的心理护理，注意关心体贴患者。抢救过程中适时安慰和鼓励患者，有针对性地告知相关抢救措施，减轻患者的恐惧感，取得患者及家属的配合，积极配合救治，增强对治疗的信心。

（5）健康教育。在救治 ACS 患者的同时，结合患者病情和不同特点对患者和家属实施健康教育和康复指导，强化预防意识，已有 ACS 病史应预防再次梗死和其他心血管不良事件，称为二级预防。

1）改变生活方式，合理膳食。宜摄入低热量、低脂、低胆固醇、低盐饮食，多食蔬菜、水果和粗纤维食物如芹菜、糙米等，避免暴饮暴食。适当运动。保持适当的体力活动，以有氧运动为主，注意运动的强度和时间，以不致发生疼痛为度。控制体重，在饮食治疗的基础上，结合运动和行为治疗等控制体重。戒烟戒酒。

2）避免诱发因素。调整日常生活与工作量，不可过于劳累，避免情绪激动，减轻精神压力，保证充足睡眠。

3）正确应用药物。告知患者用药目的、作用及注意事项，指导患者正确应用抗血小板聚集、抗缺血、抗心律失常、降压降脂降糖等药物，积极治疗冠心病、高血压、高脂血症、糖尿病等基础慢性疾病。

4）病情自我监测。向患者讲解疾病的知识，包括 ACS 发生的简单过程、诱因、监护意义。教会自测脉率，以及早发现心律失常。告知患者及家属心绞痛发作时的缓解方法，如心绞痛发作比以往频繁、程度加重、疼痛时间延长，应警惕心肌梗死的发生，及时就医。

4. 主动脉夹层护理

如胸痛的病因是主动脉夹层，护理如下。

（1）按医嘱给予药物治疗。①降压治疗。降压可以减轻或缓解患者胸痛，防止主动脉破裂，争取手术机会。一般静脉持续应用微量泵给予扩血管药物，如硝普钠，同时配合应用β受体阻滞药或钙通道阻滞药，将收缩压控制在相应安全水平。用药过程中要密切监测血压变化，避免血压出现骤降或骤升，根据血压变化调节药物剂量，使血压维持在相对稳定和安全的水平。②镇痛治疗。如果患者胸痛剧烈，应及时报告医生，遵医嘱给予吗啡等治疗，观察并记录胸痛缓解情况，密切监测有无心动过缓、低血压和呼吸抑制等不良反应。

（2）密切观察病情变化。严密监测四肢血压和心率（律）的变化，观察胸痛缓解或加重情况；关注辅助检查结果，了解病情严重程度与发展趋势；出现任何异常情况，及时向医生报告。主动脉夹层极易发生夹层破裂而危及生命，应随时做好抢救的准备。

（3）做好介入治疗、手术或转运的准备。按医嘱为患者做好接受介入治疗或住院接受外科手术治疗的准备，按部门要求为转运过程中可能发生的病情变化做好充分的准备。

（李慧茹）

第四节　休克

休克是由于各种严重创伤、失血、感染等导致神经、体液因子失调，心排血量及有效循环血容量不足，微循环灌注量明显下降，因而无法维持重要生命脏器的灌流，以致缺血、缺氧、代谢紊乱等引起一系列病理、生理变化的综合征。休克的原因很多，有效循环血容量锐减是其共同特点。

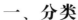

一、分类

休克可因病因不同分为以下 6 种。

1. 低血容量休克

包括失血、失液、烧伤、过敏、毒素、炎性渗出等。

2. 创伤性休克

创伤后除血液丢失外，组织损伤、大量液体渗出，毒素的分解释放、吸收，以及神经疼痛因素等，都可导致休克。

3. 感染性休克

多见于严重感染，体内毒素产物吸收所致。

4. 心源性休克

见于急性心肌梗死，严重心肌炎，心律失常等。

5. 过敏性休克

为药物或免疫血清等过敏而引起。

6. 神经源性休克

多见于外伤、骨折和脊髓麻醉过深等。

二、病理机制

各种原因引起的休克虽各有特点，但最终导致的生理功能障碍大致相同，有效循环血容量不足是重要因素，心排血量下降是直接过程，血管床容积扩大，微循环瘀血，器官功能障碍是最终结果。

1. 休克早期

又称缺血性缺氧期。此期实际上是机体的代偿期，微循环受休克动因的刺激，使儿茶酚胺、血管紧张素、血管加压素、血栓素 A 等体液因子大量释放，导致末梢小动脉、微循环、毛细血管前括约肌、微静脉持续痉挛，毛细血管前阻力增加，大量真毛细血管关闭，循环中灌流量急剧减少。上述变化使血液重新分布，以保证心脏等重要脏器的血供，故具有代偿意义。随着病情的发展，某些血管中的微循环动静脉吻合支开放，使部分微循环血液直接进入微静脉（直接通路）以增加回心血量。此期患者表现为精神紧张，烦躁不安，皮肤苍白、多汗，呼吸急促，心率增速，血压正常或偏高，如立即采取有效措施容易恢复，若被忽视，则病情很快恶化。

2. 休克期

又称瘀血期或失代偿期。此期小血管持续收缩，组织明显缺氧，经无氧代谢后大量乳酸堆积；毛细血管前括约肌开放，大量血液进入毛细血管网，造成微循环瘀血，血管通透性增强，大量血浆外渗。此外，白细胞在微血管上黏附，微血栓形成，使回心血量明显减少，故血压下降，组织细胞缺氧及血管受损加重。除儿茶酚胺、血管升压素等体液因素外，白三烯（LTS）、纤维连接素（Fn）、肿瘤坏死因子（TNF）、白介素（TL）、氧自由基等体液因子均造成细胞损害，也是各种原因休克的共同规律，被称为"最后共同通路"。临床表现为表情淡漠，皮肤黏膜发绀，中心静脉压降低，少尿或无尿，以及一些脏器功能障碍的症状。

3. 休克晚期

又称 DIC 期。此期指在毛细血管瘀血的基础上细胞缺氧更重，血管内皮损伤后胶原暴露，血小板聚集，促发内凝及外凝系统，在微血管形成广泛的微血栓；细胞经持久缺氧后细胞膜损伤，溶酶体释放，细胞坏死自溶，并因凝血因子的消耗而播散出血。同时，因胰腺、肝、肠缺血后分别产生心肌抑制因子（MDF）、血管抑制物质（VDM）及肠因子等物质，最终导致重要脏器发生严重损伤、功能衰竭，此为休克的不可逆阶段。

三、临床表现

1. 意识和表情

休克早期，脑组织血供尚好，缺氧不严重，神经细胞反应呈兴奋状态，患者常表现为烦躁不安。随着病情的发展，脑细胞缺氧加重，患者的表情淡漠，意识模糊，晚期则昏迷。

2. 皮肤和肢端温度

早期因血管收缩口唇苍白，四肢较冷、潮湿；后期因缺氧或瘀血口唇发绀，颈静脉萎缩，甲床充盈变慢。

3. 血压

反映心输出压力和外周血管的阻力，不能代表组织的灌流情况。在休克早期，由于外周血管阻力增加，可能有短暂的血压升高现象，此时舒张压升高更为明显，心排血量低，收缩压相对减低，因而脉压减小，这是休克早期较为恒定的血压变化，只有代偿不全时，才出现血压下降。

4. 脉搏

由于血压低，血容量不足，心搏代偿增快，以维持组织灌流，但由于每次心搏出量都较少，更加重心肌缺氧，心肌收缩乏力，所以临床常见脉搏细弱。

5. 呼吸

多由缺氧和代谢性酸中毒引起呼吸浅而快，晚期由于呼吸中枢受抑制，呼吸深而慢甚至不规则。

6. 尿量

早期是肾前性损害，尿量减少反映血容量不足，肾血灌注不足；后期有肾实质性损害，不但少尿，重者可发生无尿。

以上为各类休克共同的症状和体征，临床上战创伤休克突出的表现有“5P”，即皮肤苍白（pallor）、冷汗（prespiration）、虚脱（prostration）、脉搏细弱（pulselessness）、呼吸困难（pulmonary deficiency）。

四、病情评估

评估的目的是根据临床各项资料，及早发现休克的前期表现及病情的变化情况，为休克的早期诊治争取有利时机。

1. 病情判断

（1）病史收集。重点了解休克发生的时间、程度，受伤史，伴随症状；是否进行抗休克治疗；目前的治疗情况等。

（2）实验室检查。需检测以下数据。

1）检测红细胞计数、血红蛋白和血细胞比容，以了解血液稀释或浓缩的程度。

2）检测动脉血气分析和静脉血 CO_2 结合力，帮助了解休克时酸碱代谢变化的过程和严重程度。

3）检测动脉血乳酸含量，反映细胞内缺氧的程度，也是判断休克预后的一个重要指标，正常值为 1.3 mmol/L。

4）检测血浆电解质，有助于判断休克时机体内环境与酸碱平衡是否稳定。

5）检测肝肾功能，有助于了解休克状态下肝肾等重要脏器的功能。

6）检测血小板计数、凝血因子时间与纤维蛋白原以及其他凝血因子等，有助于了解是否有发生 DIC 的倾向。

（3）失血量可通过以下 3 种方法估计。

1）休克指数＝脉率／收缩压，正常值为 0.5 左右。休克指数为 1，失血量约1000mL；指数为 2，失血量约 2000 mL。

2）收缩压 10.7 kPa（80 mmHg）以下，失血量为 1500 mL 以上。

3）凡有以下一种情况，失血量约 1500 mL 以上：苍白口渴；颈外静脉塌陷；快速输入平衡液1000 mL，血压不回升；一侧股骨开放性骨折或骨盆骨折。

（4）休克程度估计：临床上可将休克分为轻、中、重三度（表2-3）。

表 2-3　休克的程度估计

休克程度	估计出血量（mL）（占全身血容量%）	皮肤温度	肤色	口渴	神志	血压（mmHg）	脉搏（次/分）	血细胞比容	中心静脉压	尿量（mL）
休克前期	760（<15%）	正常	正常	轻	清楚	正常或增高	正常或略快	0.42	正常	正常或略少
轻度休克	1250（15%~25%）	发凉	苍白	轻	神志清楚，精神紧张	90~100/60~70	100~120	0.38	降低	少尿
中度休克	1750（25%~35%）	发凉	苍白	口渴	神志尚清楚，表情淡漠	60~90/40~60	>120	0.34	明显降低	5~15
重度休克	2250（35%~45%）	冷湿	发绀	严重口渴	意识模糊，甚至昏迷	40~60/15~40	>120	<0.3	0	0

（5）休克早期诊断。休克早期表现为：①神志恍惚或清醒而兴奋；②脉搏>100 次／分，或异常缓慢；③脉压 2.6~4.0 kPa（<20~30 mmHg）；④换气过度；⑤毛细血管再充盈时间延长；⑥尿量<30 mL/h（成人）；⑦直肠与皮温差 3℃ 以上。若有以上一项须警惕，两项以上即可诊断。

有明确的受伤史和出血征象的患者出现休克，诊断为休克并不困难。对伤情不重或无明显出血征象者，可采用一看（神志、面色）、二摸（脉搏、肢温）、三测（血压）、四量（尿量）等综合分析。

2. 临床观察

（1）神志状态：反映中枢神经系统血流灌注情况，患者神志清楚，反应良好表示循环血量已能满足机体需要。休克早期可表现为兴奋状态，随着休克程度的加重，可转为抑制状态，甚至昏迷。

（2）肢体温度、皮肤色泽：肢体温度和皮肤色泽能反映体表灌流的情况，四肢温暖，皮肤干燥，轻压指甲或口唇时局部暂时苍白而松压后迅速转为红润，表示外周循环已有改善；黏膜由苍白转为发绀，提示进入严重休克；出现皮下瘀斑及伤口出血，提示 DIC 的可能。

（3）体温：不升或偏低，但发生感染性休克时，体温可高达 39℃。

（4）脉搏：休克时脉搏细速出现在血压下降之前，是判断早期休克血压下降的可靠依据。

（5）呼吸：呼吸一般浅而快。伴有酸中毒时呼吸深而慢。晚期可出现进行性呼吸困难。

（6）尿量：观察尿量就是观察肾功能的变化，它是反映肾脏毛细血管灌注的有效指标，也是反映内脏血流灌注情况的一个重要指标。早期肾血管收缩，血容量不足，可出现尿量减少；晚期肾实质受损，肾功能不全，少尿加重，甚至出现无尿。

（7）血压与脉压：观察血压的动态变化对判断休克有重要作用。休克早期由于外周血管代偿性收缩，血压可暂时升高或不变，但脉压减小；失代偿时，血压进行性下降。脉压是反映血管痉挛程度的重要指标。脉压减小，说明血管痉挛程度加重，反之，说明血管痉挛开始解除，微循环趋于好转。

五、治疗

由于休克可危及生命，应紧急采取有效的综合抢救措施以改善血管的组织灌流，防止重要器官发生不可逆的损害，其治疗必须采取综合疗法，尽早去除病因，及时、合理、正确地选用抗休克药物，以尽快恢复有效循环血量，改善组织灌流，恢复细胞功能。

1. 紧急处理和急救

对心搏、呼吸停止者立即行心肺复苏术。对严重的战创伤者采取边救治边检查边诊断或先救治后诊断的方式进行抗休克治疗。同时采取以下措施。

（1）尽快建立 2 条以上静脉通道补液和使用血管活性药。

（2）吸氧，必要时气管内插管和人工呼吸。

（3）监测脉搏、血压、呼吸、中心静脉压、心电图等生命体征及指标。

（4）对开放性外伤立即行包扎、止血和固定。

（5）镇痛。肌内注射或静脉注射吗啡 5~10 mg，但严重颅脑外伤，呼吸困难，急腹症患者在诊断未明时禁用。

（6）尽快止血。一般表浅血管或四肢血管出血，可以采用压迫止血或止血带进行暂时止血，待休克纠正后再行根本性止血；如遇内脏破裂出血，可在快速扩容的同时积极进行手术止血。

（7）采集血液标本送检，查血型及配血。

（8）留置导尿管，监测肾功能。

（9）全身检查，以查明伤情，必要时进行胸腔、腹腔穿刺和做床旁 B 超、X 线摄片等辅助检查明确诊断，在血压尚未稳定前严禁搬运患者。

（10）对多发伤原则上按胸、腹、头、四肢顺序进行处置。

（11）确定手术适应证，做必要的术前准备，进行救命性急诊手术，如气管切开、开胸心脏按压、胸腔闭式引流、剖腹止血手术等。

（12）将患者置于适当的体位，取休克位即头和腿部各抬高 30°，以增加回心血量及减轻呼吸时的负担，要注意保暖。

（13）向患者或陪伴者询问病史和受伤史，做好抢救记录。

2. 液体复苏

（1）复苏原则。休克液体复苏分为 3 个阶段，根据各阶段的病理、生理特点采取不同的复苏原则与方案。

第一阶段为活动性出血期：从受伤到手术止血约 8 小时，此期的重要病理生理特点是急性失血（失液）。治疗原则主张用平衡盐溶液和浓缩红细胞复苏，比例为 2.5：1，不主张用高渗盐溶液、全血及过多的胶体溶液复苏。不主张用高渗溶液是因为高渗溶液增加有效循环血容量、升高血压是以组织间液、细胞内液降低为代价的，这对组织细胞代谢是不利的；不主张早期用全血及过多的胶体是为了防止一些小分子蛋白质在第二期进入组织间，引起过多的血管外液体扣押，同时对后期恢复不利。如患者大量出血，血色素很低，可增加浓缩红细胞的输注量。

第二阶段为强制性血管外液体扣押期：历时 1~3 天。此期的重要病理生理特点是全身毛细血管通透性增加，大量血管内液体进入组织间，出现全身水肿，体重增加。此期的治疗原则是在心肺功能耐受情况下积极复苏，维持机体足够的有效循环血量。同样此期也不主张输注过多的胶体溶液，特别是清蛋白。此期关键是补充有效循环血量。

第三阶段为血管再充盈期：此期机体功能逐渐恢复，大量组织间液回流入血管内。此期的治疗原则是减慢输液速度，减少输液量。同时在心肺功能监护下可使用利尿剂。

（2）复苏液体选择。理想的战创伤复苏液体应满足以下 4 个要素：①能快速恢复血浆容量，改善循环灌注和氧供；②有携氧功能；③无明显不良反应，如免疫反应等；④易储存、运输，且价格便宜。

1）晶体液。最常用的是乳酸钠林格液，钠和碳酸氢根的浓度与细胞外液几乎相同，平衡盐溶液和生理盐水等也较为常用。

扩容需考虑 3 个量，即失血量、扩张血管内的容积、丢失的功能细胞外液。细胞外液必须靠晶体纠正，休克时宜先输入适量的晶体液以降低血液黏稠度，改善微循环。由于晶体液的缺陷在于不能较长时间停留在血管内以维持稳定的血容量，输入过多反而导致组织水肿，故应在补充适量晶体液后补充适量的胶体液如清蛋白、血浆等。

2）胶体液。常用的有 706 羧甲淀粉、中分子右旋糖酐、全血、血浆、清蛋白等。最好为全血，全血有携氧能力，对失血性休克改善贫血和组织缺氧特别重要。补充血量以维持人体血细胞比容 0.30 左右为理想，但胶体液在血管内只维持数小时，同时用量过大可使组织间液过量丢失，且可发生出血倾向，常因血管通透性增加而引起组织水肿。故胶体输入量一般为 1500~2000 mL。中度和重度休克应输一部分全血。右旋糖酐 40 也有扩容、维持血浆渗透压、减少红细胞凝聚及防治 DIC 的作用，但它可干扰血型配合和凝血机制，对肾脏有损害，且可引起变态反应，故不宜大量应用，每天 500~1000 mL 即可。晶体液和胶体液有各自的优势，也有各自的不足（表 2-4）。

表 2-4 几种复苏液体的优劣

种类	常见液体	适应证	优点	不足
晶体液	林格液	低血容量休克，脱水	等渗，易储存，价格便宜	输入量多，为失血量的 3 倍，易致血液稀释、水肿、凝血功能障碍，过量使用有高氯血症危险
		失血性休克	小量高效，有增加心肌收缩力作用，作用时间长于生理盐水	
高渗盐胶体混合液	高渗盐右旋糖酐（HSD）、高渗盐羟乙基淀粉	失血性休克	小量高效，有增加心肌收缩力作用，作用时间长于生理盐水，高渗盐羟乙基淀粉小量高效	过量使用有高氯血症危险，影响凝血功能，有过敏反应，影响配血
胶体液	清蛋白、右旋糖酐、6%羟乙基淀粉、明胶基质液	失血性休克	扩容作用强，1∶1 替代血液，作用时间较长	清蛋白过量使用，漏入组织，影响组织功能；其他影响凝血功能，有过敏反应，影响配血
血液	出血		携氧	储存，血型，交叉配血，输血反应，感染，免疫原性
血代	血红蛋白溶液、氟碳代血液	出血	易储存，无血型	仅在实验阶段

（3）液体补充量。常为失血量的 2~4 倍，不能失多少补多少。晶体液与胶体液比例为 3∶1。中度休克直接输全血 600~800 mL，当血细胞比积低于 0.25 或血红蛋白低于 60 g/L 时应补充全血。

（4）补液速度。原则是先快后慢，第一个 30 分钟输入平衡液 1500 mL，右旋糖酐 500 mL，如休克缓解可减慢输液速度，如血压不回升，可再快速输注平衡液 1000 mL，如仍无反应，可输全血 600~800 mL，或用 7.5%盐水 250 mL，其余液体在 6~8 小时内输入。在抢救休克患者时，不仅需要选择合适的液体，还需以适当的速度输入，才能取得满意的效果。快速输液的危险性在于易引起急性左心衰竭和肺水肿，故必须在输液的同时监测心脏功能，常用的方法是监测中心静脉压（CVP）与血压或肺动脉楔压（PAWP）。

（5）监测方法。临床判断补液量主要靠监测血压、脉搏、尿量、中心静脉压、血细胞比容等。有条件应用 Swan-Ganz 导管行血流动力学监测。循环恢复灌注良好指标为尿量 300 mL/h，收缩压>13.3 kPa（100 mmHg），脉压>4 kPa（30 mmHg），中心静脉压为0.5~1 kPa（5.1~10.2 mmHg）。

3. 抗休克药物的应用

（1）缩血管药物与扩血管药物：缩血管药物可以提高休克伤员的血压，以受体兴奋为主的去甲肾上腺素 3 mg 左右或间羟胺（阿拉明）10~20 mg，加在 500 mL 液体内静脉滴注，维持收缩压在 12~13.3 kPa（90~100 mmHg）为宜。如组织灌注明显减少，仅为权宜之计，仅用于血压急剧下降、危及生命时，应尽快输血、输液恢复有效血容量。

扩血管药物可在扩容的基础上扩张血管以增加微循环血容量，常用的有异丙肾上腺素、多巴胺、妥拉唑啉、山莨菪碱、硝普钠等，尤其适用于晚期休克导致心力衰竭的伤员。

血管活性药物必须在补足血容量的基础上使用，应正确处理血压与组织灌注流量的关系。血管收缩剂虽可提高血压，保证心脑血流供应，但血管收缩本身又会限制组织灌流，应慎用。血管扩张剂虽使血管扩张血流进入组织较多，但又会引起血压下降，影响心脑血流供应。在使用时应针对休克过程的特点灵活应用。例如使用适量的间羟胺等既有 α 受体、又有 β 受体作用的血管收缩剂，维持灌流压，同时使用小剂量多巴胺维持心、脑、肾血流量是较为合理而明智的。

（2）肾上腺皮质激素：肾上腺皮质激素可改善微循环，保护亚细胞结构，增强溶酶体膜的稳定性，并有抗心肌抑制因子的作用，严重休克时主张大剂量、早期、静脉、短期使用。常用甲泼尼龙，每次 200～300 mg；地塞米松，每次 10～20 mg；氢化可的松，每次 100～200 mg，隔 4～6 小时静脉注射 1 次。应注意的是大剂量糖皮质激素会使机体抗感染能力下降，延迟伤口愈合，促进应激性溃疡的发生，故应限制用药时间，一般为 48～72 小时，有糖尿病或消化道溃疡出血危险者应慎用。

（3）盐酸纳洛酮：盐酸纳洛酮具有阻断 β 内啡肽的作用，可使休克时血压回升，起到良好的抗休克作用。此外，它还能稳定溶酶体膜，抑制心肌抑制因子，增加心排血量。其主要不良反应为疼痛，一定程度上限制了休克的治疗。

4. 纠正酸中毒和电解质平衡紊乱

酸中毒贯穿于休克的始终，因此，应根据病理生理类型结合持续监测的血气分析，准确掌握酸中毒及电解质的异常情况，采取措施。

（1）代谢性酸中毒：缺碱 $HCO_3^- > 5$ mmol/L 时，常非单纯补液能纠正，应补充碱性药物，常用的药物为碳酸氢钠、乳酸钠和氨丁三醇。

（2）呼吸性酸中毒并发代谢性酸中毒：一般暂不需要处理，若同时伴有血中标准碳酸盐（SB）和 pH 增高时则需要处理。对气管切开或插管的患者，可延长其外管以增加呼吸道的无效腔，使 PCO_2 增至 4 kPa（30 mmHg）以上以降低呼吸频率。

（3）呼吸性酸中毒：常为通气不足并发进行性充血性肺不张所致。应尽早清理气道以解除呼吸道梗阻，及早行气管切开术，启用人工呼吸器来维持潮气量 12～15 mL/kg，严重时应采用呼气末正压通气（PEEP）。

休克时酸中毒主要是乳酸聚积引起的乳酸性酸中毒，故 CO_2 结合力作为判定酸中毒和纠正酸中毒的指标可能更为合理，也可采用碱剩余计算补碱量，计算公式如下。

$$所需补碱量 =（要求纠正的 CO_2 结合力 - 实测的 CO_2 结合力）\times 0.25 \times 千克体重$$

$$所需补碱量 =（2.3 - 实测碱剩余值）\times 0.25 \times 千克体重$$

由于缺氧和代谢性酸中毒，容易引起细胞内失钾，尽管血钾无明显降低，但机体总体仍缺钾，因此应在纠酸的同时补钾。

5. 对症治疗

（1）改善心功能：由于各类休克均有不同程度的心肌损害，除因急性心肌梗死并发休克者外，当中心静脉压和肺动脉楔压升高时可考虑使用洋地黄类强心药，并应注意合理补液，常用药为毛花苷 C 0.2～0.4 mg 加入 25% 葡萄糖注射液 20 mL 内，静脉缓慢推注。

（2）防治 DIC：DIC 的治疗原则以积极治疗原发病为前提，改善微循环，应尽早使用抗凝剂以阻止 DIC 的发展。常用的药物为肝素。此药物可阻止凝血因子转变为凝血酶，从而清除血小板的凝集作用，DIC 诊断一经确定，即应尽早使用，用量为 0.5~1 mg/kg，加入 5%葡萄糖注射液 250 mL 中，静脉滴注每 4~6 小时 1 次。以凝血时间延长至正常值的 1 倍（即 20~30 分钟）为准。

（3）清除氧自由基：休克时组织缺氧可产生大量氧自由基（OFR），它作用于细胞膜的类脂，使其过氧化而改变细胞膜的功能，并能使中性粒细胞凝聚造成微循环的损害。在休克使用的 OFR 清除剂有超氧化物歧化酶（SOD）、过氧化氢酶（CAT）、维生素 C 和维生素 E、谷胱甘肽与硒等。

（4）使用抗休克裤：它能起到"自身输血"的作用，自身回输 750~1000 mL 的储血，以满足中枢循环重要脏器的血供。同时还有固定骨折、防震、止痛及止血的作用，一般充气维持在 2.7~5.3 kPa（20~40 mmHg）即可，是战时现场休克复苏不可缺少的急救设备。

（5）预防感染：休克期间人体对感染的抵抗力降低，同时还可以发生肠道细菌易位，肠道内的细菌通过肠道细菌屏障进入人体循环引起全身感染等。对严重挤压伤或多处伤，并发胸腹部创伤者应在抢救开始即开始早期大剂量应用抗生素，预防损伤部位感染。

六、监护

1. 一般情况监护

观察患者有无烦躁不安、呼吸浅快、皮肤苍白、出冷汗、口渴、头晕、畏寒等休克的早期表现。加强体温、脉搏、呼吸、血压的监护，尤其要重视脉压的变化。

2. 血流动力学监测

（1）心电监测：心电改变显示心脏的即时状态。在心功能正常的情况下，血容量不足及缺氧均会导致心动过速。

（2）中心静脉压（CVP）监测：严重休克患者应及时进行中心静脉压监测以了解血流动力学状态。中心静脉压正常值为 0.49~1.18 kPa（5~12 cmH$_2$O），低于 0.49 kPa（5 cmH$_2$O）时常提示血容量不足；高于 1.47 kPa（15 cmH$_2$O）则表示心功能不全，静脉血管床收缩或肺静脉循环阻力增加；高于 1.96 kPa（20 cmH$_2$O）时，提示充血性心力衰竭。在战伤休克情况下，应注意中心静脉压、动脉压和尿量三者的关系，决定血容量补足与否，扩容速度快慢，右心排血功能，是否应该利尿。中心静脉压是休克情况下补液或脱水的重要指标。

（3）肺动脉楔压（PAWP）及心排量（CO）监测：肺动脉楔压有助于了解肺静脉、右心房和左心室舒张末期的压力，以此反映肺循环阻力的情况，有效的评价左右心功能。为使用心肌收缩药、血管收缩剂或扩张剂等心血管药物治疗提供依据及判断疗效。肺动脉楔压正常值为 0.8~2 kPa（6~15 mmHg），增高表示肺循环阻力增高。肺水肿时，肺动脉楔压大于 3.99 kPa（30 mmHg）。当肺动脉楔压升高，即使中心静脉压无增高，也应避免输液过多，以防引起肺水肿。

心排血量一般用漂浮导管测量，休克时心排血量通常降低，但在感染性休克有时较正常值增高。

（4）心脏指数监测：心脏指数指每单位体表面积的心排血量，可反映休克时周围血管阻力的改变及心脏功能情况。正常值为 3~3.5 L/（min·m^2）。休克时，心脏指数代偿性下降，提示周围血管阻力增高。

3. 血气分析监测

严重休克由于大量失血，使伤员处于缺氧及酸中毒状态，如伴有胸部伤，可以导致呼吸功能紊乱。因此，血气分析监测已成为抢救重伤员不可缺少的监测项目。随着休克加重，会出现低氧血症、低碳酸血症、代谢性酸中毒等多种情况复合出现，故而需多次反复监测血气分析才能达到治疗目的。

4. 出凝血功能监测

严重休克时，由于大量出血，大量输液，大量输注库存血，常导致出血不止，凝血困难，出现 DIC。故应随时监测凝血因子时间、纤维蛋白原及纤维蛋白降解产物等帮助诊断。

5. 肾功能监测

尿量是反映肾灌注情况的指标，同时也反映其他血管灌注情况，也是反映补液及应用利尿、脱水药物是否有效的重要指标。休克时，应动态监测尿量、尿比重、血肌酐、血尿素氮、血电解质等。应留置导尿管，动态观察每小时尿量，抗休克时尿量应>20 mL/h。

6. 呼吸功能监测

呼吸功能监测指标包括呼吸频率、幅度、节律，动脉血气指标等，应动态监测。使用呼吸机者根据动脉血气指标调整呼吸机使用。

7. 微循环灌注的监测

微循环监测指标如下：①体表温度与肛温，正常时两者之间相差 0.5℃，休克时增至 1~3℃，两者差值越大，预后越差；②血细胞比容，末梢血比中心静脉血的血细胞比容大 3% 以上，提示有周围血管收缩，应动态观察其变化幅度；③甲皱微循环，休克时甲皱微循环的变化为小动脉痉挛、毛细血管缺血、甲皱苍白或色黯红。

七、预防

（1）对有可能发生休克的患者，应针对病因，采取相应的预防措施。活动性大出血者要确切止血；骨折部位要稳妥固定；软组织损伤应予包扎，防止污染；呼吸道梗阻者需行气管切开；需后送者，应争取发生休克前后送，并选用快速而舒适的运输工具，运送途中注意保暖。

（2）充分做好手术患者的术前准备，包括纠正水与电解质平衡紊乱和低蛋白血症；补足血容量；全面了解内脏功能；选择合适的麻醉方法。

（3）严重感染患者，采用敏感抗生素静脉滴注，积极清除原发病灶，如引流排脓等。

（李慧茹）

第三章

呼吸内科疾病护理

第一节 急性呼吸道感染

一、急性上呼吸道感染

急性上呼吸道感染简称上感，为外鼻孔至环状软骨下缘包括鼻腔、咽或喉部急性炎症的总称。其特点是起病急、病情轻、病程短、可自愈、预后好，但发病率高，并具有一定的传染性。本病是呼吸道最常见的一种感染性疾病，发病不分年龄、性别、职业和地区，免疫功能低下者易感。全年皆可发病，以冬春季节多见，多为散发，但在气候突变时可小规模流行。

主要病原体是病毒，少数是细菌。人体对病毒感染后产生的免疫力较弱、时间短暂，病毒间也无交叉免疫，故可反复发病。

（一）病因与发病机制

1. 病因

常见病因为病毒，少数由细菌引起，可单纯发生或继发于病毒感染之后。病毒包括鼻病毒、冠状病毒、腺病毒、流感和副流感病毒以及呼吸道合胞病毒、埃可病毒和柯萨奇病毒等。细菌以口腔定植菌溶血性链球菌为多见，其次为流感嗜血杆菌、肺炎链球菌和葡萄球菌等，偶见革兰阴性杆菌。

2. 发病机制

正常情况下健康人的鼻咽部有病毒、细菌存在，一般不会发病。接触病原体后是否发病，取决于传播途径和人群易感性。淋雨、受凉、气候突变、过度劳累等可降低呼吸道局部防御功能，致使原存的病毒或细菌迅速繁殖引起发病。老幼体弱、免疫功能低下或有慢性呼吸道疾病如鼻窦炎、扁桃体炎者更易发病。病原体主要通过飞沫传播，也可由于接触患者污染的手和用具而传染。

（二）临床表现

1. 临床类型

（1）普通感冒：俗称"伤风"，又称急性鼻炎或上呼吸道卡他。以冠状病毒和鼻病毒为主要致病病毒。起病较急，主要表现为鼻部症状，如打喷嚏、鼻塞、流清水样鼻涕，早期有咽部干痒或烧灼感。2～3天后鼻涕变稠，可伴咽痛、流泪、味觉迟钝、呼吸不畅、声嘶、咳嗽等，有时由于咽鼓管炎致听力减退。严重者有发热、轻度畏寒和头痛等。体检可见鼻腔黏膜充血、水肿、有分泌物，咽部可轻度充血。若无并发症，一般经5～7天痊愈。

（2）急性病毒性咽炎和喉炎：急性病毒性咽炎常由鼻病毒、腺病毒、流感病毒、副流感病毒以及肠病毒、呼吸道合胞病毒等引起。临床表现为咽痒和灼热感，咽痛不明显，但合并链球菌感染时常有咽痛。体检可见咽部明显充血、水肿。急性喉炎多为流感病毒、副流感病毒及腺病毒等引起，临床表现为明显声嘶、讲话困难，可有发热、咽痛或咳嗽，咳嗽时咽喉疼痛加重。体检可见喉部充血、水肿，颌下淋巴结轻度肿大和触痛，有时可闻及喉部的喘息声。

（3）急性疱疹性咽峡炎：多由柯萨奇病毒A引起，表现为明显咽痛、发热，病程约为1周。查体可见咽部充血，软腭、腭垂、咽及扁桃体表面有灰白色疱疹及浅表溃疡，周围伴红晕。多发于夏季，儿童多见，成人偶见。

（4）急性咽结膜炎：主要由腺病毒、柯萨奇病毒等引起。表现为发热、咽痛、畏光、流泪，咽及结膜明显充血。病程4～6天，多发于夏季，由游泳传播，儿童多见。

（5）急性咽扁桃体炎：病原体多为溶血性链球菌，其次为流感嗜血杆菌、肺炎链球菌、葡萄球菌等。起病急，以咽、扁桃体炎症为主，咽痛明显、伴发热、畏寒，体温可达39℃以上。查体可发现咽部明显充血，扁桃体肿大、充血，表面有黄色脓性分泌物。有时伴有颌下淋巴结肿大、压痛，而肺部查体无异常体征。

2. 并发症

一般预后良好，病程常在1周左右。少数患者可并发急性鼻窦炎、中耳炎、气管—支气管炎。以咽炎为表现的上呼吸道感染，部分患者可继发溶血性链球菌引起的风湿热、肾小球肾炎等，少数患者可并发病毒性心肌炎。

（三）辅助检查

1. 血液检查

病毒感染者，白细胞计数常正常或偏低，伴淋巴细胞比例升高。细菌感染者可有白细胞计数与中性粒细胞占比增多和核左移现象。

2. 病原学检查

因病毒类型繁多，一般无须进行此项检查。需要时可用免疫荧光法、酶联免疫吸附法、血清学诊断或病毒分离鉴定等方法确定病毒的类型。细菌培养可判断细菌类型并做药物敏感试验以指导临床用药。

（四）诊断

根据鼻咽部的症状和体征，结合周围血象和胸部X线检查可作出临床诊断。一般无须病因诊断，特殊情况下可进行细菌培养和病毒分离，或病毒血清学检查等确定病原体。但须与初期表现为感冒样症状的其他疾病鉴别，如过敏性鼻炎、流行性感冒、急性气管—支气管炎、急性传染病前驱症状等。

（五）治疗

治疗以对症处理为主，以减轻症状，缩短病程和预防并发症。

1. 对症治疗

病情较重或发热者或年老体弱者应卧床休息，忌烟，多饮水，室内保持空气流通。如有发热、头痛，可选用解热镇痛药如对乙酰氨基酚等口服。咽痛可用消炎喉片含服，局部雾化治疗。鼻塞、流鼻涕可用1%麻黄素滴鼻。

2. 抗菌药物治疗

一般不需用抗生素，除非有白细胞升高、咽部脓苔、咳黄痰和流鼻涕等细菌感染证据，可根据当地流行病学史和经验用药，可选口服青霉素、第一代头孢菌素、大环内酯类或喹诺酮类。

3. 抗病毒药物治疗

如无发热，免疫功能正常，发病超过2天一般无须应用。对于免疫缺陷患者，可早期常规使用广谱的抗病毒药，如利巴韦林和奥司他韦，可缩短病程。具有清热解毒和抗病毒作用的中药也可选用，有助于改善症状、缩短病程。如板蓝根冲剂、银翘解毒片等。

（六）护理

1. 生活护理

症状轻者适当休息，避免过度疲劳；高热患者或年老体弱者应卧床休息。保持室内空气流通，温湿度适宜，定时空气消毒，进行呼吸道隔离。患者咳嗽或打喷嚏时应避免对着他人，防止交叉感染。饮食应给予高热量、高维生素的流食或半流食，鼓励患者多饮水及漱口，保持口腔湿润和舒适。患者使用的餐具、毛巾等可进行煮沸消毒。

2. 对症护理

高热者遵医嘱物理降温，如头部冷敷，冰袋置于大血管部位，温水或乙醇擦浴，4℃冷盐水灌肠等。注意30分钟后测量体温并记录。必要时遵医嘱药物降温。咽痛者可用淡盐水漱咽部或含服消炎喉片，声嘶者可行雾化治疗。

3. 病情观察

注意观察生命体征，尤其是体温变化及咽痛、咳嗽等症状的变化。警惕并发症，如中耳炎患者可有耳痛、耳鸣、听力减退、外耳道流脓；并发鼻窦炎者会出现发热、头痛加重、伴脓涕，鼻窦有压痛。

4. 用药护理

遵医嘱用药，注意观察药物不良反应。

5. 健康教育

积极体育锻炼，增强机体免疫力。生活饮食规律、改善营养。避免受凉、淋雨、过度疲劳等诱发因素，流行季节避免到公共场所。注意居住、工作环境的通风换气。年老体弱易感者应注意防护，上呼吸道感染流行时应戴口罩。

二、急性气管—支气管炎

急性气管—支气管炎是由生物、物理、化学刺激或过敏等因素引起的气管—支气管黏膜的急性炎症。临床症状主要为咳嗽和咳痰。常发生于寒冷季节或气候突变时，也可继发于上呼吸道感染，或为一些急性呼吸道传染病（麻疹、百日咳等）的临床表现。

（一）病因与发病机制

1. 感染

病毒或细菌是本病最常见的病因。常见的病毒有呼吸道合胞病毒、副流感病毒、腺病毒等。细菌以肺炎球菌、流感嗜血杆菌、链球菌和葡萄球菌较常见。

2. 理化因素

冷空气、粉尘、刺激性气体或烟雾对气管—支气管黏膜的急性刺激。

3. 过敏反应

花粉、有机粉尘、真菌孢子、动物毛皮及排泄物等的吸入，钩虫、蛔虫的幼虫在肺移行，或对细菌蛋白质的过敏均可引起本病。

感染是最主要的病因，过度劳累、受凉是常见诱因。

（二）临床表现

1. 症状

起病较急，通常全身症状较轻，可有发热，体温多于 3~5 天内恢复正常。大多先有上呼吸道感染症状，以咳嗽为主，初为干咳，以后有痰，黏液或黏液脓性痰，偶伴血痰。气管受累时在深呼吸和咳嗽时感胸骨后疼痛；伴支气管痉挛，可有气急和喘鸣。咳嗽、咳痰可延续 2~3 周才消失，如迁延不愈，可演变成慢性支气管炎。

2. 体征

体检肺部呼吸音粗，可闻及不固定的散在干、湿啰音，咳嗽后可减少或消失。

（三）辅助检查

病毒感染者白细胞正常或偏低，细菌感染者可有白细胞总数和中性粒细胞占比增高。胸部 X 线检查多无异常改变或仅有肺纹理增粗。痰涂片或痰培养可发现致病菌。

（四）诊断

（1）肺部可闻及散在干、湿啰音，咳嗽后可减轻。

（2）胸部 X 线检查无异常改变或仅有肺纹理增粗。

（3）排除流行性感冒及某些传染病早期呼吸道症状，即可作出临床诊断。

（4）痰涂片或痰培养有助于病因诊断。

（五）治疗

1. 病因治疗

有细菌感染证据时应及时应用抗生素。可首选青霉素、大环内酯类，也可选用头孢菌素类或喹诺酮类等药物或根据细菌培养和药敏试验结果选择药物。多数口服抗菌药物即可，症状较重者可肌内注射或静脉滴注给药。

2. 对症治疗

咳嗽剧烈而无痰或少痰可用右美沙芬、喷托维林镇咳。咳嗽痰黏而不易咳出，可口服祛痰剂如复方甘草合剂、盐酸氨溴索或溴己新等，也可行超声雾化吸入。支气管痉挛时可用平喘药，如茶碱类等。

（六）护理

1. 保持呼吸道通畅

（1）保持室内空气清新，温湿度适宜，减少对支气管黏膜的刺激，以利于排痰。

（2）注意休息，经常变换体位，叩击背部，指导并鼓励患者有效咳嗽，必要时行超声雾化吸入，以湿化呼吸道，利于排痰，促进炎症消散。

（3）遵医嘱使用抗生素、止咳祛痰剂、平喘剂，密切观察用药后的反应。

（4）哮喘性支气管炎的患者，注意观察有无缺氧症状，必要时给予吸氧。

2. 发热护理

（1）密切观察体温变化，体温超过 39℃ 时采取物理降温或遵医嘱给予药物降温。

（2）保证充足的水分及营养供给。多饮水，给予营养丰富、易于消化的饮食。保持口腔清洁。

3. 健康教育

（1）增强体质，避免劳累，防治感冒。

（2）改善生活卫生环境，防止有害气体污染，避免烟雾刺激。

（3）清除鼻、咽、喉等部位的病灶。

（管舒婷）

第二节　慢性阻塞性肺疾病

慢性阻塞性肺疾病（COPD）是一组以气流受限为特征的肺部疾病，气流受限不完全可逆，呈进行性发展。COPD 是一种慢性气道阻塞性疾病的统称，主要指具有不可逆性气道阻塞的慢性支气管炎和肺气肿两种疾病。患者在急性发作期过后，临床症状虽有所缓解，但其肺功能仍在继续恶化，并且由于自身防御和免疫功能的降低以及外界各种有害因素的影响，经常反复发作，而逐渐产生各种心肺并发症。

COPD 是呼吸系统疾病中的常见病和多发病，患病率和病死率均居高不下。因肺功能进行性减退，严重影响患者的劳动力和生活质量，给家庭和社会造成巨大的负担，根据世界银行/世界卫生组织发表的研究，2020 年 COPD 已成为世界疾病经济负担的第 5 位。

一、病因与发病机制

COPD 确切的病因不清楚，但认为与肺部对香烟烟雾等有害气体或有害颗粒的异常炎症反应有关。这些反应存在个体易感因素和环境因素的互相作用。

1. 吸烟

吸烟为重要的发病因素，吸烟者慢性支气管炎的患病率比不吸烟者高 2~8 倍，烟龄越长，吸烟量越大，COPD 患病率越高。烟草中含焦油、尼古丁和氢氰酸等化学物质，可损伤气道上皮细胞和纤毛运动，促使支气管黏液腺和杯状细胞增生肥大，黏液分泌增多，气道净化能力下降。还可使氧自由基产生增多，诱导中性粒细胞释放蛋白酶，破坏肺弹力纤维，诱发肺气肿形成。

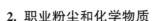

2. 职业粉尘和化学物质

接触职业粉尘及化学物质，如烟雾、变应原、工业废气及室内空气污染等，浓度过高或时间过长时，均可能产生与吸烟类似的 COPD。

3. 空气污染

大气中的有害气体如二氧化硫、二氧化氮、氯气等可损伤气道黏膜上皮，使纤毛清除功能下降，黏液分泌增加，为细菌感染增加条件。

4. 感染因素

感染也是 COPD 发生发展的重要因素之一。病毒感染以流感病毒、鼻病毒、腺病毒和呼吸道合胞病毒为常见。细菌感染常继发于病毒感染，常见病原体为肺炎链球菌、流感嗜血杆菌、卡他莫拉菌和葡萄球菌等。这些感染因素造成气管、支气管黏膜的损伤和慢性炎症。

5. 蛋白酶—抗蛋白酶失衡

蛋白水解酶对组织有损伤、破坏作用；抗蛋白酶对弹性蛋白酶等多种蛋白酶具有抑制功能，其中 α 抗胰蛋白酶是活性最强的一种。蛋白酶增多或抗蛋白酶不足均可导致组织结构破坏并产生肺气肿。吸入有害气体、有害物质可以导致蛋白酶产生增多或活性增强，而抗蛋白酶产生减少或灭活加快；同时氧化应激、吸烟等危险因素也可以降低抗蛋白酶的活性。先天性 α 抗胰蛋白酶缺乏，多见于北欧血统的个体，我国尚未见正式报道。

6. 氧化应激

有许多研究表明 COPD 患者的氧化应激增加。氧化物主要有超氧阴离子（具有很强的氧化性和还原性，过量生成可致组织损伤，在体内主要通过超氧歧化酶清除）、羟根（OH^-）、次氯酸根（HCL^-）和一氧化氮（NO）等。氧化物可直接作用并破坏许多生化大分子如蛋白质、脂质和核酸等，导致细胞功能障碍或细胞死亡，还可以破坏细胞外基质；引起蛋白酶—抗蛋白酶失衡；促进炎症反应，如激活转录因子，参与多种炎症因子的转录，如 IL-8、TNF-α、NO 诱导合成酶和环氧化物诱导酶等。

7. 炎症机制

气道、肺实质及肺血管的慢性炎症是 COPD 的特征性改变，中性粒细胞、巨噬细胞、T 淋巴细胞等炎症细胞均参与了 COPD 发病过程。中性粒细胞的活化和聚集是 COPD 炎症过程的一个重要环节，通过释放中性粒细胞弹性蛋白酶、中性粒细胞组织蛋白酶 G、中性粒细胞蛋白酶 3 和基质金属蛋白酶引起慢性黏液高分泌状态并破坏肺实质。

8. 其他

如自主神经功能失调、营养不良、气温变化等都有可能参与 COPD 的发生、发展。

二、临床表现

（一）症状

起病缓慢，病程较长。主要症状如下。

1. 慢性咳嗽

咳嗽时间持续在 3 周以上，随病程发展可终身不愈。常见晨间咳嗽明显，夜间有阵咳或排痰。

2. 咳痰

一般为白色黏液性或浆液性泡沫状痰，偶可带血丝，清晨排痰较多。急性发作期痰量增多，可有脓性痰。

3. 气短或呼吸困难

早期在劳动时出现，后逐渐加重，以致在日常活动甚至休息时也感到气短，是 COPD 的标志性症状。

4. 喘息和胸闷

部分患者特别是重度患者或急性加重时支气管痉挛而出现喘息。

5. 其他

晚期患者有体重下降、食欲减退等。

（二）体征

早期体征可无异常，随疾病进展出现以下体征。

1. 视诊

胸廓前后径增大，肋间隙增宽，剑突下胸骨下角增宽，称为桶状胸。部分患者呼吸变浅、频率增快，严重者可有缩唇呼吸等。

2. 触诊

双侧语颤减弱。

3. 叩诊

肺部过清音，心浊音界缩小，肺下界和肝浊音界下降。

4. 听诊

两肺呼吸音减弱，呼气延长，部分患者可闻及湿啰音和（或）干啰音。

（三）并发症

1. 慢性呼吸衰竭

常在 COPD 急性加重时发生，其症状明显加重，发生低氧血症和（或）高碳酸血症，可具有缺氧和 CO_2 潴留的临床表现。

2. 自发性气胸

如有突然加重的呼吸困难，并伴有明显的发绀，患侧肺部叩诊为鼓音，听诊呼吸音减弱或消失，应考虑并发自发性气胸，通过 X 线检查可以确诊。

3. 慢性肺源性心脏病

由于 COPD 肺病变引起肺血管床减少及缺氧致肺动脉痉挛、血管重塑，导致肺动脉高压、右心室肥厚扩大，最终发生右心功能不全。

三、辅助检查

1. 肺功能检查

这是判断气流受限的主要客观指标，对 COPD 诊断、严重程度评价、疾病进展、预后及治疗反应等有重要意义。吸入支气管舒张药后第一秒用力呼气容积占用力肺活量百分比（FEV_1/FVC）<70% 及 FEV_1<80% 预计值者，可确定为不能完全可逆的气流受限。肺总量（TLC）、功能残气量（FRC）和残气量（RV）增高，肺活量（VC）减低，表明肺过度充气，有参考价值。由于 TLC 增加不及 RV 增高程度明显，故 RV/TLC 增高大于 40% 有临床意义。

2. 胸部影像学检查

X 线胸片改变对 COPD 诊断特异性不高，早期可无变化，以后可出现肺纹理增粗、紊乱等非特异性改变，也可出现肺气肿改变。高分辨率胸部 CT 检查对有疑问病例的鉴别诊断有一定意义。

3. 血气检查

对确定发生低氧血症、高碳酸血症、酸碱平衡失调以及判断呼吸衰竭的类型有重要价值。

4. 其他检查

COPD 合并细菌感染时，外周血白细胞增高，核左移。痰培养可能查出病原菌，常见病原菌为肺炎链球菌、流感嗜血杆菌、卡他莫拉菌、肺炎克雷伯杆菌等。

四、诊断

1. 诊断依据

主要根据吸烟等高危因素史、临床症状、体征及肺功能检查等综合分析确定诊断。不完全可逆的气流受限是 COPD 诊断的必备条件。

2. 临床分级

根据 FEV_1/FVC、$FEV_1\%$ 预计值和症状可对 COPD 的严重程度做出分级（表 3-1）。

表 3-1　COPD 的临床严重程度分级

分级	临床特征
Ⅰ级（轻度）	$FEV_1/FVC<70\%$
	$FEV_1 \geqslant 80\%$ 预计值
	伴或不伴有慢性症状（咳嗽，咳痰）
Ⅱ级（中度）	$FEV_1/FVC<70\%$
	$50\% \leqslant FEV_1 <80\%$ 预计值
	常伴有慢性症状（咳嗽，咳痰，活动后呼吸困难）
Ⅲ级（重度）	$FEV_1/FVC<70\%$
	$30\% \leqslant FEV_1 <50\%$ 预计值
	多伴有慢性症状（咳嗽，咳痰，呼吸困难），反复出现，急性加重
Ⅳ级（极重度）	$FEV_1/FVC<70\%$
	$FEV_1<30\%$ 预计值或 $FEV_1<50\%$ 预计值
	伴慢性呼吸衰竭，可合并肺源性心脏病及右心功能不全或衰竭

3. COPD 病程分期

（1）急性加重期：指在慢性阻塞性肺疾病过程中，短期内咳嗽、咳痰、气短和（或）喘息加重，痰量增多，呈脓性或黏液脓性，可伴发热等症状。

（2）稳定期：指患者咳嗽、咳痰、气短等症状稳定或症状较轻。

五、治疗

（一）稳定期治疗

1. 去除病因

教育和劝导患者戒烟，因职业或环境粉尘、刺激性气体所致者，应脱离污染环境。接种流感疫苗和肺炎疫苗可预防流感和呼吸道细菌感染，避免它们引发的急性加重。

2. 药物治疗

主要是支气管舒张药，如 β_2 肾上腺素受体激动剂、抗胆碱能药、茶碱类和祛痰药、糖皮质激素，以平喘、祛痰，改善呼吸困难症状，促进痰液排泄。某些中药具有调理机体状况的作用，可予辨证施治。

3. 非药物治疗

（1）长期家庭氧疗（LTOT）：长期氧疗对 COPD 合并慢性呼吸衰竭患者的血流动力学、呼吸生理、运动耐力和精神状态产生有益影响，可改善患者生活质量，提高生存率。

1）氧疗指征（具有以下任何一项）。静息时，$PaO_2 \leqslant 55$ mmHg 或 $SaO_2 < 88\%$，有或无高碳酸血症。56 mmHg $\leqslant PaO_2 < 60$ mmHg，$SaO_2 < 89\%$ 伴下述之一：继发红细胞增多（血细胞比容 $> 55\%$）；肺动脉高压（平均肺动脉压 $\geqslant 25$ mmHg）；右心功能不全导致水肿。

2）氧疗方法。一般采用鼻导管吸氧，氧流量为 $1.0 \sim 2.0$ L/min，吸氧时间 > 15 小时/天，使患者在静息状态下，达到 $PaO_2 \geqslant 60$ mmHg 和（或）使 SaO_2 升至 90% 以上。

（2）康复治疗：康复治疗适用于中度以上 COPD 患者。其中呼吸生理治疗包括正确咳嗽、排痰方法和缩唇呼吸等；肌肉训练包括全身性运动及呼吸肌锻炼，如步行、踏车、腹式呼吸锻炼等；科学的营养支持与加强健康教育也为康复治疗的重要方面。

（二）急性加重期治疗

最多见的急性加重原因是细菌或病毒感染，根据病情严重程度决定门诊或住院治疗。治疗原则为抗感染、平喘、祛痰、低流量持续吸氧。

六、主要护理诊断/问题

1. 气体交换受损

与呼吸道阻塞、呼吸面积减少引起通气和换气功能受损有关。

2. 清理呼吸道无效腔

与呼吸道炎症、阻塞、痰液过多有关。

3. 营养失调，低于机体需要量

与长期咳痰、呼吸困难致食欲下降或感染机体代谢加快有关。

4. 焦虑

与日常活动时供氧不足、疲乏以及经济支持不足有关。

5. 活动无耐力

与疲劳、呼吸困难有关。

七、护理措施

1. 气体交换受阻

与呼吸道阻塞、呼吸面积减少引起通气和换气功能受损有关。

（1）休息与体位：保持病室内环境安静、舒适，温度 20~22℃，湿度50%~60%。卧床休息，协助患者生活需要以减少氧耗。明显呼吸困难者摇高床头，协助身体前倾位，以利于辅助呼吸肌参与呼吸。

（2）病情观察：监测患者的血压、呼吸、脉搏、意识状态、血氧饱和度，观察患者咳嗽、咳痰情况，痰液的量、颜色及形状，呼吸困难有无进行性加重等。

（3）有效氧疗：COPD 氧疗一般主张低流量、低浓度持续吸氧。对患者加强正确的氧疗指导，避免出现氧浓度过高或过低而影响氧疗效果。氧疗装置定期更换、清洁、消毒。急性加重期发生低氧血症者可鼻导管吸氧，或通过文丘里面罩吸氧。鼻导管给氧时，吸入的氧浓度与给氧流量有关，估算公式为吸入氧浓度（%）= 21+4×氧流量（L/min）。一般吸入氧浓度为 28%~30%，应避免吸入氧浓度过高引起 CO_2 潴留。

（4）呼吸功能锻炼：在病情允许的情况下指导患者进行，以加强胸、膈呼吸肌肌力和耐力，改善呼吸功能。

1）缩唇呼吸。目的是增加气道阻力，防止细支气管由于失去放射牵引和胸内高压引起的塌陷，以利于肺泡通气。方法：患者取端坐位，双手扶膝，舌尖放在下颌牙齿内底部，舌体略弓起靠近上颌硬腭、软腭交界处，以增加呼气时气流阻力，口唇缩成"吹口哨"的嘴形。吸气时闭嘴用鼻吸气，呼气时缩唇，慢慢轻轻呼出气体，吸气与呼气之比为 1：2，慢慢呼气达到 1：4。吸气时默数 1、2，呼气时默数 1、2、3、4。缩唇口型大小以能使距嘴唇 15~20 cm 处蜡烛火焰随气流倾斜但不熄灭为度。呼气是腹式呼吸的组成部分，应配合腹式呼吸锻炼。每天 3~4 次，每次 15~30 分钟。

2）腹式呼吸。目的为锻炼膈肌，增加肺活量，提高呼吸耐力。方法：根据病情采取合适体位，初学者以半卧位为宜。

仰卧位的腹式呼吸：让患者髋关节、膝关节轻度屈曲，全身处于舒适的体位。患者一手放在腹部上，另一只手放在上胸部，此时治疗师的手与患者的手重叠放置，进行缩唇呼吸。精神集中，让患者在吸气和呼气时感觉手的变化，吸气时治疗师发出指令让患者放置于腹部的手轻轻上抬，治疗师在呼气结束时，快速地徒手震动并对横膈膜进行伸张，以促进呼吸肌的收缩。此训练是呼吸系统物理治疗的基础，要对患者进行充分的指导，训练的时间每次5~10分钟，训练的效果随次数增加显著。训练时注意：①把握患者的呼吸节律，顺应患者的呼吸节律进行呼吸指导可避免加重患者呼吸困难程度；②开始时不要进行深呼吸，腹式呼吸不是腹式深呼吸，在开始时期指导患者进行集中精力的深呼吸，可加重患者的呼吸困难；腹式呼吸的指导应在肺活量1/3~2/3 通气量的程度上进行练习，应理解腹式深呼吸是充分的腹式呼吸；③应了解横膈膜的活动。横膈膜在吸气时向下方运动，腹部上升，了解横膈膜的运动，易理解腹式呼吸。

坐位的腹式呼吸：坐位腹式呼吸的基础是仰卧位的腹式呼吸。患者采用的体位是坐在床上或椅子上足跟着地，让患者的脊柱伸展并保持尽量前倾坐位。患者一手放在膝外侧支撑体重，另一手放在腹部。治疗师一手放在患者的颈部，触及斜角肌的收缩。另一手放在患者的腹部,感受横膈膜的收缩。这样能够发现患者突然出现的意外和不应出现的胸式呼吸。正确的腹式呼吸是吸气时横膈膜开始收缩,然后斜角肌等呼吸辅助肌使收缩扩大,呼气时吸气肌放松处于迟缓状态。

立位的腹式呼吸。手法:患者用单手扶床栏或扶手支撑体重。上半身取前倾位。治疗师按照坐位的腹式呼吸指导法指导患者训练。

(5)用药护理:按医嘱给予支气管舒张气雾剂、抗生素等药物,并注意用药后的反应。应用氨茶碱后,如果患者出现心率增快的症状,停用氨茶碱加用倍他乐克减慢心率治疗后好转。

2. 清理呼吸道无效腔

与呼吸道炎症、阻塞、痰液过多有关。

(1)减少尘埃与烟雾刺激,避免诱因,注意保暖。

(2)补充水分。饮水(保持每天饮水 1.5~2 L 以上)、雾化吸入(每日 2 次,每次 20 分钟)及静脉输液,有利于痰液的稀释而便于咳出。

(3)遵医嘱用药,口服及静滴沐舒坦祛痰,静滴氨茶碱扩张支气管。

(4)注意无菌操作,加强口腔护理。

(5)定时巡视病房,加强翻身、叩背、吸痰。指导患者进行深呼吸和有效的咳嗽、咳痰,定期(每 2 小时)进行数次随意的深呼吸(腹式呼吸),吸气末屏气片刻,然后进行咳嗽;嘱患者经常变换体位以利于痰液咳出,保证呼吸道的通畅,防止肺不张等并发症。

3. 焦虑

与日常活动时供氧不足、疲乏以及经济支持不足有关。

(1)入院时给予热情接待,注意保持病室的整洁、安静,为患者创造一个舒适的周围环境。

(2)鼓励家属陪伴,给患者心理上带来慰藉和亲切感,消除患者的焦虑。

(3)随时了解患者的心理状况,多与其沟通,讲解本病相关知识及预后情况,使患者对疾病有一定的了解,说明不良情绪对病情有害无利,积极配合会取得良好的效果。

(4)加强巡视病房,在患者夜间无法入睡时适当给予镇静药治疗。

4. 营养失调,营养低于机体需要量

与长期咳痰、呼吸困难致食欲下降或感染机体代谢加快有关。

(1)评估营养状况并了解营养失调原因,宣传饮食治疗的意义和原则。

(2)制定适宜的饮食计划,呼吸困难可使热量和蛋白质消耗增加,因此应制定高热量、高蛋白、高维生素的饮食计划,不能进食或输注过多的糖类,以免产生大量 CO_2,加重通气负担。改善患者进食环境,鼓励患者进食。少量多餐,进软食,细嚼慢咽,避免进食易产气食物。

(3)便秘者给予高纤维素食物和水果,有心力衰竭或水肿者应限制水钠的摄入。

(4)必要时静脉补充营养。

5. 健康教育

(1)COPD 的预防主要是避免发病的高危因素、急性加重的诱发因素以及增强机体免疫力。戒烟是预防 COPD 的重要措施,也是最简单易行的措施,在疾病的任何阶段戒烟都有益于防止 COPD 的发生和发展。

（2）控制职业和环境污染，减少有害气体或有害颗粒的吸入，可减轻气道和肺的异常炎症反应。

（3）积极防治婴幼儿和儿童期的呼吸系统感染，可能有助于减少以后 COPD 的发生。流感疫苗、肺炎链球菌疫苗、细菌溶解物、卡介菌多糖核酸等对防止 COPD 患者反复感染可能有益。

（4）指导患者呼吸功能锻炼，防寒保暖，锻炼身体，增强体质，提高机体免疫力。

（5）对于有 COPD 高危因素的人群，应定期进行肺功能监测，尽可能早期发现 COPD 并及时予以干预。

（周丽丹）

第三节　急性呼吸窘迫综合征

急性呼吸窘迫综合征（ARDS）是多种原因引起的急性呼吸衰竭。ARDS 不是独立的疾病，是多种疾病的一种严重并发症。ARDS 晚期多诱发或合并多脏器功能障碍综合征，甚至多脏器功能衰竭（MOF），病情凶险，预后恶劣，病死率高达 50%～70%。

一、病因

休克、创伤、淹溺、严重感染、吸入有毒气体、药物过量、尿毒症、糖尿病酮症酸中毒、弥散性血管内凝血、体外循环等原因均可导致 ARDS。

二、临床表现

急性呼吸窘迫综合征通常发生于原发疾病或损伤起病后 24～48 小时以内。最初的症状为气促，伴有呼吸浅快，肺部可有湿啰音或哮鸣音。患者皮肤可见花斑状或青紫。随着病情进展，出现呼吸窘迫，吸气费力，发绀，烦躁不安，动脉血氧分压（PaO_2）明显降低、二氧化碳分压（$PaCO_2$）降低。如病情继续恶化，呼吸窘迫和发绀继续加重，并出现酸中毒、MOF 甚至死亡。凡存在可能引起 ARDS 的各种基础疾病或诱因，一旦出现呼吸改变或血气异常，均应警惕有 ARDS 发生的可能。

三、治疗

治疗原则是改善换气功能，纠正缺氧，及时去除病因，控制原发病等。ARDS 治疗的关键在于控制原发病及其病因。包括氧疗、机械通气等呼吸支持治疗，输新鲜血、利尿维持适宜的血容量，根据病因早期应用肾上腺皮质激素，纠正酸碱和电解质平衡紊乱，营养支持及体位治疗。

四、护理

在救治 ARDS 过程中，精心护理是抢救成功的重要环节。护士应做到及早发现病情，迅速协助医生采取有力的抢救措施。密切观察患者生命体征，做好各项记录，准确完成各种治疗，备齐抢救器械和药品，防止机械通气和气管切开的并发症。

1. 护理目标

（1）及早发现 ARDS 的迹象，及早有效地协助抢救。维持生命体征稳定，挽救患者生命。

（2）做好人工气道的管理，维持患者最佳气体交换，改善低氧血症，减少机械通气并发症。

（3）采取俯卧位通气护理，缓解肺部压迫，改善心脏的灌注。

（4）积极预防感染等各种并发症，提高救治成功率。

（5）加强基础护理，增加患者舒适感。

（6）减轻患者心理不适，使其合作、平静。

2. 护理措施

（1）及早发现病情变化：ARDS 通常在疾病或严重损伤的最初 24～48 小时发生。首先出现呼吸困难，通常呼吸浅快。吸气时可存在肋间隙和胸骨上窝凹陷。皮肤可出现发绀和斑纹，吸氧不能使之改善。

护士发现上述情况要高度警惕，及时报告医生，进行动脉血气和胸部 X 线等相关检查。一旦诊断考虑 ARDS，立即积极治疗。若没有机械通气的相应措施，应尽早转至有条件的医院。患者转运过程中应有专职医生和护士陪同，并准备必要的抢救设备，氧气必不可少。若有指征行机械通气治疗，可以先行气管插管后转运。

（2）迅速连接监测仪：密切监护心率、心律、血压等生命体征，尤其是呼吸的频率、节律、深度及血氧饱和度等。观察患者意识、发绀情况、末梢温度等。注意有无呕血、黑便等消化道出血的表现。

（3）氧疗和机械通气的护理：治疗 ARDS 最紧迫的问题在于纠正顽固性低氧，改善呼吸困难，为治疗基础疾病赢得时间。需要对患者实施氧疗甚至机械通气。

严密监测患者呼吸情况及缺氧症状。若单纯面罩吸氧不能维持满意的血氧饱和度，应予辅助通气。首先可尝试采用经面罩持续气道正压吸氧等无创通气，但大多需要机械通气吸入氧气。遵医嘱给予高浓度氧气吸入或使用呼气末正压通气（PEEP）并根据动脉血气分析值的变化调节氧浓度。

使用 PEEP 时应严密观察，防止患者出现气压伤。PEEP 是在呼气终末时给予气道恒定正压使之不能回复到大气压的水平，增加肺泡内压和功能残气量改善氧合，防止呼气使肺泡萎陷，增加气体分布和交换，减少肺内分流，从而提高 PaO_2。由于 PEEP 使胸腔内压升高，静脉回流受阻，致心搏减少、血压下降，严重时可引起循环衰竭；另外正压过高，肺泡过度膨胀、破裂有导致气胸的危险。所以在监护过程中，注意 PEEP 观察有无心率增快、突然胸痛、呼吸困难加重等相关症状，发现异常立即调节 PEEP 压力并报告医生处理。

帮助患者采取有利于呼吸的体位，如端坐位或高枕卧位。

人工气道的管理有以下 5 个方面。

1）妥善固定气管插管。观察气道是否通畅，定时对比听诊双肺呼吸音。经口插管者要固定好牙垫，防止阻塞气道。每班检查并记录导管刻度，观察有无脱出或误入一侧主支气管。套管固定松紧适宜，以能放入一指为准。

2）气囊充气适量。充气过少易产生漏气，充气过多可压迫气管黏膜导致气管食管瘘，可以采用最小漏气技术，用来减少并发症发生。方法：用 10 mL 注射器将气体缓慢注入，直至在喉及气管部位听不到漏气声，向外抽出气体 0.25~0.5 mL/次，至吸气压力到达峰值时出现少量漏气为止，再注入 0.25~0.5 mL 气体，此时气囊容积为最小封闭容积，气囊压力为最小封闭压力，记录注气量。观察呼吸机上气道峰压是否下降及患者能否发音说话，长期机械通气患者要观察气囊有无破损、漏气现象。

3）保持气道通畅。严格无菌操作，按需适时吸痰。过多反复抽吸会刺激黏膜，使分泌物增加。先吸气道再吸口腔、鼻腔，吸痰前给予充分气道湿化、翻身叩背、吸纯氧 3 分钟，吸痰管最大外径不超过气管导管内径的 1/2，迅速插吸痰管至气管插管，感到阻力后撤回吸痰管 1~2 cm，打开负压边后退边旋转吸痰管，吸痰时间不应超过 15 秒。吸痰后密切观察痰液的颜色、性状、量及患者心率、心律、血压和血氧饱和度的变化，一旦出现心律失常和呼吸窘迫，立即停止吸痰，给予吸氧。

4）用加温湿化器对吸入气体进行湿化。根据病情需要加入盐酸氨溴索、异丙托溴铵等，每日 3 次雾化吸入。湿化满意标准为痰液稀薄、无泡沫、不附壁、能顺利吸出。

5）呼吸机使用过程中注意电源插头要牢固。不要与其他仪器共用一个插座；机器外部要保持清洁，上端不可放置液体；开机使用期间定时倒掉管道及集水瓶内的积水，集水瓶安装要牢固；定时检查管道是否漏气、有无打折、压缩机工作是否正常。

（4）维持有效循环：维持出入液量轻度负平衡。循环支持治疗的目的是恢复和提供充分的全身灌注，保证组织的灌流和氧供，促进受损组织的恢复。在能保持酸碱平衡和肾功能前提下达到最低水平的血管内容量。①护士应迅速帮助完成该治疗目标。选择大血管，建立 2 个以上的静脉通道，正确补液，改善循环血容量不足。②严格记录出入量、每小时尿量。出入量管理的目标是在保证血容量、血压稳定前提下，24 小时出量大于入量 500~1000 mL，利于肺内水肿液的消退。充分补充血容量后，护士遵医嘱给予利尿剂，消除肺水肿。观察患者对治疗的反应。

（5）俯卧位通气护理：由仰卧位改变为俯卧位，可使 75%ARDS 患者的氧合改善。可能与血流重新分布，改善背侧肺泡的通气，使部分萎陷肺泡再膨胀达到"开放肺"的效果有关。随着通气/血流比例的改善进而改善了氧合。但存在血流动力学不稳定、颅内压增高、脊柱外伤、急性出血、骨科手术、近期腹部手术、妊娠等为禁忌实施俯卧位。①患者发病 24~36 小时后取俯卧位，翻身前给予纯氧吸入 3 分钟。预留足够的管路长度，注意防止气管插管过度牵拉致脱出。②为减少特殊体位给患者带来的不适，用软枕垫高头部 15°~30°，嘱患者双手放在枕上，并在髋、膝、踝部放软枕，每 1~2 小时更换 1 次软枕的位置，每 4 小时更换 1 次体位，同时考虑患者的耐受程度。③注意血压变化，因俯卧位时支撑物放置不当，可使腹压增加，下腔静脉回流受阻而引起低血压，必要时在翻身前提高吸氧浓度。④注意安全，防止坠床。

（6）预防感染的护理：①注意严格无菌操作，每日更换气管插管切口敷料，保持局部清洁干燥，预防或消除继发感染；②加强口腔及皮肤护理，以防护理不当而加重呼吸道感染及发生压疮；③密切观察体温变化，注意呼吸道分泌物的情况。

（7）心理护理：减轻恐惧，增加心理舒适度。①评估患者的焦虑程度，指导患者学会自我调整心理状态，调控不良情绪。主动向患者介绍环境，解释治疗原则，解释机械通气、监测及呼吸机的报警系统，尽量消除患者的紧张感。②耐心向患者解释病情，对患者提出的问题要给予明确、有效和积极的信息，消除其心理紧张和顾虑。③护理患者时保持冷静和耐心，表现出自信和镇静。④如果患者由于呼吸困难或人工通气不能讲话，可提供纸笔或以手势与患者交流。⑤加强巡视，了解患者的需要，帮助患者解决问题。⑥帮助并指导患者及家属应用松弛疗法、按摩等。

（8）营养护理：ARDS 患者处于高代谢状态，应及时补充热量和高蛋白、高脂肪营养物质。能量的摄取既应满足代谢的需要，又应避免糖类的摄取过多，蛋白摄取量一般为每天 1.2~1.5 g/kg。

尽早采用肠内营养，协助患者取半卧位，充盈气囊，证实胃管在胃内后，用加温器和输液泵匀速泵入营养液。若有肠鸣音消失或胃潴留，暂停鼻饲，给予胃肠减压。一般留置 5~7 天后拔除，更换到对侧鼻孔，以减少鼻窦炎的发生。

五、健康教育

在疾病的不同阶段，根据患者的文化程度做好有关知识的宣传和教育，让患者了解病情的变化过程。

1. 提供舒适安静的环境以利于患者休息

指导患者正确卧位休息，讲解由仰卧位改变为俯卧位的意义，尽可能减少特殊体位给患者带来的不适。

2. 向患者解释咳嗽、咳痰的重要性

指导患者掌握有效咳痰的方法，鼓励并协助患者咳嗽、排痰。

3. 指导患者自己观察病情变化

如有不适及时通知医护人员。

4. 嘱患者严格按医嘱用药

按时服药，不要随意增减药物剂量及种类。服药过程中，需密切观察患者用药后反应，以指导用药剂量。

5. 出院指导

指导患者出院后仍以休息为主，活动量要循序渐进，注意劳逸结合。此外，患者病后生活方式的改变需要家人的积极配合和支持，应指导患者家属给患者创造一个良好的身心休养环境。出院后 1 个月内来院复查 1~2 次，出现情况随时来院复查。

（王红杰）

第四章

心血管内科疾病护理

第一节　心律失常

心律失常是指心脏冲动的频率、节律、起源部位、传导速度或激动顺序异常。

一、概述

（一）发病机制

1. 冲动形成异常

窦房结、房室结等具有自律性的组织本身发生病变，或自主神经系统兴奋性改变均可导致不适当的冲动发放。此外在缺氧、电解质平衡紊乱、儿茶酚胺增多及药物等病理状态下，原无自律性的心肌细胞如心房肌和心室肌细胞出现自律性异常增高，可导致快速性心律失常。

2. 冲动传导异常

折返是快速性心律失常的最常见发病机制。产生折返的基本条件是传导异常，它包括：①心脏两个或多个部位的传导性与不应期各不相同，相互连接成一个闭合环；②其中一条通路发生单向传导阻滞；③另一条通路传导缓慢，使原先发生阻滞的通道有足够时间恢复兴奋性；④原先阻滞的通道再次激动，从而完成一次折返冲动。激动在环内反复循环，产生持续而快速的心律失常（图4-1）。

（二）分类

（1）按心律失常发生原理可分为激动起源异常及激动传导异常两大类，如图4-2所示。

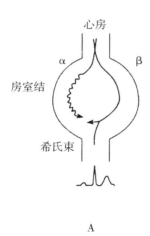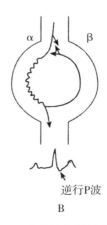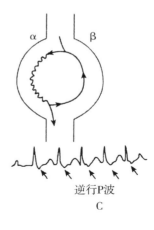

图 4-1 房室结内折返示意图

注：房室结内有 α 与 β 两条通路。α 传导速度慢，不应期短；β 传导速度快，不应期长。A. 窦性心律时，冲动沿 β 路径前传至心室，同时沿 α 路径前传，但遭遇不应期未能抵达希氏束；B. 房性期前收缩受阻于 β 路径，由 α 路径缓慢传导到心室。冲动沿 β 路径逆向传导返回至心房，完成单次折返；C. 心房回波再循 α 路径前传，折返持续，引起折返性心动过速。

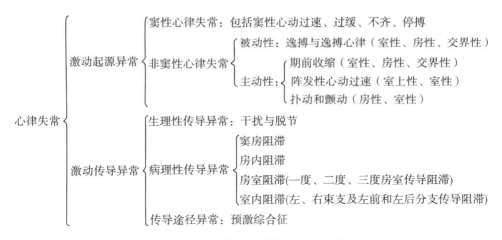

图 4-2 心律失常按发生机制分类

（2）按心律失常发生时心率的快慢，可分为快速性心律失常与缓慢性心律失常，前者包括期前收缩、心动过速、扑动或颤动等，后者包括窦性心动过缓、房室传导阻滞等。

（三）病因

1. 老化

首先，随着年龄增长，心脏传导系统有老化现象，起搏细胞和传导细胞的数量减少，导致自律性降低，故老年人易出现窦房结功能低下和各种传导阻滞。其次，老年人 β 受体数目减少或变性，对 β 肾上腺素能调节的反应性减弱，心脏对血液中儿茶酚胺敏感性降低，压力感受器和副交感神经对心率或心律的调节功能也减弱，从而易发生各种心律失常。

2. 器质性心脏病

其中以冠心病、心肌病、心肌炎和风湿性心脏病为多见，尤其在发生心力衰竭或急性心肌梗死时。

3. 药物和电解质平衡紊乱

药物如洋地黄类、奎尼丁、低血钾等。

4. 其他病因

如甲状腺功能亢进症或减退症，心脏自主神经功能失调，高热，麻醉、低温、胸腔或心脏手术等，部分病因不明。

正常人在劳累、情绪激动或紧张、摄取刺激性食物，如咖啡、浓茶、吸烟、饮酒或辛辣食品，也可发生心律失常，如期前收缩、心动过速。

二、窦性心律失常

源于窦房结的心脏激动为窦性心律。其心电图表现为：①窦性 P 波在 Ⅰ、Ⅱ、aVF 导联直立，aVR 倒置；②P-R 间期 0.12~0.20 秒，同一导联的 P-P 间期差值<0.12 秒；③频率为 60~100 次/分。窦性心律的频率因年龄、性别、体力活动等不同而有显著差异。由于窦房结冲动形成过快、过慢或不规则或窦房结冲动传导障碍所致的心律失常统称为窦性心律失常。

（一）窦性心动过速、窦性心动过缓

1. 病因

窦性心动过速可见于健康人吸烟、饮茶或饮用咖啡、饮酒、体力活动及情绪激动时。某些病理状态如发热、贫血、甲状腺功能亢进、休克、心肌缺血、充血性心力衰竭以及应用肾上腺素、阿托品等药物也可出现窦性心动过速。窦性心动过缓常见于健康青年人、运动员及睡眠状态。其他原因如颅内出血、甲状腺功能减退、低温、严重缺氧、阻塞性黄疸，以及应用胺碘酮等抗心律失常药物，窦房结病变及急性下壁心肌梗死也常伴发窦性心动过缓。

2. 心电图特征

心电图表现符合窦性心律特征，如成人窦性心律的频率>100 次/分，称为窦性心动过速；心率<60 次/分，称为窦性心动过缓，常同时伴窦性心律不齐（不同 P-P 间期差异>0.12 秒）。

3. 临床表现

窦性心动过速可无症状或有心悸感。窦性心动过缓一般无症状，但心率过慢时可出现胸闷、头晕、晕厥等心排血量不足表现。

4. 治疗

窦性心动过速应先针对病因治疗，同时去除诱因。如治疗甲状腺功能亢进症、充血性心力衰竭等。必要时给予 β 受体阻滞剂或非二氢吡啶类钙通道阻滞剂，以减慢心率。

无症状的窦性心动过缓无须治疗。如因心率过慢出现心排血量不足症状时，可应用阿托品或异丙肾上腺素等药物治疗，但长期应用易产生严重不良反应，宜考虑心脏起搏治疗。

（二）病态窦房结综合征

简称病窦综合征，是指由于窦房结病变导致其功能减退，产生多种心律失常的综合表

现。患者可出现一种以上的心律失常，主要特征为窦性心动过缓，当伴快速性心动过速时称心动过缓—心动过速综合征（简称慢—快综合征）。

1. 病因

（1）诸多病变如冠心病、心肌病、心肌淀粉样变、风湿性心脏病或外科手术损伤等原因均可损害窦房结，导致窦房结起搏及传导功能受损。

（2）窦房结周围神经及心房肌的病变，窦房结动脉供血减少也是此病因。

2. 心电图特征

（1）持续而显著的窦性心动过缓，心率在50次/分以下，并非由药物引起，且用阿托品不易纠正。

（2）窦性停搏（较长时间内无P波与QRS波群出现，长的P-P间期与基本的窦性P-P间期无倍数关系）或窦房传导阻滞。

（3）窦房传导阻滞及房室传导阻滞并存。

（4）慢-快综合征。

（5）交界性逸搏心律。

3. 临床表现

患者可出现与心动过缓相关的脑、心、肾等重要脏器供血不足表现，如发作性头晕、黑矇、乏力、胸痛、心悸等，严重者可发生晕厥，甚至发生阿—斯综合征。

4. 治疗

治疗原则为：无症状者无须治疗，但要定期随访。对于有症状的病窦综合征患者应行起搏治疗。慢—快综合征心动过速发作者，单独应用抗心律失常药物可能加重心动过缓，应先起搏治疗后再应用抗心律失常药物治疗。

三、房性心律失常

房性心律失常包括房性期前收缩（房早）、房性心动过速（房速）、心房扑动（房扑）、心房颤动（房颤）。房颤是成人最常见的持续性心律失常，下文将主要介绍。房颤是指规律有序的心房电活动丧失，代之以快速且无序的颤动波，是最严重的心房电活动紊乱。患病率随年龄的增长而增多，60岁以上的人群中，房颤的发生率占6%以上，因此，房颤是老年人最常见的心律失常之一。

1. 病因

房颤主要见于器质性心脏病患者，如风湿性心瓣膜病、冠心病、高血压性心脏病、甲状腺功能亢进症等，正常人情绪激动、运动或大量饮酒时后也可发生。有不到1/3的患者无明确心脏病依据，称为特发性（孤立性、良性）房颤。

2. 心电图特征

（1）P波消失，代之以小而不规则的f波，频率为350～600次/分，扑动波间的等电位线消失。

（2）心室率极不规则，一般为100～160次/分，交感神经兴奋、甲状腺功能亢进等可加快心室率，洋地黄类可延长房室结不应期而减慢心室率。

（3）QRS波形态基本正常，伴有室内差异性传导可增宽变形。

3. 临床表现

临床表现取决于心室率。房颤不伴快心室率时，患者可无症状；伴快心室率（>150 次/分）时可诱发心绞痛、心力衰竭。血栓栓塞和心力衰竭是房颤最主要的并发症。房颤时心房丧失收缩功能，血液容易在心房内淤滞而形成血栓，栓子脱落可导致体循环栓塞，其中以脑动脉栓塞发生率最高。二尖瓣狭窄或脱垂伴房颤时脑栓塞的发生率更高。房颤时心房收缩功能丧失和长期心率增快可导致心力衰竭，增加死亡率。

房颤时心脏听诊示第一心音强弱不等，心律极不规则，心室率快时可出现脉搏短绌。一旦房颤患者的心室率变得规则，应考虑以下 4 种可能：①恢复窦性心律；②转变为房速或房扑；③发生房室交界性心动过速或室性心动过速；④如心室律变得慢而规则（30~60 次/分），提示可能出现完全性房室传导阻滞。

4. 治疗

（1）积极治疗原发病。对于某些疾病如甲亢、急性酒精中毒、药物所致的房颤，在去除病因之后，房颤可能自行消失，也可能持续存在。

（2）恢复窦性心律，这是房颤治疗的最佳结果。只有恢复窦性心律（正常心律），才能达到完全治疗房颤的目的，所以对于任何房颤患者均应该尝试恢复窦性心律的治疗方法。可采取直流电复律或药物复律，常用和证实有效的药物有胺碘酮、伊布利特、多非利特等。射频消融可根治房颤。

（3）控制快速心室率。对于不能恢复窦性心律的房颤患者，可以应用药物减慢较快的心室率。常用药物如下。①β 受体阻滞剂：是最有效、最常用的药物，可单独应用。②钙通道阻滞剂：如维拉帕米和地尔硫䓬也可有效用于房颤时的心室率控制，尤其对于运动状态下的心室率的控制优于地高辛，和地高辛合用的效果也优于单独使用。尤其多用于无器质性心脏病或左室收缩功能正常以及伴有慢性阻塞性肺疾病的患者。③洋地黄类：一直被认为是在紧急情况下控制房颤心室率的一线用药，目前临床上多用于伴有左心衰竭时的心室率控制。④胺碘酮：其他药物控制无效或禁忌时，或房颤合并心力衰竭需紧急控制心室率时可首选胺碘酮与洋地黄类合用。

（4）抗凝治疗。慢性房颤患者不能恢复窦性心律，有较高的栓塞发生率。过去有栓塞史、瓣膜病、高血压、糖尿病、老年患者、左心房扩大及冠心病者发生栓塞的危险性更大。存在上述任何一种情况者均应接受抗凝治疗。口服华法林使凝血酶原时间国际标准化比率（INR）维持在 2.0~3.0，能有效预防脑卒中的发生。不宜用华法林及无以上危险因素者，可用阿司匹林 100~300 mg/d。抗凝治疗时应严密监测有无出血倾向。

四、房室交界性心律失常

房室交界性心律失常包括房室交界区性期前收缩（交界早）、房室交界区性逸搏与逸搏心律、非阵发性房室交界区性心动过速、与房室交界区相关的折返性心动过速、预激综合征。与房室交界区相关的折返性心动过速又称阵发性室上性心动过速（PSVT），简称室上速，下文重点阐述。室上速由折返机制引起者多见，以房室结内折返性心动过速最常见。室上速常无器质性心脏病表现，不同性别及年龄均可发病。

1. 心电图特征

（1）心率 150~250 次/分，节律规则。

（2）QRS 波形态与时限正常，如发生室内差异性传导，QRS 波时间与形态异常。

（3）P 波为逆行性，常埋于 QRS 波内或位于其终末部分，且两者保持固定关系。

（4）起始突然，通常由一个房性期前收缩触发，其下传的 P-R 间期显著延长，随之出现心动过速发作。

2. 临床表现

心动过速发作呈突然发生与终止，持续时间长短不一。患者可有心悸、胸闷、焦虑、头晕，少数有晕厥、心绞痛等，症状轻重取决于发作时心室率的快速程度及持续时间，也与原发病严重程度有关。体检心尖区第一心音强度恒定，心律绝对规则。

3. 治疗

（1）急性发作期根据患者的基础心脏情况，既往发作史，对心动过速耐受程度进行适当处理以终止发作。

1）刺激迷走神经。如患者心功能正常，可先尝试刺激迷走神经的方法。诱导恶心、冰水敷面、Valsalva 动作（深吸气后屏气，再用力呼气的动作）、按摩一侧颈动脉窦或压迫一侧眼球（青光眼或高度近视者禁用）5~10 秒，可终止心动过速发作，但停止刺激后有时又恢复原来的心率。

2）药物治疗。①腺苷及钙通道阻滞剂：首选腺苷 6~12 mg 快速静推，起效迅速。无效者可改用维拉帕米治疗，低血压或心力衰竭者不应选用钙通道阻滞剂。②洋地黄类与 β 受体阻滞剂：房室结折返性心动过速伴心功能不全时首选洋地黄类，其他患者已少用此药。β 受体阻滞剂也能终止发作，但应注意禁忌证，如避免用于失代偿的心力衰竭、支气管哮喘患者。③其他：可选用普罗帕酮1~2 mg/kg 静脉注射。

3）非药物治疗。食管心房调搏术可有效终止发作。直流电复律可用于患者发作时伴有严重心绞痛、低血压、充血性心力衰竭。

（2）预防复发。

1）射频消融术可有效根治心动过速，应优先考虑使用。

2）药物可选用洋地黄类、钙通道阻滞剂及 β 受体阻滞剂。

五、室性心律失常

室性心律失常主要包括室性期前收缩、室性心动过速、心室扑动与颤动。由于室性心律失常易导致心肌收缩不协调等，相对而言对机体所造成的危害更大。

（一）室性期前收缩

室性期前收缩也称室性早搏，简称室早，是最常见的心律失常，为提早出现的、源于窦房结以外心室任何部位的异位心律。

1. 病因

正常人与各种心脏病患者均可发生室早。正常人发生室早的机会随年龄增长而增加，心肌缺血缺氧、麻醉、心肌炎等也可发生室早。洋地黄类等中毒发生严重心律失常前，常先有室早出现。另外，电解质平衡紊乱、焦虑、过量摄入烟酒及咖啡可为室早的诱因。

2. 心电图特征

（1）提前发生的宽大畸形的 QRS 波群，时限>0.12 秒，其前无 P 波，ST-T 波与主波方向相反。

（2）其后有完全性代偿间歇，即包含室性期前收缩在内的、前后两个下传的窦性 R-R 间期，等于两个窦性 R-R 间期。二联律是指每个窦性搏动后跟随一个室早；三联律是每两个正常搏动后跟随一个室早。连续两个室早称为成对室早。连续 3 个或以上室早称室性心动过速，同一导联内室早形态相同者为单形性室早；形态不同者为多形性或多源性室早。室性期前收缩的 QRS 波群起始部落在前面的 T 波上，称为"RonT"现象。

3. 临床表现

患者可无症状，或有心悸、心前区不适和乏力等。听诊时，室早的第二心音减弱或听不到，第一心音后出现较长的停顿。患者是否有症状及症状的严重程度与期前收缩的频发程度常不直接相关。频发性、成对出现、多源性、RonT 现象的室性期前收缩，因有进一步发展为室速甚至室颤的可能，又称为危险性室性期前收缩，应引起重视。

4. 治疗

应根据有无器质性心脏病，是否影响心排血量以及发展为严重心律失常的可能性来决定治疗原则。

（1）无器质性心脏病：如无明显症状常无须用药治疗。如症状明显，宜做好解释，说明良性预后，消除顾虑。避免诱因如情绪紧张、劳累、吸烟、咖啡等。药物可选用镇静剂、β 受体阻滞剂、普罗帕酮、美西律等。

（2）急性心肌缺血：急性心梗初期一旦出现室早与室性心动过速，应立即静脉使用利多卡因，以防室颤发生；若患者发生窦性心动过速与室早，早期应用 β 受体阻滞剂也可能减少室颤的危险。但室颤与室早之间并无必然联系，无须预防性使用抗心律失常药。

（3）慢性心脏病变：心肌梗死后与心肌病患者常伴室早，若无禁忌证，可用 β 受体阻滞剂或胺碘酮治疗。

（二）室性心动过速

室性心动过速简称室速。

室速常发生于各种器质性心脏病患者，最常见的是冠心病急性心肌梗死。发作时间稍长，则常出现严重血流动力学的改变，心脑供血不足明显，因此，临床上都表现较为紧急，是心血管病常见急症之一。

1. 心电图特征

（1）3 个或 3 个以上的室性期前收缩连续出现。

（2）QRS 波群宽大畸形，时限>0.12 秒，ST-T 波与 QRS 主波方向相反。

（3）心室率通常为 100~250 次/分，节律规则或略不规则。

（4）心房波与 QRS 波群无固定关系，形成房室分离，可有心室夺获和室性融合波。

（5）发作通常突然开始。

2. 临床表现

临床症状的轻重与室速发作时的心室率、持续时间、基础心脏病变和心功能状况有关。发作时间<30 秒、能自行终止的非持续性室速患者常无症状。持续性室速（发作时间>30 秒，需药物或电复律方能终止）常伴血流动力学障碍和心肌缺血，患者可有血压下降、少尿、晕厥、心绞痛等症状。听诊时心率轻度不规则，第一、第二心音分裂。

3. 治疗

治疗原则为有器质性心脏病或有明确诱因者首先给予针对性治疗；无器质性心脏病者发

生的非持续性室速，如无症状或血流动力学障碍，处理原则同室早。持续性室速发作者，无论有无器质性心脏病，都应给予治疗。兴奋迷走神经的方式大多不能终止室速发作。

（1）急性发作期的处理：急性发作期的处理原则为终止室速发作。

1）同步直流电复律：已出现低血压、休克、心绞痛、充血性心力衰竭或脑血流灌注不良等症状，应首选迅速施行电复律，但洋地黄类中毒引起者不宜用电复律。

2）药物治疗：血流动力学尚稳定时，可先用抗心律失常药物治疗，无效再行电复律。首选利多卡因，其他药物可选用普罗帕酮、胺碘酮、普鲁卡因胺等。

（2）预防复发：治疗原则包括治疗基础疾病和消除诱因、抗心律失常药物治疗（如 β 受体阻滞剂、胺碘酮、普罗帕酮等）、外科治疗、射频消融治疗及植入式心脏复律除颤仪（IDC）治疗等。

（三）心室扑动与心室颤动

心室扑动与心室颤动简称室扑与室颤，是致命性的心律失常，如不治疗，3~5 分钟内可致命。室扑是室颤的前奏，室颤是导致心源性猝死的常见心律失常，也是临终前循环衰竭的心律改变。引起室扑与室颤的常见原因是缺血性心脏病，如冠心病、心肌病、瓣膜病。另外，抗心律失常药特别是引起长 Q-T 间期延长的药物如奎尼丁、严重缺血缺氧、预激综合征合并房颤等也可引起室扑或室颤。

1. 心电图特征

（1）室扑。无正常的 QRS-T 波群，代之以连续快速的正弦波图形，波幅大而规则，频率为 150~300 次/分。

（2）室颤。出现波形、振幅及频率均极不规则的低小波（<0.2 mv），无法辨别 QRS-T 波群，频率达 200~500 次/分。

2. 临床表现

包括抽搐、意识丧失、呼吸停顿甚至死亡。听诊心音消失，测不到脉搏及血压。无泵衰竭或心源性休克的急性心肌梗死患者出现的原发性室颤，预后较佳，抢救成功率较高，复发很低。反之，未伴随急性心肌梗死的室颤，1 年内复发率高达 20%~30%。

3. 治疗

应争分夺秒进行抢救，尽快恢复有效心室收缩。抢救应遵循心肺复苏原则进行。最有效的方法是立即非同步直流电除颤，无条件电除颤的应即刻给予胸外心脏按压。

六、房室传导阻滞

房室传导阻滞是指由于生理或病理的原因，窦房结的冲动经心房传至心室的过程中，房室交界区出现部分或完全的传导阻滞。按阻滞的严重程度可将传导阻滞分三度：一度、二度为不完全性房室传导阻滞；三度为完全性传导阻滞，所有冲动都不能传导至心室。

1. 病因

（1）正常人或运动员可发生莫氏Ⅰ型（文氏型）房室传导阻滞，夜间多见，与迷走神经张力增高有关。

（2）器质性心脏病。是房室传导阻滞最常见的病因，如高血压性心脏病、冠心病、心脏瓣膜病。

（3）其他。心脏手术、电解质平衡紊乱、药物中毒、甲状腺功能低下症等都是房室传导阻滞的病因。

2. 心电图特征

（1）一度房室传导阻滞。一度房室传导阻滞仅有房室传导时间的延长，时间>0.20秒，无QRS波群脱落。

（2）二度房室传导阻滞。

1）Ⅰ型，又名文氏阻滞，较常见，极少发展为三度房室传导阻滞。心电图表现为：P-R间期进行性延长，直至一个P波受阻不能下传心室。包含受阻P波在内的R-R间期小于正常窦性P-P间期的两倍。QRS波群大多正常。最常见的房室传导比例为3∶2或5∶4。

2）Ⅱ型，又称莫氏现象，易转变成三度房室传导阻滞。心电图特征为：下传的搏动中，P-R间期固定不变，时限可正常也可延长。有间歇性QRS波群脱落，常呈2∶1或3∶1。

3）QRS波形态正常，则阻滞可能位于房室结内。

PR间期逐渐延长，直至P波后的QRS波脱落，出现长间歇，为文氏型传导阻滞。P波规律出现，P-R间期固定，P波与QRS波之比为2∶1~3∶2，为莫氏Ⅱ型房室传导阻滞。

（3）三度房室传导阻滞。心电图特征如下：①心房和心室的激动各自独立，互不相关；②心房率快于心室率，心房冲动来自窦房结或异位心房节律；③心室起搏点通常在阻滞部位以下，如为希氏束及其近邻，则频率为40~60次/分，QRS波正常；如位于室内传导系统的远端，则心室率在40次/分以下，QRS波增宽。

3. 临床表现

一度房室传导阻滞的患者常无症状。二度房室传导阻滞可有心悸，也可无症状。三度房室阻滞的症状取决于心室率快慢与原发病变，可有疲倦、乏力、头晕，甚至晕厥、心肌缺血和心力衰竭的表现。突发的三度房室传导阻滞常因心室率过慢导致急性脑缺血，患者可出现意识丧失甚至抽搐等症状，称为阿—斯综合征，严重者可发生猝死。

听诊时，一度房室传导阻滞可有第一心音减弱；二度房室传导阻滞文氏型可有第一心音逐渐减弱，并有心搏脱落；莫氏型有间歇性心搏脱落，但第一心音强度恒定；三度房室传导阻滞的第一心音强度经常变化，可闻及大炮音，心率多在40~60次/分，伴有低血压。

4. 治疗

针对不同病因、不同阻滞程度及症状轻重进行不同的治疗。

（1）一度与二度Ⅰ型房室传导阻滞。心室率不太慢，故无须特殊治疗。

（2）二度Ⅱ型与三度房室传导阻滞。心室率显著减慢，伴有明显症状与血流动力学障碍，甚至出现阿—斯综合征，应及时提高心室率。

1）药物治疗。阿托品（0.5~2.0 mg，静脉注射），适用于房室结传导阻滞的患者。异丙肾上腺素（1~4 μg/min，静脉滴注）适用于任何部位的房室传导阻滞，但急性心肌梗死患者易产生严重室性心律失常，故此类患者应慎用。上述药物不应长期使用。

2）心脏起搏治疗。心室率低于40次/分，症状严重，特别是有阿—斯综合征发作者，应首选临时或埋藏式心脏起搏治疗。

七、护理

（一）主要护理诊断/问题

1. 活动无耐力

与心律失常导致心排血量减少有关。

2. 焦虑/恐惧

与疾病带来的不适感、意识到自己的病情较重及不适应监护室气氛等有关。

3. 潜在的并发症

猝死。

4. 有受伤的危险

与心律失常引起的头晕及晕厥有关。

（二）护理措施

1. 病情观察

（1）心电监护：密切监测患者的血压、脉搏及呼吸变化。应注意有无引起猝死的严重心律失常征兆如频发性、多源性或成对室早、室速，密切监测高度房室传导阻滞、病窦综合征等患者的心室率。发现上述情况应立即汇报医师处理，同时做好抢救准备。

（2）组织灌注不足的征象：倾听患者的主诉，观察患者的神志、面色、四肢末梢循环的变化，同时监测尿量。对行房颤电复律的患者，应注意有无栓塞征象的出现。

2. 休息与活动

功能性或轻度器质性心律失常且血流动力学改变不大的患者，应注意劳逸结合，可维持正常工作和生活，积极参加体育锻炼，以改善自主神经功能。血流动力学不稳定的患者应绝对卧床休息，以减少心肌耗氧量，降低交感神经活性。协助做好生活护理，保持大便通畅，避免和减少不良刺激。

3. 饮食护理

食物宜清淡、低脂、富纤维素及含钾丰富，少食多餐，避免饱食。合并心力衰竭者应限制钠盐的摄入；鼓励进食含钾丰富的食物，避免低血钾诱发心律失常；鼓励多食纤维素丰富的食物，以保持大便通畅；戒烟酒，避免食用刺激性强的食物和饮用咖啡、浓茶等。

4. 对症护理

（1）心悸：各种原因引起的心律失常均可导致心悸。①告诫患者保持情绪稳定，避免不良刺激与诱发因素。②症状明显时尽量避免左侧卧位，因该体位时患者感觉到心脏搏动而使不适感加重。③伴呼吸困难、发绀时，给予 2~4 L/min 氧气吸入，必要时遵医嘱服用 β 受体阻滞剂等药物。④做好基础心脏病的护理工作，因多数严重心悸患者的心律失常均存在基础心脏病。

（2）眩晕、晕厥：该病多为骤发，严重心律失常造成长时间心脏停搏或无有效的心排血量是心源性晕厥的最常见病因。常历时短暂，多在 1~2 分钟内恢复。

1）避免诱因：嘱患者避免剧烈活动、情绪激动或紧张、快速改变体位以及屏气动作等。

2）一旦出现眩晕、晕厥症状：①应立即使患者平卧位，保持气道通畅；②检查患者有无呼吸和脉搏，如无，则应立即叩击心前区 1~2 次，作体外心脏按压，并尽早电击除颤；③建立静脉通道；④给予氧气吸入。

（3）阿—斯综合征和猝死。

1）加强心律失常高危患者的评估与监护，如冠心病、心力衰竭、心肌病、心肌炎、药物中毒、电解质平衡紊乱和低氧血症、酸碱失衡。

2）避免诱因。情绪创伤、劳累、寒冷、失眠、排便用力等是诱发猝死的因素，护士应正确指导患者的休息和活动，注意心理疏导，保持安静、舒适的生活环境，减少干扰，以降低猝死的发生率。

3）当患者发生较严重的心律失常时，绝对卧床休息，保持情绪稳定。给予鼻导管吸氧，持续心电监护，建立静脉通路并保持通畅。准备好抗心律失常的药物、抢救药品、除颤仪、临时起搏器等，随时做好抢救准备。对于突然发生室扑或室颤的患者，立即行非同步直流电除颤。

5. 用药护理

①正确、准确使用抗心律失常药：口服药应按时按量服用；静脉注射速度应缓慢（腺苷除外），宜 5~15 分钟内注完；滴注药物可用输液泵调节速度。用药过程中及用药后要注意观察患者心律、心率、血压、呼吸及意识状况，以判断疗效。②观察药物不良反应（表 4-1）。

表 4-1　常用抗心律失常药物的适应证及不良反应

药名	适应证	不良反应
奎尼丁	房性与室性期前收缩；各种快速性心动过速；房颤和房扑；预防上述心律失常复发	1. 消化道症状：厌食、呕吐、恶心、腹泻、腹痛等 2. 心脏方面：窦性停搏、房室传导阻滞、Q-T 间期延长与尖端扭转性室速、晕厥、低血压 3. 其他：视听觉障碍、意识模糊、皮疹、发热
普鲁卡因胺		1. 心脏方面：中毒浓度抑制心肌收缩力，低血压、传导阻滞与 Q-T 间期延长及多形性室速 2. 胃肠道反应较奎尼丁少见，中枢神经系统反应较利多卡因少见 3. 其他：可见发热、粒细胞减少症；药物性狼疮
利多卡因	急性心肌梗死或复发性室性快速心律失常；心室颤动复苏后防止复发	1. 神经系统方面：眩晕、感觉异常、意识模糊、谵妄、昏迷 2. 心脏方面：少数可引起窦房结抑制，房室传导阻滞
美西律	急、慢性室性快速心律失常（特别是 Q-T 间期延长者）；常用于小儿先天性心脏病及室性心律失常	1. 心脏方面：低血压（发生于静脉注射时）、心动过缓 2. 其他：呕吐、恶心、运动失调、震颤、步态障碍、皮疹
普罗帕酮	室性期前收缩；各种类型的室上性心动过速，难治性、致命性室速	1. 心脏方面：窦房结抑制、房室传导阻滞，加重心力衰竭 2. 其他：眩晕、味觉障碍、视物模糊；胃肠道不适；可能加重支气管痉挛

续表

药名	适应证	不良反应
β受体阻滞剂	甲状腺功能亢进症、嗜铬细胞瘤、麻醉、运动与精神诱发的心律失常；房颤与房扑时减慢心室率；室上性心动过速；洋地黄中毒引起的心动过速、期前收缩等；长Q-T间期延长综合征；心肌梗死后	1. 心脏方面：低血压、心动过缓、充血性心力衰竭、心绞痛患者突然撤药引起症状加重、心律失常、急性心肌梗死 2. 其他：加剧哮喘与慢性阻塞性肺疾病；间歇性跛行，雷诺现象，精神抑郁；糖尿病患者可能出现低血糖、乏力
胺碘酮	各种快速心律失常；肥厚型心肌病，心肌梗死后室性心律失常、复苏后预防室性心律失常复发	1. 最严重心外毒性为肺纤维化；转氨酶升高；光过敏，角膜色素沉着；甲状腺功能亢进症或减退症；胃肠道反应 2. 心脏方面：心动过缓，致心律失常作用少
维拉帕米	各种折返性室上性心动过速；房颤与房扑时减慢心室率，某些特殊类型的室速	1. 增加地高辛浓度 2. 心脏方面：低血压、心动过缓、房室传导阻滞、心搏停顿禁用于严重心力衰竭、严重房室传导阻滞、房室旁路前传的房颤、严重窦房结病变、室性心动过速、心源性休克
腺苷	折返环中含有房室结的折返性心动过速的首选药；心力衰竭、严重低血压适用	潮红，短暂呼吸困难，胸部压迫感（1分钟左右），可有短暂的窦性停搏、室性期前收缩或短阵室性心动过速

6. 心理护理

经常与患者交流，倾听其心理感受，给予必要的解释与安慰，加强巡视。鼓励家属安慰患者，酌情增减家属探视时间。

（三）健康教育

心律失常的预后取决于有无器质性心脏病及心律失常的类型、严重程度。健康教育主要体现在以下4个方面。

1. 疾病知识宣教

向患者讲解心律失常的病因、诱因、临床表现及防治知识。教会患者及家属自测脉搏和心律，每天1次，每次1分钟，并做好记录。积极治疗原发病，遵医嘱服用抗心律失常药，不可自行增减或停药，同时注意药物的不良反应。有晕厥史的患者应避免从事驾驶、高空作业等危险工作，出现头晕等脑缺血症状时，应立即平卧，下肢适当抬高。教会家属心肺复苏术，以备急用。

2. 避免诱因

注意休息，劳逸结合，情绪稳定，防止增加心脏负担。无器质性心脏病的患者应积极参与体育锻炼，改善自主神经功能。有器质性心脏病的患者根据心功能情况酌情活动。快速型心律失常患者应戒烟酒，避免摄入刺激性食物，如咖啡、浓茶、槟榔等。心动过缓者应避免屏气用力动作，如用力排便，以免兴奋迷走神经而加重心动过缓。

3. 及时就诊

（1）脉搏过缓，少于60次/分，并有头晕、目眩或黑矇。

（2）脉搏过快，超过100次/分，休息及情绪稳定时仍不减慢。

（3）脉律不齐，有漏搏，期前收缩超过 5 次/分。

（4）原来整齐的脉搏出现脉搏忽强忽弱、忽快忽慢。

（5）应用抗心律失常药物后出现不良反应。

4. 其他

定期门诊复查心电图。

（盛　夏）

第二节　冠状动脉粥样硬化性心脏病

冠状动脉粥样硬化性心脏病是冠状动脉粥样硬化后造成管腔狭窄、阻塞和（或）冠状动脉功能性痉挛，导致心肌缺血、缺氧引起的心脏病，简称冠心病，又称缺血性心脏病，是动脉硬化引起器官病变的最常见类型，也是严重危害人们健康的常见病。本病多在 40 岁以后发生，早期男性发病率多于女性。

1979 年世界卫生组织根据本病的病理解剖和病理生理变化的不同和临床表现特点，将冠状动脉粥样硬化性心脏病分为：隐匿型冠心病、心绞痛型冠心病、心肌梗死型冠心病、缺血性心肌病及猝死型冠心病 5 种临床类型。

近年来临床专家将冠状动脉粥样硬化性心脏病分为急性冠状动脉综合征和慢性缺血综合征两大类。急性冠状动脉综合征包括不稳定型心绞痛、非 ST 段抬高性心肌梗死、ST 抬高性心肌梗死、猝死型冠心病；慢性缺血综合征包括稳定型心绞痛、冠状动脉正常的心绞痛（X综合征）、无症状性心肌缺血、缺血性心肌病。

一、心绞痛

心绞痛临床分为稳定型心绞痛和不稳定型心绞痛。稳定型心绞痛是指在冠状动脉粥样硬化的基础上，由于心肌负荷增加，发生冠状动脉供血不足，导致心肌急剧暂时的缺血、缺氧所引起的临床综合征。

（一）病因与发病机制

当冠状动脉的供血与心肌需血量之间发生矛盾时，冠状动脉血流量不能满足心肌细胞代谢需要，造成心肌暂时缺血、缺氧，心肌在缺血、缺氧情况下产生的代谢产物，刺激心脏内的传入神经末梢，经胸$_{1\sim5}$交感神经节和相应的脊髓段，传入大脑，再与自主神经进入水平相同脊髓段的脊神经分布区域，即胸骨后、胸骨下段、上腹部、左肩、左臂前内侧与小指，产生疼痛感觉。由于心绞痛不是躯体神经传入，因此不能准确定位，常不是锐痛。

正常心肌耗氧的多少主要取决于心肌张力、心肌收缩强度、心率，因此常用"心率×收缩压"，作为评估心肌耗氧的指标。心肌能量的产生需要心肌细胞从血液中摄入大量的氧，因此，当氧供需增加的时候，就难以从血液中摄入更多的氧，只能增加冠状动脉的血流量供应。在正常情况下，冠状动脉血流量是随机体生理需要而变化，在剧烈体力活动、缺氧等情况时，冠状动脉就要扩张，使血流量增加，满足机体需要。

当冠状动脉粥样硬化所致的冠脉管腔狭窄和（或）部分分支闭塞时，冠状动脉扩张能力减弱，血流量减少，对心肌供血处于相对固定状态，一般休息状态可以无症状。当心脏负荷突然增加，如劳累、情绪激动等，使心肌张力增加、心肌收缩力增加、心率增快，都可以引起心肌耗氧量增加，冠状动脉不能相应扩张以满足心肌需血量，引起心绞痛发作。另外，主动脉瓣膜病变、严重贫血、肥厚型心肌病等，由于血液携带氧的能力降低或是肥厚的心肌使心肌耗氧增加，或是心排血量过低/舒张压过低，均可造成心肌氧的供需失衡，心肌缺血、缺氧，引发心绞痛。各种原因引起冠状动脉痉挛，不能满足心肌需血量，也可引发心绞痛。

稳定型心绞痛常发生于劳累、激动的当时，典型心绞痛在相似的情况下可重复出现，但是同样的诱因情况，可以只是在早晨而不是在下午出现心绞痛，提示与早晨交感神经兴奋性增高等昼夜节律变化有关。当发作的规律有变化或诱因强度降低仍诱发心绞痛发作，常提示患者发生不稳定型心绞痛。

（二）临床表现

1. 症状

阵发性胸痛或心前区不适是典型心绞痛的特点。

（1）疼痛部位：胸骨体中上段、胸骨后常见，可波及心前区，甚至整个前胸，边界表达不清。可放射至左肩、左臂内侧，甚至可达左手环指和小指，也可向上放射至颈、咽部和下颌部，或者放射至上腹部甚至下腹部。

（2）疼痛性质：常为压迫感、发闷、紧缩感，也可为烧灼感，偶可伴有濒死、恐惧感。患者可因疼痛而被迫停止原来的活动，直至症状缓解。

（3）持续时间：1~5分钟，一般不超过15分钟。

（4）缓解方式：休息或含服硝酸甘油后几分钟内缓解。

（5）发作频率：发作频率不固定，可数天或数周发作1次，也可一天内多次发作。

（6）诱发因素：有体力劳动、情绪激动、饱餐、寒冷、吸烟、休克等。

2. 体征

发作时可有心率增快，血压暂时升高。有时出现第四或第三心音奔马律。也可有心尖部暂时性收缩期杂音，出现交替脉。

（三）辅助检查

1. 心电图检查

心电图检查是发现心肌缺血，诊断心绞痛最常用的检查方法。

（1）静息心电图检查。缓解期可无任何表现。心绞痛发作期特征性的心电图可见 ST 段压低>0.1 mV，T 波低平或倒置，ST 段改变比 T 波改变更具有特异性。少部分患者发作时低平、倒置的 T 波变为直立，也可以诊断心肌缺血。T 波改变对于心肌缺血诊断的特异性不如 ST 段改变，但发作时的心电图与发作前的心电图进行比较有明显差别，而且发作之后心电图有所恢复，有时具有诊断意义。

部分患者发作时可出现各种心律失常，最常见的是左束支传导阻滞和左前分支传导阻滞。

（2）心电图负荷试验。心电图负荷试验是最常用的运动负荷试验。心绞痛患者在运动中出现典型心绞痛，心电图有 ST 段水平型或下斜型压低≥0.1 mV，持续2分钟即为运动负荷试验阳性。

2. 超声心动图检查

缓解期可无异常表现，心绞痛发作时可发现节段性室壁运动异常，可有一过性心室收缩、舒张功能障碍的表现。

超声心动图负荷试验是诊断冠心病的方法之一，敏感性和特异性高于心电图负荷试验，可以识别心肌缺血的范围和程度。

3. 放射性核素检查

^{201}TI（铊）静息和负荷心肌灌注显像，在静息状态可以见到心肌梗死后瘢痕部位的铊灌注缺损的显像。负荷心肌灌注显像是在运动诱发心肌缺血时，显示出冠状动脉供血不足而导致的灌注缺损。

4. 冠状动脉造影

冠状动脉造影目前是诊断冠心病的金标准。可发现冠状动脉系统病变的范围和程度，当管腔直径缩小 75% 以上时，将严重影响心肌供血。

（四）治疗

心绞痛治疗的主要目的，一是预防心肌梗死及猝死，改善预后；二是减轻症状，提高生活质量。

1. 心绞痛发作期治疗

（1）休息。发作时立刻休息，一般在停止活动后 3~5 分钟症状即可消失。

（2）应用硝酸酯类药物。硝酸酯类药物是最有效、作用最快的终止心绞痛发作药物，如舌下含化硝酸甘油 0.3~0.6 mg，1~2 分钟开始起效，作用持续 30 分钟左右，或舌下含化硝酸异山梨酯 5~10 mg，2~5 分钟起效，作用持续 2~3 小时。

2. 缓解期治疗

（1）去除诱因。尽量避免确知的诱发因素，保持体力活动，调整活动量，避免过度劳累；保持心态平和，避免心情紧张、情绪激动；调整饮食结构，严禁烟酒，避免饱餐。

控制血压，将血压控制在 130/80 mmHg 以下；改善生活方式，控制体重；积极治疗糖尿病，控制糖化血红蛋白≤7%。

（2）应用硝酸酯类制剂。硝酸酯类制剂可以扩张容量血管，减少静脉回流，同时对动脉也可轻度扩张，降低心脏后负荷，进而降低心肌耗氧量。硝酸酯类制剂可以扩张冠状动脉，增加心肌供血，改善需血氧与供血氧的矛盾，缓解心绞痛症状。

1）硝酸甘油。舌下含服，起效快，常用于缓解心绞痛发作。

2）硝酸甘油气雾剂。常可用于缓解心绞痛发作，作用方式如同舌下含片。

3）2% 硝酸甘油贴剂。适用于预防心绞痛发作，贴在胸前或上臂，缓慢吸收。

4）二硝酸异山梨酯。二硝酸异山梨酯口服，每次 5~20 mg，每日 3 次，服用后 30 分钟起效，作用维持 3~5 小时。舌下含服 2~5 分钟起效，每次可用 5~10 mg，维持时间为 2~3 小时。

硝酸酯制剂不良反应有头晕、头部跳痛感、面红、心悸等，静脉给药还可有血压下降。硝酸酯制剂持续应用可以产生耐药性。

（3）应用 β 受体阻滞药。β 受体阻滞药是冠心病二级预防的首选药，需终身服用，如普萘洛尔、阿替洛尔、美托洛尔等。使用剂量应个体化，在治疗过程中以清醒时静息心率不低于 50 次/分为宜。从小剂量开始，逐渐增加剂量，以达到缓解症状、改善预后的目的。如果必须停药应逐渐减量，避免突然停药引起症状反跳，甚至诱发急性心肌梗死。对于心动过缓、房室传导阻滞患者不宜使用。慢性阻塞性肺疾病、支气管哮喘、心力衰竭、外周血管病患者均应慎用。

（4）应用钙通道阻滞药。钙通道阻滞药抑制心肌收缩，扩张周围血管，降低动脉压，降低心脏后负荷，减少心肌耗氧量。还可以扩张冠状动脉，缓解冠状动脉痉挛，改善心内膜下的心肌供血。临床常用制剂有硝苯地平、地尔硫䓬等。

常见不良反应有胫前水肿、面色潮红、头痛、便秘、嗜睡、心动过缓、房室传导阻滞等。

（5）应用抑制血小板聚集的药物。冠状动脉内血栓形成是急性冠心病事件发生的主要特点，抑制血小板功能对于预防事件、降低心血管死亡具有重要意义。临床常用肠溶阿司匹林 $75 \sim 150$ mg/d，主要不良反应是胃肠道症状，严重程度与药物剂量有关，引发消化道出血的年发生率为 $1‰ \sim 2‰$。如有消化道症状及不能耐受、过敏、出血等情况，可应用氯吡格雷和质子泵抑制药如奥美拉唑，替代阿司匹林。

（五）护理

1. 一般护理

发作时应立即休息，同时舌下含服硝酸甘油。缓解期可适当活动，避免剧烈运动，保持情绪稳定。秋、冬季外出应注意保暖。对吸烟患者应鼓励戒烟，以免加重心肌缺氧。

2. 病情观察

了解患者发生心绞痛的诱因，发作时疼痛的部位、性质、持续时间、缓解方式、伴随症状等。发作时应尽可能描记心电图，以明确心肌供血情况。如症状变化应警惕急性心肌梗死的发生。

3. 用药护理

应用硝酸甘油时，嘱咐患者舌下含服，或嚼碎后含服，应在舌下保留一些唾液，以利于药物迅速溶解而吸收。含药后应平卧，以防低血压的发生。服用硝酸酯类药物后常有头胀、面红、头晕、心悸等血管扩张的表现，一般持续用药数天后可自行好转。对于心绞痛发作频繁或含服硝酸甘油效果不好的患者，可静脉滴注硝酸甘油，但注意滴速，需监测血压、心率变化，以免造成血压降低。青光眼、低血压患者禁忌使用。

4. 饮食护理

给予低热量、低脂肪、低胆固醇、少糖、少盐、适量蛋白质、丰富的维生素饮食，宜少食多餐，不饮浓茶、咖啡，避免辛辣刺激性食物。

5. 健康教育

（1）饮食指导。告诉患者宜摄入低热量、低动物脂肪、低胆固醇、少糖、少盐、适量蛋白质的食物，饮食中应有适量的纤维素和丰富的维生素，宜少食多餐，不宜过饱，不饮浓茶、咖啡，避免辛辣刺激性食物。肥胖者控制体重。

（2）预防疼痛。寒冷可使冠状动脉收缩，加重心肌缺血，故冬季外出应注意保暖。告诉患者洗澡不要在饱餐或饥饿时进行，洗澡水温不要过冷或过热，时间不宜过长，不要锁门，以防意外。有吸烟习惯的患者应戒烟，因为吸烟产生的一氧化碳影响氧合，加重心肌缺氧，引发心绞痛。

（3）活动与休息。合理安排活动和休息，缓解期可适当活动，但应避免剧烈运动（如快速登楼、追赶汽车），保持情绪稳定，避免过劳。

（4）定期复查。定期检查心电图、血脂、血糖情况，积极治疗高血压，控制血糖和血脂。如出现不适及疼痛加重，用药效果不好，应到医院就诊。

（5）按医嘱服药。平时要随身携带保健药盒（内有保存在深色瓶中的硝酸甘油等药物）以备急用，并注意定期更换。学会自我监测药物的不良反应，自测脉率、血压，密切观察心率及血压变化，如发现心动过缓应到医院调整药物。

二、急性心肌梗死

急性心肌梗死是在冠状动脉硬化的基础上，冠状动脉血供急剧减少或中断，使相应的心肌发生严重持久的缺血导致心肌坏死。临床表现为持久的胸前区疼痛、发热、血白细胞计数增多、血清心肌坏死标志物增多和心电图进行性变化，还可发生心律失常、休克或心力衰竭三大并发症，属于急性冠状动脉综合征的严重类型。

（一）病因与发病机制

基本病因是冠状动脉粥样硬化，造成一支或多支血管狭窄，在侧支循环未建立时，使心肌供血不足。也有极少数患者以冠状动脉栓塞、炎症、畸形、痉挛和冠状动脉口阻塞为基本病因。

在冠状动脉严重狭窄的基础上，一旦心肌需血量猛增或冠状动脉血供锐减，使心肌缺血达 20~30 分钟或以上，即可发生急性心肌梗死。

研究证明，多数心肌梗死是由于粥样斑块破溃、出血，管腔内血栓形成，使管腔闭塞。还有部分患者是由于冠状动脉粥样硬化斑块内或其下出血或血管持续痉挛，也可使冠状动脉完全闭塞。

促使粥样硬化斑块破裂、出血，血栓形成的诱因有：①机体交感神经活动增高，应激反应性增强，心肌收缩力加强，心率加快，血压增高；②饱餐，特别在食用大量脂肪后，使血脂升高，血黏稠度增高；③剧烈活动、情绪过分紧张或过分激动、用力排便或血压突然升高，均可使左心室负荷加重；④脱水、出血、手术、休克或严重心律失常，可使心排血量减少，冠状动脉灌注减少。

急性心肌梗死发生的并发症，均可使冠状动脉灌注量进一步降低，心肌坏死范围扩大。

（二）临床表现

1. 先兆表现

50%以上的患者发病数日或数周前有胸闷、心悸、乏力、恶心、大汗、烦躁、血压波动、心律失常、心绞痛等前驱症状。以新发生的心绞痛，或原有心绞痛发作频繁且程度加重、持续时间长、服用硝酸甘油效果不好为常见。

2. 主要症状

（1）疼痛。为最早、最突出的症状，其性质和部位与心绞痛相似，但程度更剧烈，伴有烦躁、大汗、濒死感。一般无明显的诱因，疼痛可持续数小时或数天，经休息和含服硝酸甘油无效。少数患者症状不典型，疼痛可位于上腹部或颈背部，甚至无疼痛表现。

（2）全身症状。一般在发生疼痛 24~48 小时或以后，出现发热、心动过速。一般发热体温在 38℃ 左右，多在 1 周内恢复正常。可有胃肠道症状如恶心、呕吐、上腹胀痛，重者可有呃逆。

（3）心律失常。有 75%～95% 的患者发生心律失常，多发生于起病后 1～2 天，前 24 小时内发生率最高，以室性心律失常最多见，如频发室性期前收缩，成对出现或呈短阵室性心动过速，常是出现室颤先兆。室颤是急性心肌梗死早期患者死亡的主要原因。

（4）心源性休克。疼痛时常见血压下降，如疼痛缓解时，收缩压 < 80 mmHg（10.7 kPa），同时伴有烦躁不安、面色苍白或发绀、皮肤湿冷、脉搏细速、尿量减少、反应迟钝，则为休克表现，约 20% 的患者常于心肌梗死后数小时至 1 周内发生。

（5）心力衰竭。约 50% 的患者在起病最初几天，疼痛或休克好转后，出现呼吸困难、咳嗽、发绀、烦躁等左侧心力衰竭的表现，重者可发生急性肺水肿，随后可出现颈静脉怒张、肝肿大、水肿等右侧心力衰竭的表现。右心室心肌梗死患者可在发病开始即出现右侧心力衰竭表现，同时伴有血压下降。

3. 体征

多数患者心率增快，但也有少数患者心率变慢，心尖部第一心音减低，出现第三、第四心音奔马律。10%～20% 的患者在发病的 2～3 天，由于反应性纤维性心包炎，可出现心包摩擦音。可有各种心律失常。

除极早期血压可增高外，随之几乎所有患者血压下降，发病前高血压患者血压可降至正常，而且多数患者不再恢复起病前血压水平。

可有与心律失常、休克、心力衰竭相关体征。

4. 其他并发症

乳头肌功能不全或断裂、室壁瘤、栓塞、心脏破裂、心肌梗死后综合征等。

（三）辅助检查

1. 心电图改变

（1）特征性改变。①面向坏死区的导联，出现宽而深的异常 Q 波。②在面向坏死区周围损伤区的导联，出现 ST 段呈弓背向上抬高。③在面向损伤区周围心肌缺氧区的导联，出现 T 波倒置。④在背向心肌梗死的导联则出现 R 波增高、ST 段压低、T 波直立并增高。

（2）动态性改变。起病数小时后 ST 段弓背向上抬高，与直立的 T 波连接成单向曲线；2 天内出现病理性 Q 波，R 波减低；数日后 ST 段恢复至基线水平，T 波低平、倒置或双向；数周后 T 波可倒置，病理性 Q 波永久遗留。

2. 实验室检查

（1）肌红蛋白。肌红蛋白敏感性高但特异性不高，起病后 2 小时内升高，12 小时内达到高峰，24～48 小时恢复正常。

（2）肌钙蛋白。肌钙蛋白 I 或肌钙蛋白 T 起病后 3～4 小时升高。肌钙蛋白 I 11～24 小时达到高峰，7～10 天恢复正常。肌钙蛋白 T 24～48 小时达到高峰，10～14 天恢复正常。

这些心肌结构蛋白含量增加是诊断心肌梗死的敏感指标。

（3）血清心肌酶。出现肌酸激酶同工酶 CK-MB、磷酸肌酸激酶、门冬氨酸氨基转移酶、乳酸脱氢酶升高，其中磷酸肌酸激酶是出现最早、恢复最早的酶，肌酸激酶同工酶 CK-MB 诊断敏感性和特异性均极高，起病 4 小时内增高，16～24 小时达到高峰，3～4 天恢复正常。增高程度与梗死的范围呈正相关，其高峰出现时间是否提前有助于判断溶栓治疗是否成功。

（4）血细胞。发病 24~48 小时后白细胞升高（10~20）×10^9/L，中性粒细胞增多，嗜酸性粒细胞减少；红细胞沉降率增快；C 反应蛋白增高。

（四）治疗

急性心肌梗死治疗原则是尽快恢复心肌血流灌注，挽救心肌，缩小心肌缺血范围，防止梗死面积扩大，保护和维持心功能，及时处理各种并发症。

1. 一般治疗

（1）休息。急性期卧床休息 12 小时，若无并发症，24 小时内应鼓励患者床上活动肢体，第 3 天可床边活动，第 4 天起逐步增加活动量，1 周内可达到每日 3 次步行 100~150 m。

（2）监护。急性期进行心电图、血压、呼吸监护，密切观察生命体征变化和心功能变化。

（3）吸氧。急性期持续吸氧 4~6 L/min，如发生急性肺水肿，按其处理原则处理。

（4）抗凝治疗。无禁忌证患者服用肠溶阿司匹林 150~300 mg，连服 3 天，以后改为 75~150 mg/d，长期服用。

2. 解除疼痛

哌替啶 50~100 mg 肌内注射或吗啡 5~10 mg 皮下注射，必要时 1~2 小时可重复使用 1 次，以后每 4~6 小时重复使用，用药期间要注意防止呼吸抑制。疼痛轻的患者可应用可待因或罂粟碱 30~60 mg 肌内注射或口服；也可用硝酸甘油静脉滴注，但需注意心率、血压变化，防止心率增快、血压下降。

3. 心肌再灌注

心肌再灌注是一种积极治疗措施，应在发病 12 小时内，最好在 3~6 小时进行，使冠状动脉再通，心肌再灌注，使濒临坏死的心肌得以存活，坏死范围缩小，减轻梗死后心肌重塑，改善预后。

（1）经皮冠状动脉介入治疗（PCI）。实施 PCI 首先要有具备实施介入治疗的条件，并建立急性心肌梗死的急救绿色通道，患者到院明确诊断之后，对患者给予常规治疗，做好术前准备的同时将患者送入心导管室。

1）直接 PCI 适应证：ST 段抬高和新出现左束支传导阻滞；ST 段抬高性心肌梗死并发休克；非 ST 段抬高性心肌梗死，但梗死的动脉严重狭窄；有溶栓禁忌证，又适宜再灌注治疗的患者。

注意事项：发病 12 小时以上患者不宜实施 PCI；对非梗死相关的动脉不宜实施 PCI；心源性休克需先行主动脉球囊反搏术，待血压稳定后方可实施 PCI。

2）补救 PCI：对于溶栓治疗后仍有胸痛，抬高的 ST 段降低不明显，应实施补救 PCI。

3）溶栓治疗再通后 PCI：溶栓治疗再通后，在 7~10 天行冠状动脉造影，对残留的狭窄血管并适宜行 PCI 的，可进行 PCI。

（2）溶栓治疗。由于各种原因没有进行介入治疗的患者，在无禁忌证情况下，可尽早行溶栓治疗。

1）适应证。溶栓疗法适应证有：两个以上（包括两个）导联 ST 段抬高或急性心肌梗死伴左束支传导阻滞，发病<12 小时，年龄<75 岁；ST 段抬高明显的心肌梗死患者，>75 岁；ST 段抬高性心肌梗死发病已达 12~24 小时，但仍有胸痛、广泛 ST 段抬高者。

2）禁忌证。溶栓疗法禁忌证有：既往病史中有出血性脑卒中；近 1 年内有过缺血性脑卒中、脑血管病；颅内肿瘤；近 1 个月有过内脏出血或已知有出血倾向。正在使用抗凝药；近 1 个月有创伤史、>10 分钟的心肺复苏；近 3 周来有外科手术史；近 2 周内有在不能压迫部位的大血管穿刺术；未控制高血压>180/110 mmHg；未排除主动脉夹层。

3）常用溶栓药物。尿激酶（UK）在 30 分钟内静脉滴注 150 万~200 万 U；链激酶（SK）、重组链激酶（rSK）在 1 小时内静脉滴注 150 万 U。应用链激酶须注意有无过敏反应，如寒战、发热等。重组组织型纤溶酶原激活药（rt-PA）在 90 分钟内静脉给药100 mg，先静脉注射 15 mg，继而在 30 分钟内静脉滴注 50 mg，随后 60 分钟内静脉滴注 35 mg。另外，在用 rt-PA 前后均需静脉滴注肝素，应用 rt-PA 前需用肝素 5000U，用 rt-PA 后需每小时静脉滴注肝素 700~1000 U，持续使用 2 天。之后 3~5 天，每 12 小时皮下注射肝素 7500 U 或使用低分子肝素。

血栓溶解指标：①抬高的 ST 段 2 小时内回落 50%；②2 小时内胸痛消失；③2 小时内出现再灌注性心律失常；④血清 CK-MB 酶峰值提前出现。

4. 心律失常处理

室性心律失常引起猝死，应立即处理，首选利多卡因静脉注射，反复出现可使用胺碘酮治疗，发生室颤时立即实施电复律；对房室传导阻滞，可用阿托品、异丙肾上腺素等药物，严重者需安装人工心脏起搏器。

5. 控制休克

补充血容量，应用升压药物及血管扩张药，纠正酸碱平衡紊乱。处理无效时，应选用在主动脉内球囊反搏术的支持下，积极行经皮冠状动脉成形术或支架置入术。

6. 治疗心力衰竭

主要是治疗急性左侧心力衰竭。急性心肌梗死 24 小时内禁止使用洋地黄制剂。

7. 二级预防

预防动脉粥样硬化、冠心病的措施属于一级预防，对于已经患有冠心病、心肌梗死患者预防再次梗死，防止发生心血管事件的措施属于二级预防。

二级预防措施有：①应用阿司匹林或氯吡格雷等药物，抗血小板集聚。应用硝酸酯类药物，抗心绞痛治疗；②预防心律失常，减轻心脏负荷，控制血压在 140/90 mmHg 以下，合并糖尿病或慢性肾功能不全应控制在 130/80 mmHg 以下；③戒烟，控制血脂；④控制饮食，治疗糖尿病，糖化血红蛋白应低于 7%，体重指数应控制在标准体重之内；⑤对患者及家属要普及冠心病相关知识教育，鼓励患者有计划、适当地运动。

（五）护理

1. 休息

急性期绝对卧床，减少心肌耗氧，避免诱因。保持安静，减少探视，避免不良刺激，保证睡眠。陪伴和安慰患者，操作熟练，有条不紊，理解并鼓励患者表达恐惧。

2. 改善活动耐力

改善活动耐力，帮助患者制订逐渐活动的计划。对于有固定时间和情境出现疼痛的患者，可预防性给药。若患者在活动后出现呼吸加快或困难、脉搏过快或停止后 3 分钟未恢复，血压异常、胸痛、眩晕应停止活动，并以此作为限制最大活动量的指标。

3. 病情观察

监护 5~7 天，监测心电图、心率、心律、血压、血流动力学，有并发症应延长监护时间。如心率、心律和血压变化，出现心律失常，特别是室性心律失常和严重的房室传导阻滞、休克的发生，及时报告医师处理。观察尿量、意识改变，以帮助判断休克的情况。

4. 吸氧

前 3 天给予高流量吸氧 4~6 L/min，而后可间断吸氧。如发生急性肺水肿，按其处理原则护理。

5. 镇痛护理

遵医嘱给予哌替啶、吗啡等镇痛药物，对于烦躁不安的患者可给予地西泮肌内注射。观察疼痛性质及其伴随症状的变化，注意有无呼吸抑制、心率加快等不良反应。

6. 防止便秘护理

向患者强调预防便秘的重要性，食用富含纤维素的食物。注意饮水，1500 mL/d。遵医嘱长期服用缓泻药，保证排便通畅。必要时应用润肠药、低压灌肠等。

7. 饮食护理

给予低热量、低脂、低胆固醇和高维生素饮食，少量多餐，避免刺激性食品。

8. 溶栓治疗护理

溶栓前要建立并保持静脉通道畅通。仔细询问病史，除外溶栓禁忌证；溶栓前需检查血常规、出凝血时间、血型、配血备用。

溶栓治疗中观察患者有无寒战、皮疹、发热等过敏反应。应用抗凝药物如阿司匹林、肝素，使用过程中应严密观察有无出血倾向。应用溶栓治疗时应严密监测出凝血时间和纤溶酶原，防止出血，注意观察有无牙龈、皮肤、穿刺点出血，观察二便的颜色。出现大出血时需立即停止溶栓，输鱼精蛋白、输血。

溶栓治疗后应定时记录心电图、检查心肌酶谱，观察胸痛有无缓解。

9. 经皮冠状动脉介入治疗后护理

防止出血与血栓形成，停用肝素 4 小时后，复查全血凝固时间，凝血时间在正常范围之内，拔除动脉鞘管，压迫止血，加压包扎，患者继续卧床 24 小时，术肢制动。同时，严密观察生命体征，注意有无胸痛。观察足背动脉搏动情况，鞘管留置部位有无出血、血肿。

10. 预防并发症

（1）预防心律失常及护理。急性期要持续心电监护，发现频发室性期前收缩，成对、多源性、呈 RonT 现象的室性期前收缩或发现房室传导阻滞时，应及时通知医师处理，遵医嘱应用利多卡因等抗心律失常药物，同时要警惕发生室颤、猝死。

电解质平衡紊乱、酸碱失衡也是引起心律失常的重要因素，要监测电解质和酸碱平衡状态，准备好急救药物和急救设备如除颤器、起搏器等。

（2）预防休克及护理。遵医嘱给予扩容、纠酸、血管活性药物，避免脑缺血、保护肾功能，让患者取平卧位或头低足高位。

（3）预防心力衰竭及护理。在起病最初几天甚至在心肌梗死演变期内，急性心肌梗死的患者可以发生心力衰竭，多表现左侧心力衰竭。因此要严密观察患者有无咳嗽、咳痰、呼吸困难、尿少等症状，观察肺部有无湿啰音。避免情绪烦躁、饱餐、用力排便等加重心脏负荷的因素。如发生心力衰竭，即按心力衰竭护理进行护理。

11. 健康教育

（1）养成良好生活习惯。调整生活方式，缓解压力，克服不良情绪，避免饱餐、寒冷刺激。洗澡时应注意：不在饱餐和饥饿时洗，水温和体温相当，时间不要过长，卫生间不上锁，必要时有人陪同。

（2）积极治疗危险因素。积极治疗高血压、高脂血症、糖尿病，控制体重于正常范围，戒除烟酒。自觉落实二级预防措施。

（3）按时服药。了解所服药物作用及不良反应，随身带药物和保健卡。按时服药、定期复查，终身随诊。

（4）合理饮食。食用低热量、低脂、低胆固醇、总热量不过高的饮食，以维持正常体重为度。清淡饮食，少量多餐。避免大量刺激性食品。多食含纤维素和果胶的食物。

（孙丽丹）

第五章

消化内科疾病护理

第一节 贲门失弛缓症

贲门失弛缓症又称贲门痉挛、巨食管，是食管贲门部的神经肌肉功能障碍所致的食管功能性疾病。其主要特征是食管缺乏蠕动，食管下端括约肌（LES）高压和对吞咽动作的松弛反应减弱。食物滞留于食管腔内，逐渐导致伸长和屈曲，可继发食管炎，也可在此基础上发生癌变，癌变率为 2%～7%。

贲门失弛缓症的病因迄今不明。一般认为是神经肌肉功能障碍所致。其发病与食管肌层内 Auerbach 神经节细胞变性、减少或缺乏以及副交感神经分布缺陷有关，或许病因与免疫因素有关。

一、临床表现

1. 吞咽困难

无痛性吞咽困难是最常见、最早出现的症状，占 80%～95%。起病症状表现多较缓慢，但也可较急，多呈间歇性发作，常因情绪波动、发怒、忧虑、惊骇或进食生冷和辛辣等刺激性食物而诱发。

2. 食物反流和呕吐

发生率可达 90%。呕吐多在进食后 20～30 分钟内发生，可将前一餐或隔夜食物吐出。呕吐物可混有大量黏液和唾液。当并发食管炎、食管溃疡时，反流物可含有血液。患者可因食物反流、误吸而引起反复发作的肺炎、气管炎，甚至支气管扩张或肺脓肿。

3. 疼痛

40%～90%的贲门失弛缓症患者有疼痛症状，性质不一，可为闷痛、灼痛、针刺痛、割痛或锥痛。疼痛部位多在胸骨后及中上腹；也可在胸背部、右侧胸部、右胸骨缘以及左季肋部。疼痛发作有时酷似心绞痛，甚至舌下含硝酸甘油片后可获缓解。

4. 体重减轻

体重减轻与吞咽困难影响食物的摄取有关。病程长久者可有体重减轻、营养不良和维生素缺乏等表现，而呈恶液质者罕见。

5. 其他

贲门失弛缓症患者偶有食管炎所致的出血。在后期病例，极度扩张的食管可压迫胸腔内器官而产生干咳、气短、发绀和声嘶等。

二、辅助检查

1. 食管钡餐 X 线造影

吞钡检查见食管扩张、食管蠕动减弱、食管末端狭窄呈鸟嘴状、狭窄部黏膜光滑，是贲门失弛缓症患者的典型表现。

Henderson 等将食管扩张分为 3 级：Ⅰ级（轻度），食管直径<4 cm；Ⅱ级（中度），直径 4~6 cm；Ⅲ级（重度），直径>6 cm，甚至弯曲呈 S 形。

2. 食管动力学检测

食管下端括约肌高压区的压力常为正常人的 2 倍以上，吞咽时下段食管和括约肌压力不下降。中、上段食管腔压力也高于正常。

3. 胃镜检查

检查可排除器质性狭窄或肿瘤。在内镜下贲门失弛缓症表现特点如下。

（1）大部分患者食管内见残留的中到大量积食，多呈半流质状态覆盖管壁，且黏膜水肿增厚失去正常的食管黏膜色泽。

（2）食管体部见扩张，并有不同程度的扭曲变形。

（3）食管壁可呈节段性收缩环，似憩室膨出。

（4）贲门狭窄程度不等，直至完全闭锁不能通过。应注意的是，有时检查镜身通过贲门感知阻力不甚明显时易忽视该病。

三、治疗

贲门失弛缓症治疗的目的在于降低食管下端括约肌压力，使食管下段松弛，从而解除功能性梗阻，使食物顺利进入胃内。

1. 保守治疗

对轻症患者应解释病情，安定情绪，少食多餐，细嚼慢咽，并服用镇静解痉药物，如钙通道阻滞剂（如硝苯地平等），部分患者症状可缓解。为防止睡眠时食物溢流入呼吸道，可用高枕或垫高床头。

2. 内镜下治疗

随着微创观念的深入，新的医疗技术及设备不断涌现，内镜下治疗贲门失弛缓症得到广泛应用，并取得很多新进展。传统内镜治疗手段主要包括内镜下球囊扩张和支架植入、镜下注射 A 型肉毒杆菌毒素、内镜下微波切开和硬化剂注射治疗等。

3. 手术治疗

对中重度及传统内镜下治疗效果不佳的患者应行手术治疗。贲门肌层切开术（Heller 手术）仍是目前最常用的术式。可经胸或经腹手术，也可在胸腔镜或者腹腔镜下完成。远期并发症主要是反流性食管炎，故有人主张附加抗反流手术，如胃底包绕食管末端 360°（Nissen 手术）、270°（Belsey 手术）、180°（Hill 手术），或将胃底缝合在食管腹段和前壁（Dor 手术）。

经口内镜下肌切开术（POEM）治疗贲门失弛缓症取得了良好的效果。POEM 手术无皮肤切口，通过内镜下贲门环形肌层切开，最大限度地恢复食管的生理功能并减少手术的并发症，术后早期即可进食，95%的患者术后吞咽困难得到缓解，且反流性食管炎的发生率低。由于 POEM 手术时间短，创伤小，恢复特别快，疗效可靠，可能是目前治疗贲门失弛缓症的最佳选择。

四、护理问题

1. 疼痛

与胃酸、大量食物和分泌物长期滞留食管，刺激食管黏膜发生食管炎、食管溃疡以及基底膜内暴露的神经末梢有关。食管炎症可降低神经末梢的痛阈以及食管黏膜的抗反流防御机制。

2. 营养失调

低于机体需要量与吞咽困难、胸骨后不适惧怕进食有关。

3. 焦虑

与病程长、症状反复、生活质量降低有关。

4. 窒息

与食物难以通过狭窄的贲门，食物积聚发生呕吐，食物反流误入气管有关。

五、护理措施

1. 一般护理

（1）指导患者少量多餐，每 2~3 小时 1 餐，每餐 200 mL，避免食物过冷或过热，注意细嚼慢咽，减少食物对食管的刺激。

（2）禁食酸、辣、煎炸、生冷食物，忌烟酒。

（3）指导服药及用药方法，常用药物有硝苯地平（心痛定）、异山梨酯（消心痛）、多潘立酮（吗丁啉）、西沙必利等。颗粒药片一定碾成粉末，加凉开水冲服。

（4）介绍贲门失弛缓症的基本知识，让患者了解疾病的发展过程和预后。

2. 疼痛护理

遵医嘱给予硝酸甘油类药物，其有弛缓平滑肌作用，改善食管排空。

3. 术前护理

术前使用内镜下球囊扩张治疗贲门失弛缓症。

（1）告知患者球囊扩张治疗不需开刀，痛苦少，改善症状快，费用低。

（2）详细介绍球囊扩张术的操作过程及注意事项。尽可能让患者与已治愈的患者进行咨询、交流，以消除其顾虑、紧张的情绪，能够主动配合医师操作，达到提高扩张治疗的成功率。

（3）术前 1 天进流食，术前禁食 12 小时，禁水 4 小时。对部分病史较长、食管扩张较严重者需禁食 24~48 小时。

4. 术后护理

术后使用内镜下球囊扩张治疗贲门失弛缓症。

（1）术后患者应绝对卧床休息，取半卧位或坐位，平卧及睡眠时也要抬高头部 15°~

30°，防止胃食物反流。

（2）术后 12 小时内禁食。12 小时后患者若无不适可进温凉流食，术后 3 天进固体食物。

（3）餐后 1~2 小时内不宜平卧，进食时尽量取坐位。

5. 并发症观察

球囊扩张术的并发症主要有出血、感染、穿孔等。术后应严密监测生命体征，密切观察患者胸痛的程度、性质、持续时间。注意观察有无呕吐及呕吐物、大便的颜色及性质。轻微胸痛及少量黑便一般不需特殊处理，1~3 天会自行消失。

六、健康教育

1. 介绍疾病知识

贲门失弛缓症是一种原发的病因不明的食管运动功能障碍性疾病，而且不易治愈。其特性是食管体部及食管下端括约肌（LES）解剖区域分布的神经损害。贲门失弛缓症是临床上较少见的疾病，很难估计其发病率及流行病情况，因为有的患者临床症状很轻微而没有就诊。许多学者的流行病学研究都是回顾性的，一般认为其发生率为每年（0.03~1.5）/10万人，且无种族、性别差异，发病年龄有两个峰值，即 20~40 岁及 70 岁。贲门失弛缓症如果不治疗，其症状会逐渐加重。因此，早期进行充分的治疗能减轻疾病的进展，并防止发生并发症。另外，如果不改善 LES 排空障碍、减轻梗阻可能会使病情恶化导致巨食管症。

2. 饮食指导

（1）球囊扩张术后患者在恢复胃肠道蠕动后，可先口服少许清水进行观察，然后进食半量流食，少食多餐，无特殊不适，逐步进全量流食再过渡到半流食，直至普食。

（2）饮食以易消化、少纤维的软食为宜，细嚼慢咽，并增加水分摄入量，忌进食过多、过饱，避免进食过冷或刺激性的食物。

（3）患者进食时注意观察是否有咽下困难等进食梗阻症状复发，必要时给予胃动力药或作进一步处理。出院后可进软食 1 个月，再逐步恢复正常饮食。

3. 出院指导

嘱患者生活起居有规律，避免感染，避免暴饮暴食，少进油腻食物。不穿紧身衣服，保持心情愉快，睡眠时抬高头部。有反酸、胃灼热、吞咽困难等症状随时就诊，定期复查。

（李田甜）

第二节 功能性消化不良

功能性消化不良（FD）是临床上最常见的一种功能性胃肠病，是指具有上腹痛、上腹胀、早饱、嗳气、食欲缺乏、恶心、呕吐等上腹不适症状，经检查排除了引起这些症状的胃肠、肝胆及胰腺等器质性疾病的一组临床综合征，症状可持续或反复发作，病程一般超过 1个月或在 1 年中累计超过 12 周。

根据临床特点，FD 分为 3 型：①运动障碍型，以早饱、食欲缺乏及腹胀为主；②溃疡型，以上腹痛及反酸为主；③反流样型。

一、临床表现

1. 症状

FD 有上腹痛、上腹胀、早饱、嗳气、食欲缺乏、恶心、呕吐等症状，常以某一个或某一组症状为主，至少持续或累积每年 4 周以上，在病程中症状也可发生变化。

FD 起病多缓慢，病程常经年累月，呈持续性或反复发作，不少患者由饮食、精神等因素诱发。部分患者伴有失眠、焦虑、抑郁、头痛、注意力不集中等精神症状。无贫血、消瘦等消耗性疾病表现。

2. 体征

FD 的体征多无特异性，多数患者中上腹有触痛或触之不适感。

二、辅助检查

（1）血、尿、便三大常规和肝、肾功能均正常，血糖及甲状腺功能正常。

（2）胃镜、B 超、X 线钡餐检查。

（3）胃排空试验近 50% 的患者出现胃排空延缓。

三、治疗

主要是对症治疗、个体化治疗和综合治疗相结合。

1. 一般治疗

避免烟、酒及服用非甾类抗炎药，建立良好的生活习惯。注意心理治疗，对失眠、焦虑患者适当予以镇静药物。

2. 药物治疗

（1）抑制胃酸分泌药：H_2 受体阻滞剂或质子泵抑制剂，适用于以上腹痛为主要症状的患者。症状缓解后不需要维持治疗。

（2）促胃肠动力药：常用多潘立酮、西沙必利和莫沙必利，以后二者疗效为佳。适用于以上腹胀、早饱、嗳气为主要症状患者。

（3）胃黏膜保护剂：常用枸橼酸铋钾。

（4）抗幽门螺杆菌治疗：疗效尚不明确，对部分有幽门螺杆菌感染的 FD 患者可能有效，以选用铋剂为主的三联为佳。

（5）镇静剂或抗抑郁药：适用于治疗效果欠佳且伴有明显精神症状的患者，宜从小剂量开始，注意观察药物的不良反应。

四、护理问题

1. 舒适的改变

与腹痛、腹胀、反酸有关。

2. 营养失调，低于机体需要量

与消化不良、营养吸收障碍有关。

3. 焦虑

与病情反复、迁延不愈有关。

五、护理措施

1. 心理护理

本病为慢性反复发作的过程，因此，护士应做好心理疏导工作，尽量避免各种刺激及不良情绪，详细讲解疾病的性质，鼓励患者提高认知水平，帮助患者树立战胜疾病的信心，教会患者稳定情绪，保持心情愉快，培养广泛的兴趣爱好。

2. 饮食护理

建立良好的生活习惯，避免烟、酒及服用非甾类抗炎药。强调饮食规律性，进食时勿做其他事情，睡前不要进食，利于胃肠道的吸收及排空。避免高脂油炸食物，忌坚硬食物及刺激性食物，注意饮食卫生。饮食适量，不宜极渴时饮水，一次饮水量不宜过多。不能因畏惧凉食而进食热烫食物。进食适量新鲜蔬菜水果，保持低盐饮食。少食易产气的食物及寒、酸性食物。

3. 合理活动

参加适当的活动，如打太极拳、散步或练习气功等，以促进胃肠蠕动及消化腺分泌。

4. 用药指导

对于焦虑、失眠的患者可适当给予镇静剂，从小剂量开始使用，严密观察使用镇静剂后的不良反应。

六、健康教育

1. 一般调护

功能性消化不良患者在饮食中应避免油腻及刺激性食物，戒烟、戒酒，养成良好的生活习惯，避免暴饮暴食及睡前过量进食；可采取少食多餐的方法；加强体育锻炼；要特别注意保持愉快的心情和良好的心境。

2. 预防护理

（1）进餐时应保持轻松的心情，不要匆促进食，也不要囫囵吞食，更不要站着吃或边走边吃。

（2）不要泡饭或和水进食，饭前或饭后不要立即大量饮用液体。

（3）进餐时不要讨论问题或争吵，讨论应在饭后 1 小时进行。

（4）不要在进餐时饮酒，进餐后不要立即吸烟。

（5）不要穿着束紧腰部的衣裤就餐。

（6）进餐应定时。

（7）避免大吃大喝，尤其是辛辣和富含脂肪的饮食。

（8）有条件者可在两餐之间喝 1 杯牛奶，避免胃酸过多。

（9）少食过甜、过咸食品，食入过多糖果会刺激胃酸分泌。

（10）进食不要过冷或过烫。

（许博薇）

第三节　病毒性肝炎

一、概述

（一）概念

病毒性肝炎是由几种不同的嗜肝病毒（肝炎病毒）引起的以肝脏炎症和坏死病变为主的一组感染性疾病。它是法定乙类传染病，具有传染性较强、传播途径复杂、流行面广泛、发病率高等特点。目前已确定的病毒性肝炎有甲型、乙型、丙型、丁型及戊型 5 种类型，部分乙型、丙型和丁型肝炎患者可演变成慢性，并可发展为肝硬化和原发性肝细胞癌，对人民健康危害甚大。

（二）病原学

甲型肝炎病毒（HAV）属于小 RNA 病毒科的嗜肝病毒属，感染后在肝细胞内复制，随胆汁经肠道排出，对外界抵抗力较强，能耐受 56℃ 30 分钟或室温 1 周。在干燥粪便中 25℃能存活 30 天，在贝壳类动物、污水、淡水、海水、泥土中能存活数月。这种稳定性对 HAV通过水和食物传播十分有利。高压蒸汽（121℃，20 分钟）、煮沸 5 分钟、紫外线照射 1 小时可灭活，70%乙醇 25℃ 3 分钟也可有效灭活 HAV。

乙型肝炎病毒（HBV）属于嗜肝 DNA 病毒科，在肝细胞内合成后释放入血，还可存在于唾液、精液、阴道分泌物等各种体液中。完整的 HBV 病毒分包膜和核心两部分，包膜含乙肝表面抗原（HBsAg），核心部分含有环状双股 DNA、DNA 聚合酶（DNAP）、核心抗原（HBcAg）和 e 抗原（HBeAg），是病毒复制的主体，具有传染性。HBV 抵抗力很强，对高温、低温、干燥、紫外线及一般浓度的消毒剂均能耐受，但煮沸 10 分钟、高压蒸汽消毒、2%戊二醛、5%过氧乙酸等可使之灭活。

丙型肝炎病毒（HCV）属于黄病毒科，为单股正链 RNA 病毒，易发生变异，不易被机体清除，但对有机溶剂敏感，煮沸 5 分钟、氯仿（10%~20%）、甲醛（1∶1000）6 小时、高压蒸汽和紫外线等可使之灭活。

丁型肝炎病毒（HDV）为一种缺陷的 RNA 病毒，位于细胞核内，其生物周期的完成要依赖于乙型肝炎病毒的帮助，因此丁型肝炎不能单独存在，必须在 HBV 存在的条件下才能感染和引起疾病，以 HBsAg 作为病毒外壳，与 HBV 共存时才能复制、表达。

戊型肝炎病毒（HEV）属萼状病毒科，为单股正链 RNA 病毒，感染后在肝细胞内复制，经胆管随粪便排出，发病早期可在感染者的粪便和血液中存在，碱性环境下较稳定，对热及氯仿敏感。

（三）发病机制

病毒性肝炎发病机制较复杂，不同类型的病毒引起疾病的机制也不尽相同。目前认为HAV 可能通过免疫介导引起肝细胞损伤；HBV 并不直接引起肝细胞损伤，肝细胞损伤主要由病毒诱发的免疫反应引起，乙型肝炎慢性化可能与免疫耐受有关；HCV 引起肝细胞损伤的机制与 HCV 直接致病作用及免疫损伤有关，而 HCV 易慢性化的特点可能与病毒在血中水平低，具有泛嗜性、易变性等有关；复制状态的 HDV 与肝损害关系密切，免疫应答可能是导致肝损害的主要原因；戊型肝炎的发病机制与甲型肝炎相似。

（四）流行病学

1. 传染源

（1）甲型和戊型肝炎：为急性期患者和亚临床感染者，在发病前 2 周至起病后 1 周传染性最强。

（2）乙型、丙型和丁型肝炎：为急、慢性患者，亚临床感染者和病毒携带者，其中慢性患者和病毒携带者是主要传染源。乙型肝炎有家庭聚集现象。

2. 传播途径

（1）粪—口传播：甲型和戊型肝炎的主要传播途径。

（2）血液传播、体液传播：乙型、丙型和丁型肝炎的主要传播途径。

（3）母婴传播：乙型肝炎感染的一种重要传播途径。

3. 人群易感性

普遍易感，各型肝炎之间无交叉免疫力。①甲型肝炎，成人抗 – HAV IgG 阳性率达 80%，感染后免疫力可持续终身。②乙型肝炎，我国成人抗–HBs 阳性率达 50%。③丙型肝炎，抗 HCV 并非保护性抗体。④丁型肝炎，目前仍未发现对 HDV 的保护性抗体。⑤戊型肝炎，普遍易感，尤以孕妇易感性较高。感染后免疫力不持久。

4. 流行特征

甲型肝炎以秋、冬季为发病高峰，戊型肝炎多发生于雨季，其他型肝炎无明显的季节性。我国是乙型肝炎的高发区，一般人群无症状携带者占 10%～15%；丁型肝炎以南美洲、中东为高发区，我国以西南地区感染率最高；戊型肝炎主要流行于亚洲和非洲。

二、护理评估

评估时重点询问有无家人患病史及与肝炎患者密切接触史，近期有无进食过污染的水和食物（如水生贝类）；近期有无血液和血制品应用史、血液透析、有创性检查治疗等，有无静脉药物依赖、意外针刺伤、不安全性接触等，是否接种过疫苗。

（一）身体状况

潜伏期：甲型肝炎为 5～45 天，平均为 30 天；乙型肝炎为 30～180 天，平均为 70 天；丙型肝炎为 15～150 天，平均为 50 天；丁型肝炎为 28～140 天，平均为 30 天；戊型肝炎为 10～70 天，平均为 40 天。

1. 症状

甲型和戊型肝炎主要表现为急性肝炎。乙型、丙型和丁型肝炎除表现为急性肝炎外，慢性肝炎更常见。

（1）急性肝炎：急性肝炎又分为急性黄疸型肝炎和急性无黄疸型肝炎。

1）急性黄疸型肝炎：典型的表现分为三期。①黄疸前期，平均 5～7 天，甲、戊型肝炎起病较急，乙、丙、丁型肝炎起病较缓慢，表现为畏寒、发热、疲乏、全身不适等病毒血症和食欲减退、厌油、恶心、呕吐、腹胀、腹痛、腹泻等消化系统症状，本期快结束时可出现尿黄。②黄疸期，可持续 2～6 周，黄疸前期的症状逐渐好转，但尿色加深如浓茶样，巩膜和皮肤黄染，约 2 周达到高峰。部分患者伴有粪便颜色变浅、皮肤瘙痒、心动过缓等肝内阻塞性黄疸的表现。③恢复期，平均持续 4 周，症状逐渐消失，黄疸逐渐减退，肝脾回缩，肝功能逐渐恢复正常。

2）急性无黄疸型肝炎：较黄疸型肝炎多见，症状也较轻，主要表现为消化道症状，常不易被发现而成为重要的传染源。

（2）慢性肝炎：病程超过半年者，称为慢性肝炎，见于乙型、丙型和丁型肝炎。部分患者发病日期不确定或无急性肝炎病史，但临床有慢性肝炎表现，即反复出现疲乏、厌食、恶心、肝区不适等症状，晚期可出现肝硬化和肝外器官损害的表现。

（3）重型肝炎：重型肝炎是肝炎中最严重的一种类型。各型肝炎均可引起，常可因劳累、感染、饮酒、服用肝损伤性药物、妊娠等诱发。预后差，病死率高。

1）急性重型肝炎：又称暴发性肝炎。起病急，初期表现似急性黄疸型肝炎，10 天内病情迅速进展，出现肝功能衰竭，主要表现为黄疸迅速加深、肝脏进行性缩小、肝臭、出血倾向、腹腔积液、中毒性鼓肠、肝性脑病和肝肾综合征。病程一般不超过 3 周，常因肝性脑病、继发感染、出血、肝肾综合征等并发症而死亡。

2）亚急性重型肝炎：又称亚急性肝坏死。发病 10 天后出现上述表现，易转化为肝硬化。病程多为 3 周至数月。出现肝肾综合征者，提示预后不良。

3）慢性重型肝炎：在慢性肝炎或肝硬化的基础上发生的重型肝炎，同时具有慢性肝病和重型肝炎的表现。预后差，病死率高。

（4）淤胆型肝炎：以肝内胆汁淤积为主要表现的一种特殊类型的肝炎，又称为毛细胆管型肝炎。临床表现类似于急性黄疸型肝炎，有黄疸重、消化道症状轻，同时伴全身皮肤瘙痒、粪便颜色变浅等梗阻性特征。病程较长，可达 2~4 个月或更长时间。

（5）肝炎后肝硬化：在肝炎基础上发展为肝硬化，表现为肝功能异常及门静脉高压症。

2. 体征

（1）急性肝炎：黄疸，肝肿大、质地软、轻度压痛和叩击痛，部分患者有轻度脾肿大。

（2）慢性肝炎：肝病面容，肝肿大、质中等，伴有蜘蛛痣、肝掌、毛细血管扩张和进行性脾大。

（3）重型肝炎：肝脏缩小、肝臭、腹腔积液等。

（二）辅助检查

1. 肝功能检查

（1）血清酶检测。谷氨酸氨基转移酶（ALT）是判定肝细胞损害的重要标志，急性黄疸型肝炎常明显升高，慢性肝炎可持续或反复升高，重型肝炎时因大量肝细胞坏死，ALT 随黄疸加深反而迅速下降，称为胆—酶分离。此外，部分肝炎患者天门冬氨酸氨基转移酶（AST）、碱性磷酸酶（ALP）、谷氨酰转肽酶（γ-GT）也升高。

（2）血清蛋白检测。慢性肝病可出现清蛋白下降，球蛋白升高和清/球比值下降。

（3）血清和尿胆红素检测。黄疸型肝炎时，血清直接和非结合胆红素均升高，尿胆原和胆红素明显增加；淤胆型肝炎时，血清结合胆红素升高，尿胆红素增加，尿胆原减少或阴性。

（4）凝血酶原活动度（PTA）检查：PTA 与肝损害程度成反比，重型肝炎 PTA 常＜40%，PTA 愈低，预后愈差。

2. 肝炎病毒病原学（标志物）检测

（1）甲型肝炎。血清抗 HAV IgM 阳性提示近期有 HAV 感染，是确诊甲型肝炎最主要的标志物；血清抗 HAV IgG 是保护性抗体，见于甲型肝炎疫苗接种后或既往感染 HAV 的患者。

（2）乙型肝炎。

1）血清病毒标志物的临床意义。

乙型肝炎表面抗原（HBsAg）：阳性提示为 HBV 感染者，急性感染可自限，慢性感染者 HBsAg 阳性可持续多年，若无临床表现而 HBsAg 阳性持续 6 个月以上为慢性乙型肝炎病毒携带者。本身不具有传染性，但因其常与 HBV 同时存在，常作为传染性标志之一。

乙型肝炎表面抗体（抗-HBs）：此为保护性抗体，阳性表示对 HBV 有免疫力，见于乙型肝炎恢复期、乙肝疫苗接种后或既往感染者。

乙型肝炎 e 抗原（HBeAg）：阳性提示 HBV 复制活跃，表明乙型肝炎处于活动期，传染性强，持续阳性则易转为慢性，如转为阴性表示病毒停止复制。

乙型肝炎 e 抗体（抗-HBe）：阳性提示 HBV 大部分被消除，复制减少，传染性减低，如急性期即出现阳性则易进展为慢性肝炎，慢性活动性肝炎出现阳性者则可进展为肝硬化。

乙型肝炎核心抗体（抗 HBc）：抗-HBc IgG 阳性提示过去感染或近期低水平感染，抗-HBc IgM 阳性提示目前有活动性复制。

2）HBV-DNA 和 DNA 聚合酶检测阳性提示体内有 HBV 复制，传染性强。

（3）丙型肝炎。HCV-RNA 阳性提示有 HCV 病毒感染。抗-HCV 为非保护性抗体，其阳性是 HCV 感染的标志，抗 HCV IgM 阳性提示丙型肝炎急性期，高效价的抗-HCV IgG 常提示 HCV 的现症感染，而低效价的抗-HCV IgG 提示丙型肝炎恢复期。

（4）丁型肝炎。血清或肝组织中的 HDVAg 和 HDV RNA 阳性有确诊意义，抗-HDV IgG 是现症感染的标志，效价增高提示丁型肝炎慢性化。

（5）戊型肝炎。抗-HEV IgM 和抗-HEV IgG 阳性可作为近期 HEV 感染的标志。

（三）心理—社会状况

患者因住院治疗担心影响工作和学业而出现紧张、焦虑情绪，疾病反复和久治不愈易产生悲观、消极、怨恨愤怒情绪。部分患者因隔离治疗和疾病的传染性限制了社交而情绪低落。病情严重者因疾病进展、癌变、面临死亡而出现恐惧和绝望。

（四）治疗

肝炎目前尚无特效治疗方法，治疗原则为综合治疗，以休息、营养为主，辅以适当的药物进行治疗，避免使用肝脏损害的药物。

1. 急性肝炎

以一般治疗和对症、支持治疗为主，强调早期卧床休息，辅以适当的护肝药物，除急性丙型肝炎的早期可使用干扰素外，一般不主张抗病毒治疗。

2. 慢性肝炎

除了适当休息和营养外，还需要保肝、抗病毒、对症及防治肝纤维化等综合治疗。常用护肝药物有维生素类药物（如 B 族维生素及维生素 C、维生素 E、维生素 K 等）、促进解毒功能的药物（如葡醛内酯、维丙胺等）、促进能量代谢的药物（如肌苷、ATP、辅酶 A 等）、促进蛋白代谢的药物（如肝安）等；抗病毒药物有干扰素、核苷类药物（如拉米夫定、阿德福韦、恩替卡韦等）。

3. 重型肝炎

以支持、对症治疗为基础，促进肝细胞再生，预防和治疗并发症，有条件者可采用人工肝支持系统，争取肝移植。

三、护理问题

1. 活动无耐力

与肝功能受损、能量代谢障碍有关。

2. 营养失调，低于机体需要量

与食欲下降、呕吐、腹泻、消化和吸收功能障碍有关。

3. 焦虑

与隔离治疗、病情反复、久治不愈、担心预后等有关。

4. 知识缺乏

缺乏肝炎预防和护理的知识。

5. 潜在并发症

肝硬化、肝性脑病、出血、感染、肝肾综合征。

四、护理目标

患者体力恢复，补充营养以改善营养失调，减轻或消除顾虑，无并发症发生。

五、护理措施

（一）一般护理

（1）甲、戊型肝炎患者自发病之日起实行消化道隔离3周，急性乙型肝炎实行血液（体液）隔离至HBsAg转阴，慢性乙型和丙型肝炎按病原携带者管理。

（2）休息与活动。急性肝炎、慢性肝炎活动期、重型肝炎均应卧床休息，待症状好转、黄疸减轻、肝功能改善后，逐渐增加活动量，以不感到疲劳为度。

（3）饮食护理。急性期患者应进食清淡、易消化、富含维生素的流质饮食，多食蔬菜和水果，保证足够热量，糖类为 250~400 g/d，适量蛋白质（动物蛋白为主）1.0~1.5 g/（kg·d），适当限制脂肪的摄入，腹胀时应减少牛奶、豆制品等产气食品的摄入，食欲差时可遵医嘱静脉补充葡萄糖、脂肪乳和维生素，食欲好转后应少食多餐，避免暴饮暴食。慢性肝炎患者宜进食适当高蛋白、高热量、高维生素、易消化的食物，蛋白质（优质蛋白为主）1.5~2.0 g/（kg·d），但应避免长期摄入高糖、高热量饮食和饮酒。重型肝炎患者宜进食低盐、低脂高热量、高维生素饮食，有肝性脑病倾向者应限制或禁止蛋白质摄入。

（二）病情观察

观察患者消化道症状、黄疸、腹腔积液等的变化和程度，观察患者的生命体征和神志变化，有无并发症的早期表现和危险因素。一旦发现病情变化及时报告医生，积极配合处理。

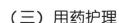

（三）用药护理

遵医嘱用药，注意观察药物疗效和不良反应。使用干扰素前应向患者及家属解释使用干扰素治疗的目的和不良反应，嘱患者一定要按医嘱用药，不可自行停药或加量。常见的不良反应如下。①发热反应：一般在最初 3~5 次注射时发生，以第 1 次注射后的 2~3 小时最明显，可伴有头痛、肌肉、骨骼酸痛、疲倦无力等，随治疗次数增加反而不断减轻。发热时应嘱患者多饮水，卧床休息，必要时对症处理。②脱发：1/3~1/2 患者在疗程中后期出现脱发，停药后可恢复。③骨髓抑制：患者会出现白细胞计数减少，若白细胞计数>$3×10^9$/L 应坚持治疗，可遵医嘱给予升白细胞药物；若白细胞计数<$3×10^9$/L。或血小板计数<$40×10^9$/L 可减少干扰素的剂量甚至停药。此外，部分患者会出现胃肠道症状、肝功能损害和神经精神症状，一般对症处理，严重者应停药。

（四）心理护理

护士应向患者和家属解释疾病的特点、隔离的意义和预后，鼓励患者多与医务人员、家属、病友等交谈，说出自己心中的感受，给予患者精神上的安慰和支持，对患者所关心的问题耐心解答。此外，还需与其家属取得联系，使其消除对肝炎患者和肝炎传染性的恐惧，安排探视时间，给患者家庭的温暖和支持，同时积极协助患者取得社会支持。

（五）健康教育

1. 疾病知识指导

应向患者及家属宣传病毒性肝炎的家庭护理和自我保健知识，特别是慢性患者和无症状携带者。

（1）正确对待疾病，保持乐观情绪。生活规律，劳逸结合，恢复期患者可参加散步、体操等轻体力活动，肝功能正常 1~3 个月后可恢复日常活动及工作，但应避免过度劳累和重体力劳动。

（2）加强营养，适当增加蛋白质摄入，但要避免长期高热量、高脂肪饮食，戒烟酒。

（3）不滥用保肝药物和其他损害肝脏的药物，如吗啡、苯巴比妥、磺胺药、氯丙嗪等，以免加重肝损害。

（4）实施适当的家庭隔离，患者的食具用品、洗漱用品、美容美发用品、剃须刀等应专用，患者的排泄物、分泌物可用 3% 漂白粉消毒后弃去，防止污染环境。家中密切接触者应进行预防接种。

（5）出院后定期复查，HBsAg、HBeAg、HBV DNA 和 HCV RNA 阳性者应禁止献血和从事托幼、餐饮业工作。

2. 疾病预防指导

甲型和戊型肝炎应预防消化道传播，重点加强粪便管理，保护水源，饮用水严格消毒，加强食品卫生和食具消毒。乙、丙、丁型肝炎重点防止血液和体液传播，做好血源监测，凡接受输血、应用血制品、进行大手术等的人，定期检测肝功能及肝炎病毒标志物，推广应用一次性注射用具，重复使用的医疗器械要严格消毒，个人生活用具应专用，接触患者后用肥皂和流动水洗手。

3. 易感人群指导

甲型肝炎易感者可接种甲型肝炎疫苗，接触者可在 10 天内注射人血清免疫球蛋白以防止发病。HBsAg 阳性患者的配偶、医护人员、血液透析者、抗 HBs 均阴性的易感人群及未受 HBV 感染的对象可接种乙型肝炎疫苗。HBsAg 阳性母亲的新生儿应在出生后立即注射乙肝免疫球蛋白，2 周后接种乙肝疫苗。乙肝疫苗需接种 3 次（0、1 个月、6 个月），接种后若抗-HBs>10 IU/L，显示已有保护作用，保护期为 3~5 年。

（余强芳）

第六章

神经内科疾病护理

第一节 短暂性脑缺血发作

1965 年，美国第四届脑血管病普林斯顿会议对短暂性脑缺血发作（TIA）的定义为：突然出现的局灶性或全脑的神经功能障碍，持续时间不超过 24 小时，且排除非血管源性原因。

2002 年，美国 TIA 工作组提出了新的 TIA 定义：由于局部脑或视网膜缺血引起的短暂性神经功能缺损发作，典型临床症状持续不超过 1 小时，且在影像学上无急性脑梗死的证据。

2009 年，美国卒中协会（ASA）发布的 TIA 定义：脑、脊髓或视网膜局灶性缺血所致的、不伴急性梗死的短暂性神经功能障碍。

我国 TIA 的专家共识建议，由于脊髓缺血诊断临床操作性差，暂推荐定义为：脑或视网膜局灶性缺血所致的、未伴急性梗死的短暂性神经功能障碍。

TIA 临床症状一般持续 10~15 分钟，多在 1 小时内，不超过 24 小时，不遗留神经功能缺损症状和体征，结构性影像学（CT、MRI）检查无责任病灶。

TIA 好发于 50~70 岁，男多于女，患者多伴有高血压、动脉粥样硬化、糖尿病或高脂血症等脑血管病的危险因素。

一、临床表现

TIA 起病突然，历时短暂，症状和体征出现后迅速达高峰，持续时间为数秒至数分钟、数小时，24 小时内完全恢复正常而无后遗症。患者的局灶性神经功能缺失症状常按一定的血管支配区反复刻板地出现，多则一日数次，少则数周、数月甚至数年才发作 1 次，椎—基底动脉系统 TIA 发作较频繁。根据受累的血管不同，临床上将 TIA 分为两大类：颈内动脉系统和椎—基底动脉系统 TIA。

1. 颈内动脉系统 TIA

症状多样，以大脑中动脉支配区 TIA 最常见。常见的症状可有患侧上肢和（或）下肢无力、麻木、感觉减退或消失，也可有失语、失读、失算、书写障碍，偏盲较少见，瘫痪通常以上肢和面部较重。短暂的单眼失明是颈内动脉分支眼动脉缺血的特征性症状，为颈内动脉系统 TIA 所特有。如果发作性偏瘫伴有瘫痪对侧的短暂单眼失明或视觉障碍，则临床上可诊断为失明侧颈内动脉短暂性脑缺血发作。上述症状可单独或合并出现。

2. 椎—基底动脉系统 TIA

有时仅表现为头昏、视物模糊、走路不稳等含糊症状而难以诊断，局灶性症状以眩晕为最常见，一般不伴有明显的耳鸣。若有脑干、小脑受累的症状如复视、构音障碍、吞咽困难、交叉性或双侧肢体瘫痪等感觉障碍、共济失调，则诊断较为明确，大脑后动脉供血不足可表现为皮质性盲和视野缺损。倾倒发作为椎—基底动脉系统 TIA 所特有，患者突然双下肢失去张力而跌倒在地，无可觉察的意识障碍，患者可即刻站起，由双侧脑干网状结构缺血所致。枕后部头痛，猝倒，特别是在急剧转动头部或上肢运动后发作，上述症状均提示椎—基底动脉系供血不足并有颈椎病、锁骨下动脉盗血征等存在的可能。

3. 共同症状

症状既可见于颈内动脉系统，也可见于椎—基底动脉系统。这些症状包括构音困难、同向偏盲等。发作时单独表现为眩晕（伴或不伴恶心、呕吐）、构音困难、吞咽困难、复视者，最好不要轻易诊断为 TIA，应结合其他临床检查寻找确切的病因。上述两种以上症状合并出现，或交叉性麻痹伴运动、感觉、视觉障碍及共济失调，即可诊断为椎—基底动脉系统 TIA 发作。

4. 发作时间

TIA 的时限短暂，持续 15 分钟以下，一般不超过 30 分钟，少数也可达 12～24 小时。

二、辅助检查

1. CT 和 MRI 检查

多数无阳性发现。恢复几天后，MRI 可有缺血性改变。

2. TCD 检查

了解有无血管狭窄及动脉硬化程度。椎—基底动脉供血不足（VBI）患者早期发现脑血流量异常。

3. 单光子发射计算机断层显像（SPECT）检查

脑血流灌注显像可显示血流灌注减低区。发作时和缓解期均可发现异常。

4. 其他检查

血生化检查，血液成分或流变学检查等。

三、诊断

短暂性脑缺血发作的诊断主要是依据患者和家属提供的病史，而无客观检查的直接证据。临床诊断要点如下。

（1）突然、短暂的局灶性神经功能缺失发作，在 24 小时内完全恢复正常。

（2）临床表现完全可用单一脑动脉病变解释。

（3）发作间歇期无神经系统体征。

（4）常有反复发作史，临床症状常刻板地出现。

（5）起病年龄大多在 50 岁以上，有动脉粥样硬化症。

（6）脑部 CT 或 MRI 检查排除其他脑部疾病。

四、治疗

1. 病因治疗

对病因明显的患者，应针对病因进行积极治疗，如控制高血压、糖尿病、高脂血症，治疗颈椎病、心律失常、血液系统疾病等。

2. 抗血小板聚集治疗

抗血小板聚集剂可减少微栓子的发生，预防复发，常用药物有阿司匹林和噻氯匹定（抵克立得）。

3. 抗凝治疗

抗凝治疗适用于发作次数多，症状较重，持续时间长，且每次发作症状逐渐加重，又无明显禁忌证的患者，常用药物有肝素、低分子肝素和华法林。

4. 危险因素的干预

控制高血压、糖尿病；治疗冠状动脉性疾病和心律不齐、充血性心力衰竭、瓣膜性心脏病；控制高脂血症；停用口服避孕药；停止吸烟；减少饮酒；适量运动。

5. 手术治疗

如颈动脉狭窄超过70%或药物治疗效果较差，反复发作者可进行颈动脉内膜剥脱术或者血管内支架及血管成形术。

6. 其他治疗

还可给予钙通道阻滞剂（如尼莫地平、氟桂利嗪）、脑保护治疗和中医中药（如丹参、川芎、红花、血栓通等）治疗。

五、护理评估

1. 健康史

（1）了解既往史和用药情况。①了解既往是否有原发性高血压、心脏病、高脂血症及糖尿病病史，临床上 TIA 患者常伴有高血压、动脉粥样硬化、糖尿病或心脏病病史。②了解患者既往和目前的用药情况，患者的血压、血糖、血脂等各项指标是否控制在正常范围之内。

（2）了解患者的饮食习惯及家族史。①了解患者是否有肥胖、吸烟、酗酒，是否偏食、嗜食，是否长期摄入高胆固醇饮食，因为长期高胆固醇饮食常使血管发生动脉粥样硬化。②了解患者亲属有无脑血管病的患病情况。

2. 身体状况

（1）询问患者的起病形式与发作情况，症状是否突然发作，持续时间是否短暂，本病发作一般为5~30分钟，恢复快，不留后遗症。是否反复发作，且每次发作出现的症状基本相同。

（2）评估有无神经功能缺失。①检查有无肢体乏力或偏瘫、偏身感觉异常，因为大脑中动脉供血区缺血可致对侧肢体无力或轻偏瘫、偏身麻木或感觉减退。②有无一过性单眼黑矇或失明、复视等视力障碍，以评估脑缺血的部位。颈内动脉分支眼动脉缺血可致一过性单眼盲，中脑或脑桥缺血可出现复视和眼外肌麻痹，双侧大脑后动脉距状支缺血因视皮质受累可致双眼视力障碍（暂时性皮质盲）。③有无跌倒发作和意识丧失，下部脑干网状结构缺血可致患者因下肢突然失去张力而跌倒，但意识清楚。④询问患者起病的时间、地点及发病过程，以了解记忆力、定向力、理解力是否正常，因为大脑后动脉缺血累及边缘系统时，患者可出现短时间记忆丧失，常持续数分钟至数十分钟，伴有对时间、地点的定向障碍，但谈话、书写和计算能力仍保持。⑤观察进食时有无吞咽困难，有无失语。脑干缺血所致延髓性麻痹或假性延髓性麻痹时，患者可出现吞咽障碍、构音不清，优势半球受累可出现失语症。⑥观察有无步态不稳的情况，因为椎—基底动脉缺血导致小脑功能障碍可出现共济失调、步态不稳。

3. 心理—社会状况

评估患者是否因突然发病或反复发病而产生紧张、焦虑和恐惧的心理，或者患者因缺乏相关知识而麻痹大意。

六、护理问题

1. 肢体麻木、无力
神经功能缺失所致。

2. 潜在并发症
脑梗死。

七、护理措施

1. 一般护理

发作时卧床休息，注意枕头不宜太高，以枕高 15~25 cm 为宜，以免影响头部的血液供应；转动头部时动作宜轻柔、缓慢，防止颈部活动过度诱发 TIA；平时应适当运动或体育锻炼，注意劳逸结合，保证充足睡眠。

2. 饮食护理

指导患者进食低盐、低脂、清淡、易消化、富含蛋白质和维生素的饮食，多吃蔬菜、水果，戒烟酒，忌辛辣油炸食物和暴饮暴食，避免过分饥饿。并发糖尿病的患者还应限制糖的摄入，严格执行糖尿病饮食。

3. 症状护理

（1）对肢体乏力或轻偏瘫等步态不稳的患者，应注意保持周围环境的安全，移开障碍物，以防跌倒；教会患者使用扶手等辅助设施；对有一过性失明或跌倒发作的患者，如厕、沐浴或外出活动时应有防护措施。

（2）对有吞咽障碍的患者，进食时宜取坐位或半坐位，喂食速度宜缓慢，药物宜压碎，以利吞咽，并积极做好吞咽功能的康复训练。

（3）对有构音不清或失语症的患者，护士在实施治疗和护理活动过程中，注意言行不要有损患者自尊，鼓励患者用有效的表达方式进行沟通，表达自己的需要，并指导患者积极进行语言康复训练。

4. 用药护理

详细告知患者药物的作用机制、不良反应及用药注意事项，并注意观察药物疗效情况。①血液病，有出血倾向，严重的高血压和肝肾疾病、消化性溃疡等均为抗凝治疗禁忌证。②抗凝治疗前需检查患者的凝血功能是否正常，抗凝治疗过程中应注意观察有无出血倾向，发现皮疹、皮下瘀斑、牙龈出血等立即报告医师处理。③肝素 50 mg 加入生理盐水 500 mL 静脉滴注时，速度宜缓慢，10~20 滴/分，维持 24~48 小时。④注意观察患者肢体无力或偏瘫程度是否减轻，肌力是否增加，吞咽障碍、构音不清、失语等症状是否恢复正常，如果上述症状呈加重趋势，应警惕缺血性脑卒中的发生；若为频繁发作的 TIA 患者，应注意观察每次发作的持续时间、间隔时间以及伴随症状，并做好记录，配合医师积极处理。

5. 心理护理

帮助患者了解本病治疗与预后的关系，消除患者的紧张、恐惧心理，保持乐观心态，积极配合治疗，并自觉改变不良生活方式，建立良好的生活习惯。

6. 安全护理

（1）使用警示牌提示患者，贴于床头呼吸带处，如小心跌倒、防止坠床。

（2）患者在楼道内行走、如厕、沐浴需有人陪伴，穿防滑鞋，卫生员清洁地面后及时提示患者。

（3）呼叫器置于床头，告知患者出现头晕、肢体无力等表现及时通知医护人员。

八、健康教育

（1）保持心情愉快、情绪稳定，避免精神紧张和过度疲劳。

（2）指导患者了解肥胖、吸烟酗酒及饮食因素与脑血管病的关系，改变不合理饮食习惯，选择低盐、低脂、充足蛋白质和丰富维生素饮食。少食甜食，限制钠盐，戒烟酒。

（3）生活起居有规律，养成良好的生活习惯，坚持适度运动和锻炼，注意劳逸结合，对经常发作的患者应避免重体力劳动，尽量不要单独外出。

（4）按医嘱正确服药，积极治疗高血压、动脉硬化、心脏病、糖尿病、高脂血症和肥胖症，定期监测凝血功能。

（5）定期门诊复查，尤其出现肢体麻木乏力、眩晕、复视或突然跌倒时应随时就医。

（牟艳达）

第二节　脑梗死

脑梗死是指各种原因引起脑部血液供应障碍，导致局部脑组织缺血、缺氧性坏死软化而出现相应神经功能缺损的一类临床综合征。脑梗死又称缺血性脑卒中，包括脑血栓形成、脑栓塞和腔隙性脑梗死等。脑梗死是卒中最常见类型，占所有卒中的 70%~80%。好发于 60 岁以上的老年人，男女无明显差异。

脑梗死的基本病因为动脉粥样硬化，并在此基础上发生血栓形成，导致血液供应区域和邻近区域的脑组织血供障碍，引起局部脑组织软化、坏死；其次为血液成分改变和血流动力学改变等。本病常在静息或睡眠中起病，突然出现偏瘫、感觉障碍、失语、吞咽障碍和意识障碍等。其预后与梗死的部位、疾病轻重程度以及救治情况有关。病情轻、救治及时，能尽早获得充分的侧支循环，患者则可以基本治愈，不留后遗症；重症患者，因受损部位累及重要的中枢，侧支循环不能及时建立，则常遗留失语、偏瘫等后遗症；更为严重者，常可危及生命。

一、动脉粥样硬化性血栓性脑梗死

（一）病因

血栓性脑梗死最常见病因为动脉粥样硬化，其次为高血压、糖尿病和血脂异常。另外，各种性质的动脉炎、高半胱氨酸血症、血液异常或血流动力学异常也可视为脑血栓形成的病因。

（二）临床表现

中老年患者多见，常于静息状态或睡眠中起病，约 1/3 患者的前驱症状表现为反复出现 TIA。根据动脉血栓形成部位不同，出现不同的临床表现。

1. 颈内动脉形成血栓

病灶侧单眼一过性黑蒙，偶可为永久性视物障碍（因眼动脉缺血）或病灶侧 Horner 征（因颈上交感神经节后纤维受损）；颈动脉搏动减弱，眼或颈部血管杂音；对侧偏瘫、偏身感觉障碍和偏盲等（大脑中动脉或大脑中、前动脉缺血）；主侧半球受累可有失语症，非主侧半球受累可出现体象障碍；也可出现晕厥发作或痴呆。

2. 大脑中动脉形成血栓

（1）主干闭塞。①三偏症状，病灶对侧中枢性面舌瘫及偏瘫、偏身感觉障碍和偏盲或象限盲，上下肢瘫痪程度基本相等。②可有不同程度的意识障碍。③主侧半球受累可出现失语症，非主侧半球受累可见体象障碍。

（2）皮质支闭塞。①上分支包括至眶额部、额部、中央回、前中央回及顶前部的分支，闭塞时可出现病灶对侧偏瘫和感觉缺失，面部及上肢重于下肢，Broca 失语（主侧半球）和体象障碍（非主侧半球）。②下分支包括至颞极及颞枕部，颞叶前、中、后部的分支，闭塞时常出现 Wernicke 失语、命名性失语和行为障碍等，而无偏瘫。

（3）深穿支闭塞。①对侧中枢性上下肢均等性偏瘫，可伴有面舌瘫。②对侧偏身感觉障碍，有时可伴有对侧同向性偏盲。③主侧半球病变可出现皮质下失语。

3. 大脑前动脉形成血栓

（1）主干闭塞。发生于前交通动脉之前，因对侧代偿可无任何症状。发生于前交通动脉之后可有：①对侧中枢性面舌瘫及偏瘫，以面舌瘫及下肢瘫为重，可伴轻度感觉障碍；②尿潴留或尿急（旁中央小叶受损）；③精神障碍如淡漠、反应迟钝、欣快、始动障碍和缄默等（额极与胼胝体受累），常有强握与吸吮反射（额叶病变）；④主侧半球病变可见上肢失用，也可出现 Broca 失语。

（2）皮质支闭塞。①对侧下肢远端为主的中枢性瘫，可伴感觉障碍（胼周和胼缘动脉闭塞）。②对侧肢体短暂性共济失调、强握反射及精神症状（眶动脉及额极动脉闭塞）。

4. 大脑后动脉形成血栓

（1）主干闭塞。对侧偏盲、偏瘫及偏身感觉障碍（较轻），丘脑综合征，主侧半球病变可有失读症。

（2）皮质支闭塞。①因侧支循环丰富而很少出现症状，仔细检查可见对侧同向性偏盲或象限盲，而黄斑视力保存（黄斑回避现象）；双侧病变可有皮质盲。②主侧颞下动脉闭塞可见视觉失认及颜色失认。③顶枕动脉闭塞可见对侧偏盲，可有不定型的光幻觉痫性发作，主侧病损可有命名性失语；矩状动脉闭塞出现对侧偏盲或象限盲。

（3）深穿支闭塞。①丘脑穿通动脉闭塞产生红核丘脑综合征（病侧小脑性共济失调、意向性震颤、舞蹈样不自主运动，对侧感觉障碍）。②丘脑膝状体动脉闭塞可见丘脑综合征（对侧感觉障碍，深感觉为主，以及自发性疼痛、感觉过度、轻偏瘫、共济失调和不自主运动，可有舞蹈、手足徐动症和震颤等锥体外系症状）。③中脑支闭塞出现韦伯综合征（Weber syndrome）（同侧动眼神经麻痹，对侧中枢性偏瘫），或贝内迪克特综合征（Benedikt syndrome）（同侧动眼神经麻痹，对侧不自主运动）。

（4）后脉络膜动脉闭塞。罕见，主要表现对侧象限盲。

5. 基底动脉形成血栓

（1）主干闭塞。常引起脑干广泛梗死，出现脑神经、锥体束及小脑症状，如眩晕、呕吐、共济失调、瞳孔缩小、四肢瘫痪、肺水肿、消化道出血、昏迷、高热等，常因病情危重死亡。

（2）基底动脉尖综合征（TOB）。基底动脉尖端分出两对动脉即小脑上动脉和大脑后动脉，其分支供应中脑、丘脑、小脑上部、额叶内侧及枕叶，故可出现以中脑病损为主要表现的一组临床综合征。临床表现：①眼动障碍及瞳孔异常，一侧或双侧动眼神经部分或完全麻痹、眼球上视不能（上丘受累）及一个半综合征，瞳孔对光反射迟钝而调节反应存在（顶盖前区病损）；②意识障碍，一过性或持续数天，或反复发作（中脑或丘脑网状激活系统受累）；③对侧偏盲或皮质盲；④严重记忆障碍（颞叶内侧受累）。

（3）其他。中脑支闭塞出现 Weber 综合征（动眼神经交叉瘫）、Benedikt 综合征（同侧动眼神经麻痹、对侧不自主运动）；脑桥支闭塞出现米亚尔—谷布勒综合征（Millard-Gubler syndrome）（展神经、面神经麻痹，对侧肢体瘫痪）、福维尔综合征（Foville syndrome）（同侧凝视麻痹，周围性面瘫，对侧偏瘫）。

6. 椎动脉形成血栓

若双侧椎动脉粗细差别不大，当一侧闭塞时，因对侧供血代偿多不出现明显症状。当双侧椎动脉粗细差别较大时，优势侧闭塞多表现为小脑后下动脉闭塞综合征［瓦伦贝格综合征（Wallenberg syndrome）］，主要表现：①眩晕、呕吐、眼球震颤（前庭神经核受损）；②交叉性感觉障碍（三叉神经脊束核及对侧交叉的脊髓丘脑束受损）；③同侧 Horner 综合征（交感神经下行纤维受损）；④吞咽困难和声音嘶哑（舌咽、迷走神经受损）；⑤同侧小脑性共济失调（绳状体或小脑受损）。由于小脑后下动脉的解剖变异较大，临床常有不典型的临床表现。

（三）辅助检查

1. 血液检查

包括血常规、血流变、血糖、血脂、肾功能、凝血功能等。这些检查有助于发现脑梗死的危险因素并对病因进行鉴别。

2. 头颅 CT 检查

是最常用的检查。脑梗死发病 24 小时内一般无影像学改变，24 小时后梗死区呈低密度影像。发病后尽快进行 CT 检查，有助于早期脑梗死与脑出血的鉴别。脑干和小脑梗死及较小梗死灶，CT 难以检出。

3. MRI 检查

与 CT 相比，此检查可以发现脑干、小脑梗死及小灶梗死。功能性 MRI，如弥散加权成像（DWI）可以早期（发病 2 小时以内）显示缺血组织的部位、范围，甚至可显示皮质下、脑干和小脑的小梗死灶，诊断早期梗死的敏感性为 88%～100%，特异性达 95%～100%。

4. 血管造影检查

DSA 和 MRA 可以发现血管狭窄、闭塞和其他血管病变，如动脉炎、动脉瘤和动静脉畸形等。其中 DSA 是脑血管病变检查的金标准，但因对人体有创且检查费用、技术条件要求高，临床不作为常规检查项目。

5. TCD 检查

对评估颅内外血管狭窄、闭塞、血管痉挛或侧支循环建立的程度有帮助。用于溶栓治疗监测，对判断预后有参考意义。

（四）诊断

根据以下临床特点可明确诊断。

（1）中老年患者，存在动脉粥样硬化、高血压、高血糖等脑卒中的危险因素。

（2）静息状态下或睡眠中起病，病前有反复的 TIA 发作史。

（3）偏瘫、失语、感觉障碍等局灶性神经功能缺损的症状和体征在数小时或数日内达高峰，多无意识障碍。

（4）结合 CT 或 MRI 可明确诊断。应注意与脑栓塞和脑出血等疾病鉴别。

（五）治疗

治疗流程实行分期、分型的个体化治疗。

1. 超早期溶栓治疗

包括静脉溶栓和动脉溶栓治疗。静脉溶栓操作简便，准备快捷，费用低廉。动脉溶栓因要求专门（介入）设备，准备时间长，费用高而推广受到限制，其优点是溶栓药物用药剂量小，出血风险比静脉溶栓时低。

2. 脑保护治疗

如尼莫地平、吡拉西坦、维生素 E 及其他自由基清除剂。

3. 其他治疗

超早期治疗时间窗过后或不适合溶栓患者，可采用降纤、抗凝、抗血小板凝聚、扩血管、扩容、中医药、各种脑保护剂治疗，并及早开始康复训练。

（六）护理评估

1. 健康史

（1）了解既往史和用药情况。①询问患者的身体状况，了解既往有无脑动脉硬化、原发性高血压、高脂血症及糖尿病病史。②询问患者是否进行过治疗，目前用药情况怎样，是否按医嘱正确服用降压、降糖、降脂及抗凝药物。

（2）询问患者的起病情况。①了解起病时间和起病形式。②询问患者有无明显的头晕、头痛等前驱症状。③询问患者有无眩晕、恶心、呕吐等伴随症状，如有呕吐，了解是使劲呕出还是难以控制地喷出。

（3）了解生活方式和饮食习惯。①询问患者的饮食习惯，有无偏食、嗜食爱好，是否喜食腊味、肥肉、动物内脏等，是否长期摄入高盐、高胆固醇饮食。②询问患者有无烟酒嗜好及家族中有无类似疾病史或有卒中、原发性高血压病史。

2. 身体状况

（1）观察神志、瞳孔和生命体征情况。①观察神志是否清楚，有无意识障碍及其类型。②观察瞳孔大小及对光反射是否正常。③观察生命体征，起病初始体温、脉搏、呼吸一般正常，病变范围较大或脑干受累时可见呼吸不规则等。

（2）评估有无神经功能受损。①观察有无精神、情感障碍。②询问患者双眼能否看清眼前的物品，了解有无眼球运动受限、眼球震颤及眼睑闭合不全，视野有无缺损。③观察有无口角歪斜或鼻唇沟变浅，检查伸舌是否居中。④观察有无言语障碍、饮水反呛等。⑤检查患者四肢肌力、肌张力情况，了解有无肢体活动障碍、步态不稳及肌萎缩。⑥检查有无感觉障碍。⑦观察有无二便障碍。

3. 心理—社会状况

观察患者是否存在因疾病所致焦虑等心理问题；了解患者和家属对疾病发生的相关因素、治疗和护理方法、预后、如何预防复发等知识的认知程度；了解患者家庭条件与经济状况及家属对患者的关心和支持程度。

（七）护理问题

1. 躯体活动障碍

与运动中枢损害致肢体瘫痪有关。

2. 语言沟通障碍

与语言中枢损害有关。

3. 吞咽障碍

与意识障碍或延髓麻痹有关。

4. 有失用综合征的危险

与意识障碍、偏瘫所致长期卧床有关。

5. 焦虑/抑郁

与瘫痪、失语、缺少社会支持及担心疾病预后有关。

6. 知识缺乏

与缺乏疾病治疗、护理、康复和预防复发的相关知识有关。

（八）护理措施

1. 一般护理

急性期不宜抬高患者床头，宜取头低位或放平床头，以改善头部的血液供应；恢复期枕头也不宜太高，患者可自由采取舒适的主动体位；应注意患者肢体位置的正确摆放，指导和协助家属被动运动和按摩患侧肢体，鼓励和指导患者主动进行有计划的肢体功能锻炼，如指导和督促患者进行 Bobath 握手和桥式运动，做到运动适度、方法得当，防止运动过度而造成肌腱牵拉伤。

2. 生活护理

卧床患者应保持床单位整洁和皮肤清洁，预防压疮的发生。二便失禁的患者，应用温水擦洗臀部、肛周和会阴部皮肤，更换干净衣服和被褥，必要时撒肤疾散类粉剂或涂油膏以保护局部皮肤黏膜，防止出现湿疹和破损；对尿失禁的男患者可考虑使用体外导尿，如用接尿套连接引流袋等；留置导尿管的患者，应每日更换引流袋，接头处要避免反复打开，以免造成逆行感染，每4小时松开开关定时排尿，促进膀胱功能恢复，并注意观察尿量、颜色、性质是否有改变，发现异常及时报告医师处理。

3. 饮食护理

饮食以低脂、低胆固醇、低盐（高血压患者）、适量糖类、丰富维生素为原则。少食肥肉、猪油、奶油、蛋黄、带鱼、动物内脏及糖果甜食等；多吃瘦肉、鱼虾、豆制品、新鲜蔬菜、水果和含碘食物，提倡食用植物油，戒烟酒。

有吞咽困难的患者，药物和食物宜压碎，以利吞咽；教会患者用吸水管饮水，以减轻或避免饮水呛咳；进食时宜取坐位或半坐位，予以糊状食物从健侧缓慢喂入；必要时鼻饲流食，并按鼻饲要求做好相关护理。

4. 安全护理

对有意识障碍和躁动不安的患者，床铺应加护栏，以防坠床，必要时使用约束带加以约束。对步行困难、步态不稳等运动障碍的患者，应注意其活动时的安全保护，地面保持干燥平整，防湿防滑，并注意清除周围环境中的障碍物，以防跌倒；通道和卫生间等患者活动的场所均应设置扶手；患者如厕、沐浴、外出时需有人陪护。

5. 用药护理

告知药物的作用与用法，注意观察药物的疗效与不良反应，发现异常情况，及时报告医师处理。

（1）使用溶栓药物进行早期溶栓治疗需经 CT 扫描证实无出血灶，患者无出血。溶栓治疗的时间窗为症状发生后 3 小时或 3~6 小时以内。使用低分子肝素、巴曲酶、降纤酶、尿激酶等药物治疗时可发生变态反应及出血倾向，用药前应按药物要求做好皮肤过敏试验，检查患者凝血功能，使用过程中应定期查血常规和注意观察有无出血倾向，发现皮疹、皮下瘀斑、牙龈出血或女患者经期延长等立即报告医师处理。

（2）卡荣针扩血管作用强，需缓慢静脉滴注，6~8 滴/分，100 mL 液体通常需 4~6 小时滴完。如输液速度过快，极易引起面部潮红、头晕、头痛及血压下降等不良反应。前列腺素 E 滴速为 10~20 滴/分，必要时加利多卡因 0.1 g 同时静脉滴注，可以减轻前列腺素 E 对血管的刺激，如滴注速度过快，则可导致患者头痛、穿刺局部疼痛、皮肤发红，甚至发生条索状静脉炎。葛根素连续使用时间不宜过长，以 7~10 天为宜。因据报道此药连续使用时间过长时，易出现发热、寒战、皮疹等超敏反应，故使用过程中应注意观察患者有无上述不适。

（3）使用甘露醇脱水降颅内压时，需快速静脉滴注，常在 15~20 分钟内滴完，必要时还需加压快速滴注。滴注前需确定针头在血管内，因为该药漏在皮下，可引起局部组织坏死。甘露醇的连续使用时间不宜过长，因为长期使用可致肾功能损害和低血钾，故应定期检查肾功能和电解质。

（4）右旋糖酐 40 可出现超敏反应，使用过程中应注意观察患者有无恶心、面色苍白、血压下降和意识障碍等不良反应，发现异常及时通知医师并积极配合抢救。必要时，于使用前取本药 0.1 mL 做过敏试验。

6. 心理护理

疾病早期，患者常因突然出现瘫痪、失语等产生焦虑、情感脆弱、易激惹等情感障碍；疾病后期，则因遗留症状或生活自理能力降低而形成悲观抑郁、痛苦绝望等不良心理。应针对患者不同时期的心理反应予以心理疏导和心理支持，关心患者的生活，尊重他们的人格，耐心告知病情、治疗方法及预后，鼓励患者克服焦虑或抑郁心理，保持乐观心态，积极配合治疗，争取达到最佳康复水平。

（九）健康教育

（1）保持正常心态和有规律的生活，克服不良嗜好，合理饮食。

（2）康复训练要循序渐进，持之以恒，要尽可能做些力所能及的家务劳动，日常生活活动不要依赖他人。

（3）积极防治原发性高血压、糖尿病、高脂血症、心脏病。原发性高血压患者服用降压药时，要定时服药，不可擅自服用多种降压药或自行停药、换药，防止血压骤降骤升；使用降糖、降脂药物时，也需按医嘱定时服药。

（4）定期门诊复查。检查血压、血糖、血脂、心脏功能以及智力、瘫痪肢体、语言的恢复情况，并在医师的指导下继续用药和进行康复训练。

（5）如果出现头晕、头痛、视物模糊、言语不利、肢体麻木、乏力、步态不稳等症状时，请随时就医。

二、脑栓塞

脑栓塞是各种栓子随血流进入颅内动脉使血管腔急性闭塞，引起相应供血区脑组织坏死及功能障碍。根据栓子来源可分为：①心源性，占 60%~75%，常见病因为慢性心房纤颤、风湿性心瓣膜病等；②非心源性，动脉粥样硬化斑块脱落、肺静脉血栓、脂肪栓、气栓、脓栓等；③来源不明，约 30%的脑栓塞不能明确原因。

（一）临床表现

脑栓塞临床表现特点如下。

（1）可发生于任何年龄，以青壮年多见。

（2）多在活动中发病，发病急骤，数秒至数分钟达高峰。

（3）多表现为完全性卒中，意识清楚或轻度意识障碍；栓塞血管多为主干动脉，大脑中动脉、基底动脉尖常见。

（4）易继发出血。

（5）前循环的脑栓塞占 4/5，表现为偏瘫、偏身感觉障碍、失语或局灶性癫痫发作等。

（6）后循环的脑栓塞占 1/5，表现为眩晕、复视、交叉瘫或四肢瘫、共济失调、饮水呛咳及构音障碍等。

（二）辅助检查

1. 头颅 CT 检查

可显示脑栓塞的部位和范围。CT 检查在发病后 24~48 小时内病变部位呈低密度影像。发生出血性梗死时，在低密度梗死区可见 1 个或多个高密度影像。

2. 脑脊液检查

大面积脑梗死脑脊液压力增高，如非必要，应尽量避免此检查。亚急性感染性心内膜炎所致脑脊液含细菌栓子，白细胞增多；脂肪栓塞所致脑脊液可见脂肪球；出血性梗死时脑脊液呈血性或镜检可见红细胞。

3. 其他检查

应常规进行心电图、胸部 X 线和超声心动图检查。疑为感染性心内膜炎时，应进行血常规和细菌培养等检查。心电图检查可作为确定心律失常的依据和协助诊断心肌梗死；超声心动图检查有助于证实是否存在心源性栓子。

（三）诊断

既往有风湿性心脏病、心房颤动及大动脉粥样硬化、严重骨折等病史，突发偏瘫、失语等局灶性神经功能缺损，症状在数秒至数分钟内达高峰，即可做出临床诊断。头颅 CT 和 MRI 检查可确定栓塞的部位、数量及是否伴发出血，有助于明确诊断。应注意与脑血栓形成和脑出血等鉴别。

（四）治疗

1. 原发病治疗

积极治疗引起栓子产生的原发病，如风湿性心脏病、颈动脉粥样硬化斑块、长骨骨折等，给予对症处理。心脏瓣膜病的介入和手术治疗、感染性心内膜炎的抗生素治疗和控制心律失常等，可消除栓子来源，防止复发。

2. 脑栓塞治疗

与脑血栓形成的治疗相同，包括急性期的综合治疗，尽可能恢复脑部血液循环，进行物理治疗和康复治疗等。因本病易并发脑出血，溶栓治疗应严格掌握适应证。

（1）心源性栓塞。因心源性脑栓塞容易再复发，所以，急性期应卧床休息数周，避免活动量过大，减少再发的危险。

（2）感染性栓塞。应用足量有效的抗生素，禁行溶栓或抗凝治疗，以防感染在颅内扩散。

（3）脂肪栓塞。应用肝素、低分子右旋糖酐、5%$NaHCO_3$ 及脂溶剂（如酒精溶液）等静脉滴注溶解脂肪。

（4）空气栓塞。指导患者采取头低左侧卧位，进行高压氧治疗。

3. 抗凝和抗血小板聚集治疗

应用肝素、华法林、阿司匹林，能防止被栓塞的血管发生逆行性血栓形成和预防复发。有研究证据表明，脑栓塞患者抗凝治疗导致的梗死区出血，很少对最终转归带来不利影响。

当发生出血性梗死时，应立即停用溶栓、抗凝和抗血小板聚集的药物，防止出血加重，并适当应用止血药物、脱水降颅内压、调节血压等。脱水治疗过程中应注意保护心功能。

（五）护理评估

1. 健康史

评估患者的既往史和用药情况。询问患者是否有慢性心房纤颤、风湿性心瓣膜病等心源性疾病，是否有动脉粥样硬化斑块脱落、肺静脉血栓、脂肪栓、气栓、脓栓等非心源性疾病。

询问患者是否进行过治疗，目前用药情况怎样，是否按医嘱正确使用降压、降糖、降脂及抗凝药物。

2. 身体状况

评估患者是否有轻度意识障碍或偏瘫、偏身感觉障碍、失语或局灶性癫痫发作等症状。是否有眩晕、复视、交叉瘫或四肢瘫、共济失调、饮水呛咳及构音障碍等。

3. 心理—社会状况

观察患者是否存在因疾病所致焦虑等心理问题；了解患者和家属对疾病发生的相关因素、治疗和护理方法、预后、如何预防复发等知识的认知程度；了解患者家庭条件与经济状况及家属对患者的关心和支持程度。

（六）护理问题

参见本节"一、动脉粥样硬化性血栓性脑梗死"。

（七）护理措施

1. 个人卫生护理

个人卫生是脑栓塞患者自身护理的关键，定时擦身，更换衣裤，晾晒被褥等。并且注意患者的口腔卫生也是非常重要的。

2. 营养护理

患者需要多补充蛋白质、维生素、纤维素和电解质等营养。如果有吞咽障碍尚未完全恢复的患者，可以吃软的固体食物。多吃新鲜的蔬菜和水果，少吃油腻不消化、辛辣刺激的食物。

3. 心理护理

老年脑栓塞患者生活处理能力较弱，容易出现情绪躁动的情况，甚至会有失去治疗信心的情况，此时患者应保持良好的心理素质，提升治疗病患的信心，以有利于疾病的治愈，身体的康复。

（八）健康教育

1. 疾病预防指导

对有发病危险因素或病史者，指导进食高蛋白、高维生素、低盐、低脂、低热量清淡饮食，多食新鲜蔬菜、水果、谷类、鱼类和豆类，保持能量供需平衡，戒烟、限酒；应遵医嘱规则用药，控制血压、血糖、血脂和抗血小板聚集；告知改变不良生活方式，坚持每天进行30分钟以上的慢跑、散步等运动，合理休息和娱乐；对有 TIA 发作史的患者，指导在改变体位时应缓慢，避免突然转动颈部，洗澡时间不宜过长，水温不宜过高，外出时有人陪伴，气候变化时注意保暖，防止感冒。

2. 疾病知识指导

告知患者和家属本病的常见病因和控制原发病的重要性；指导患者遵医嘱长期抗凝治疗，预防复发；在抗凝治疗中定期门诊复诊，监测凝血功能，及时在医护人员指导下调整药物剂量。

3. 康复指导

告知患者和家属康复治疗的知识和功能锻炼的方法，帮助分析和消除不利于疾病康复的因素，落实康复计划，并与康复治疗师保持联系，以便根据康复情况及时调整康复训练方案。如吞咽障碍的康复方法包括：唇肌、舌肌、颜面肌和颈部屈肌的主动运动和肌力训练；先进食糊状或胶冻状食物，少量多餐，逐步过渡到普通食物；进食时取坐位，颈部稍前屈（易引起咽反射）；软腭冰刺激；咽下食物练习呼气或咳嗽（预防误咽）；构音器官的运动训练（有助于改善吞咽功能）。

4. 鼓励生活自理

鼓励患者从事力所能及的家务劳动，日常生活不过度依赖他人；告知患者和家属功能恢复需经历的过程，使患者和家属克服急于求成的心理，做到坚持锻炼，循序渐进。嘱家属在物质和精神上对患者提供帮助和支持，使患者体会到来自多方的温暖，树立战胜疾病的信心。同时，也要避免患者产生依赖心理，增强自我照顾能力。

三、腔隙性脑梗死

腔隙性脑梗死是长期高血压引起脑深部白质及脑干穿通动脉病变和闭塞，导致缺血性微梗死，缺血、坏死和液化的脑组织由吞噬细胞移走而形成腔隙，约占脑梗死的20%。病灶直径小于2 cm的脑梗死，病灶多发可形成腔隙状态。

（一）临床表现

常见临床综合征有：①纯感觉性卒中；②纯运动性卒中；③混合性卒中；④共济失调性轻偏瘫；⑤构音障碍—手笨拙综合征。

（二）辅助检查

1. 血液生化检查

可见血糖、血清总胆固醇、血清三酰甘油和低密度脂蛋白增高。

2. TCD检查

可发现颈动脉粥样硬化斑块。

3. 影像学检查

头部CT扫描可见深穿支供血区单个或多个病灶，呈腔隙性阴影，边界清晰。MRI显示腔隙性病灶呈T_1等信号或低信号、T_2高信号，是最有效的检查手段。

（三）诊断

目前诊断标准尚未统一，以下标准可供参考：①中老年发病，有长期高血压病史；②临床表现符合常见腔隙综合征之一；③CT或MRI检查可证实存在与神经功能缺失一致的病灶；④预后良好，多在短期内恢复。

（四）治疗

目前尚无有效的治疗方法，主要是预防疾病的复发。

（1）有效控制高血压及各种类型脑动脉硬化是预防本病的关键。

（2）阿司匹林等抑制血小板聚集药物效果不确定，但常应用。

（3）活血化瘀类中药对神经功能恢复有益。

（4）控制其他可干预的危险因素，如吸烟、糖尿病、高脂血症等。

（五）护理评估

1. 健康史

（1）了解既往史和用药史。询问患者既往是否有原发性高血压、高脂血症、糖尿病病史；是否针对病因进行过治疗，是否按医嘱正确用药。

（2）了解患者的生活方式。询问患者的工作情况，是否长期精神紧张、过度疲劳，询问患者日常饮食习惯，有无嗜食、偏食习惯，是否长期进食高盐、高胆固醇饮食，有无烟酒嗜好等，因为上述因素均可加速动脉硬化，加重病情。

（3）评估起病形式。询问患者起病时间，了解是突然起病还是缓慢发病，起病常较突然，多为急性发病，部分为渐进性或亚急性起病。

2. 身体状况

（1）评估有无神经功能受损。询问患者有无肢体乏力、感觉障碍现象，询问患者进食、饮水情况，了解有无饮水反呛、进食困难或构音障碍现象。病灶位于内囊后支、脑桥基底部或大脑脚时，常可出现一侧面部和上下肢无力，对侧偏身或局部感觉障碍；病变累及双侧皮质延髓束时可出现假性延髓性麻痹的症状，如构音障碍、吞咽困难、进食困难、面部表情呆板等。

（2）评估患者的精神与智力情况。询问患者日常生活习惯，与患者进行简单的语言交流，以了解患者有无思维、性格改变，有无智力改变，脑小动脉硬化造成多发性腔隙性脑梗死时，患者表现出思维迟钝，理解能力、判断能力、分析能力和计算能力下降，常有性格改变和行为异常，少数患者还可出现错觉、幻觉、妄想等。

3. 心理—社会状况

本病可导致患者产生语言障碍，评估患者是否有情绪焦躁、痛苦的表现。

（六）护理问题

参见本节"一、动脉粥样硬化性血栓性脑梗死"。

（七）护理措施

1. 一般护理

轻症患者注意生活起居有规律，坚持适当运动，劳逸结合；晚期出现智力障碍时，要引导患者在室内或固定场所进行活动，外出时一定要有人陪伴，防止受伤和走失。

2. 饮食护理

予以富含蛋白质和维生素的低脂饮食，多吃蔬菜和水果，戒烟酒。

3. 症状护理

（1）对有肢体功能障碍和感觉障碍的患者，应鼓励和指导患者进行肢体功能锻炼，尽量坚持生活自理，并注意用温水擦洗患侧皮肤，促进感觉功能恢复。

（2）对有延髓性麻痹进食困难的患者，应给予制作精细的糊状食物，进食时取坐位或半坐位，进食速度不宜过快，应给患者充分的进餐时间，避免进食时看电视或与患者谈笑，以免分散患者注意力，引起窒息。

（3）对有精神症状的患者，床应加护栏，必要时加约束带固定四肢，以防坠床、伤人或自伤。

（4）对有智力障碍的患者，外出时需有人陪护，并在其衣服口袋中放置填写患者姓名、联系电话等个人简单资料的卡片，以防走失。

（5）对缺乏生活自理能力的患者，应加强生活护理，协助其沐浴、进食、修饰等，保持皮肤和外阴清洁。对有延髓性麻痹致进食呛咳的患者，如果体温增高，应注意是否有吸入性肺炎发生；同时还应注意观察患者是否有尿频、尿急、尿痛等现象，防止发生尿路感染。

4. 用药护理

告知药物的作用与用法，注意观察药物的疗效与不良反应，发现异常情况及时报告医师处理。

（1）对有痴呆、记忆力减退或精神症状的患者应注意督促按时服药并看着其服下，同时注意观察药物疗效与不良反应。

（2）静脉注射尼莫同（尼莫地平）等扩血管药物时，尽量使用微量输液泵缓慢注射（8~10 mL/h），并注意观察患者有无面色潮红、头晕、血压下降等不适，如有异常应报告医师及时处理。

（3）服用安理申（盐酸多奈哌齐片）的患者应注意观察有无肝肾功能受损的表现，定时检查肝肾功能。

5. 心理护理

关心体贴患者，鼓励患者保持情绪稳定和良好的心态，避免焦躁、抑郁等不良心理，积极配合治疗。

（八）健康教育

（1）避免进食含过多动物油、黄油、奶油、动物内脏、蛋黄等的高胆固醇饮食，多吃豆制品、鱼等优质蛋白食品，少吃糖。

（2）做力所能及的家务，以防自理能力快速下降；坚持适度的体育锻炼和体力劳动，以改善血液循环，增强体质，防止肥胖。

（3）注意安全，防止跌倒、受伤或走失。

（4）遵医嘱正确服药。

（5）定期复查血压、血脂、血糖等，如有症状加重须及时就医。

（于艳华）

第三节　脑出血

脑出血（ICH）是指原发性非外伤性脑实质内的出血，也称自发性脑出血。我国发病率占急性脑血管病的30%，急性期病死率占30%~40%。绝大多数是高血压伴发的脑小动脉病变在血压骤升时破裂所致，称为高血压性脑出血。老年人是脑出血发生的主要人群，以40~70岁为最主要的发病年龄。

脑出血最常见的病因是高血压并发小动脉硬化。血管的病变与高脂血症、糖尿病、高血压、吸烟等密切相关。通常所说的脑出血是指自发性脑出血。患者往往于情绪激动、用力时突然发病。脑出血发病的主要原因是长期高血压、动脉硬化。绝大多数患者发病当时血压明显升高，导致血管破裂，引起脑出血。其次是脑血管畸形、脑淀粉样血管病、溶栓抗凝治疗所致脑出血等。

一、临床表现

1. 基底节区出血

约占全部脑出血的70%，其中以壳核出血最为常见，其次为丘脑出血。由于此区出血常累及内囊，并以内囊损害体征为突出表现，故又称内囊区出血；壳核出血又称内囊外侧型出血，丘脑出血又称内囊内侧型出血。

（1）壳核出血。是豆纹动脉尤其是其外侧支破裂所致。表现为对侧肢体轻偏瘫、偏身感觉障碍和同向性偏盲（"三偏"），优势半球出血常出现失语，凝视麻痹，呈双眼持续性向出血侧凝视。也可出现失用、体像障碍、记忆力和计算力障碍、意识障碍等。大量出血患者可迅速昏迷，反复呕吐，二便失禁，在数小时内恶化，出现上部脑干受压征象，双侧病理征，呼吸深快不规则，瞳孔扩大固定，可出现去大脑强直发作以致死亡。

（2）丘脑出血。是丘脑膝状动脉和丘脑穿通动脉破裂所致。临床表现与壳核出血相似，也有突发对侧偏瘫、偏身感觉障碍、偏盲等。但与壳核出血不同处为偏瘫多为均等或基本均等，对侧半身深浅感觉减退，感觉过敏或自发性疼痛；特征性眼征表现为眼球向上注视麻痹，常向内下方凝视，眼球会聚障碍和无反应性小瞳孔等；可有言语缓慢而不清、重复言语、发音困难、复述差、朗读正常等丘脑性失语及记忆力减退、计算力下降、情感障碍、人格改变等丘脑性痴呆；意识障碍多见且较重，出血波及丘脑下部或破入第Ⅲ脑室可出现昏迷加深、瞳孔缩小、去皮质强直等中线症状。本型死亡率较高。

（3）尾状核头出血。较少见，临床表现与蛛网膜下隙出血相似，常表现为头痛、呕吐，有脑膜刺激征，无明显瘫痪，可有对侧中枢性面舌瘫。有时可因头痛在CT检查时偶然发现。

2. 脑干出血

脑桥是脑干出血的好发部位，偶见中脑出血，延髓出血极为少见。

（1）脑桥出血。表现为突然头痛、呕吐、眩晕、复视、注视麻痹、交叉性瘫痪或偏瘫、四肢瘫等。出血量较大时，患者很快进入意识障碍、针尖样瞳孔、去大脑强直、呼吸障碍，并可伴有高热、大汗、应激性溃疡等；出血量较少时可表现为一些典型的综合征，如Foville综合征、Millard-Gubler综合征和闭锁综合征等。

（2）中脑出血。表现为：①突然出现复视、上睑下垂；②一侧或两侧瞳孔扩大，眼球不同轴，水平或垂直眼震，同侧肢体共济失调，也可表现为Weber或Benedikt综合征；③严重者很快出现意识障碍、去大脑强直。

（3）延髓出血。表现为：①重症可突然出现意识障碍，血压下降，呼吸节律不规则，心律失常，继而死亡；②轻者可表现为不典型的Wallenberg综合征。

3. 小脑出血

小脑出血好发于小脑上动脉供血区，即半球深部齿状核附近，发病初期患者大多意识清楚或有轻度意识障碍，表现为眩晕、频繁呕吐、枕部剧烈头痛和平衡障碍等，但无肢体瘫痪是其常见的临床特点；轻症者表现出一侧肢体笨拙、行动不稳、共济失调和眼球震颤，无瘫痪；两眼向病灶对侧凝视，吞咽及发音困难，四肢锥体束征，病侧或对侧瞳孔缩小、对光反射减弱；晚期瞳孔散大，中枢性呼吸障碍，最后因枕大孔疝死亡；暴发型则常突然昏迷，在数小时内迅速死亡。如出血量较大，病情迅速进展，发病时或发病后12~24小时出现昏迷及脑干受压征象，可有面神经麻痹、两眼凝视病灶对侧、肢体瘫痪及病理反射出现等。

4. 脑叶出血

脑叶出血也称为皮质下白质出血，可发生于任何脑叶。一般症状均略轻，预后相对较好。脑叶出血除表现为头痛、呕吐外，不同脑叶的出血，临床表现也有不同。

（1）额叶出血。前额疼痛、呕吐、痫性发作较多见；对侧偏瘫、共同偏视、精神异常、智力减退等；优势半球出血时可出现 Broca 失语。

（2）顶叶出血。偏瘫较轻，而对侧偏身感觉障碍显著；对侧下象限盲；优势半球出血时可出现混合性失语，左右辨别障碍，失算、失认、失写［格斯特曼综合征（Gerstmann syndrome）］。

（3）颞叶出血。表现为对侧中枢性面舌瘫及以上肢为主的瘫痪；对侧上象限盲；有时有同侧耳前部疼痛；优势半球出血时可出现 Wernicke 失语；可有颞叶癫痫、幻嗅、幻视。

（4）枕叶出血。主要症状为对侧同向性偏盲，并有黄斑回避现象，可有一过性黑矇和视物变形；有时有同侧偏瘫及病理征。

5. 脑室出血

脑室出血一般分为原发性和继发性两种。原发性脑室出血为脑室内脉络丛动脉或室管膜下动脉破裂出血，较为少见，占脑出血的 3%～5%。继发性脑室出血是由于脑内出血量大，穿破脑实质流入脑室，常伴有脑实质出血的定位症状和体征。根据脑室内血肿大小可将脑室出血分为全脑室积血（Ⅰ型）、部分性脑室出血（Ⅱ型）以及新鲜血液流入脑室内，但不形成血凝块者（Ⅲ型）3 种类型。Ⅰ型因影响脑脊液循环而急剧出现颅内压增高、昏迷、高热、四肢弛缓性瘫痪或呈去皮质状态，呼吸不规则。Ⅱ型及Ⅲ型仅有头痛、恶心、呕吐，脑膜刺激征阳性，无局灶性神经体征。出血量大、病情严重者迅速出现昏迷或昏迷加深，早期出现去皮质强直，脑膜刺激征阳性。常出现丘脑下部受损的症状及体征，如上消化道出血、中枢性高热、大汗、应激性溃疡、急性肺水肿、血糖增高、尿崩症等，病情多严重，预后不良。

二、辅助检查

1. 血常规及血液生化检查

白细胞可增多，超过 $10×10^9/L$ 者占 60%～80%，甚至可达（15～20）×$10^9/L$，并可出现蛋白尿、尿糖，血尿素氮和血糖浓度升高。

2. 脑脊液检查

脑脊液（CSF）压力常增高，多为血性脑脊液。应注意重症脑出血患者，如诊断明确，不宜行腰脊穿刺检查，以免诱发脑疝导致死亡。

3. CT 检查

CT 检查可显示血肿部位、大小、形态，是否破入脑室，血肿周围有无低密度水肿带及占位效应、脑组织移位等。24 小时内出血灶表现为高密度，边界清楚。48 小时以后，出血灶高密度影周围出现低密度水肿带。

4. 数字减影血管造影（DSA）检查

对血压正常、疑有脑血管畸形等的年轻患者，可考虑行 DSA 检查，以便进一步明确病因，积极针对病因治疗，预防复发。脑血管 DSA 对颅内动脉瘤、脑血管畸形等的诊断，均有重要价值。颈内动脉造影正位像可见大脑前、中动脉间距在正常范围，豆纹动脉外移。

5. MRI 检查

MRI 具有比 CT 更高的组织分辨率，而且可直接多方位成像，无颅骨伪影干扰，又具有血管流空效应等特点，使对脑血管疾病的显示率及诊断准确性，比 CT 更胜一筹。CT 能诊断的脑血管疾病，MRI 均能做到；而对发生于脑干、颞叶和小脑等的血管性疾病，MRI 比 CT 更佳；对脑出血、脑梗死的演变过程，MRI 比 CT 显示更完整；对 CT 较难判断的脑血管畸形、烟雾病等，MRI 比 CT 更敏感。

6. TCD 检查

多普勒超声检查最基本的参数为血流速度与频谱形态。血流速度增加可表示高血流量、动脉痉挛或动脉狭窄；血流速度减慢则可能是动脉近端狭窄或循环远端阻力增高的结果。

三、诊断

脑出血的诊断要点为：①多为中老年患者；②多数患者有高血压病史，因某种因素血压急骤升高而发病；③起病急骤，多在兴奋状态下发病；④有头痛、呕吐、偏瘫，多数患者有意识障碍，严重者昏迷和脑疝形成；⑤脑膜刺激征阳性；⑥多数患者为血性脑脊液；⑦头颅 CT 和 MRI 可见出血病灶。

四、治疗

1. 保持呼吸道通畅

注意气道管理，清理呼吸道分泌物，保证正常换气功能，有肺部感染时应用抗生素，必要时气管切开。

2. 降低颅内压

可选用 20% 甘露醇 125~250 mL 静脉滴注，每 6~8 小时 1 次和（或）甘油果糖注射液 250 mL 静脉滴注，12 小时 1 次或每日 1 次。呋塞米 20~40 mg 静脉注射，每 6 小时、8 小时或 12 小时 1 次。也可根据病情应用白蛋白 5~10 g 静脉滴注，每天 1 次。

3. 管理血压

应平稳、缓慢降压，不能降压过急、过快，否则易致脑血流灌注不足，出现缺血性损害加重病情。

4. 治疗高血压性脑出血

可不用止血药。有凝血功能障碍的可酌情应用止血药，如巴曲酶、6-氨基己酸、氨甲苯酸等。

5. 亚低温疗法

应用冰帽等设备降低头部温度，降低脑耗氧量，保护脑组织。

6. 中枢性高热者的治疗

可物理降温。

7. 预防性治疗

下肢静脉血栓形成及肺栓塞建议穿弹力袜进行预防。

8. 防治并发症

脑出血的并发症有应激性溃疡、电解质平衡紊乱等。可根据病情选用质子泵阻滞剂

（如奥美拉唑等）或 H$_2$ 受体阻滞剂（如西咪替丁、法莫替丁等），根据患者出入量调整补液量，并补充氯化钾等，维持水电解质平衡，痫性发作可给予地西泮 10～20 mg 缓慢静脉注射或苯巴比妥钠 100～200 mg 肌内注射控制发作，一般不需长期治疗。

9. 外科手术治疗

必要时进行外科手术治疗。对于内科非手术治疗效果不佳，或出血量大，有发生脑疝征象的，或怀疑为脑血管畸形引起出血的，可外科手术治疗（去骨瓣减压术、小骨窗开颅血肿清除术、钻孔血肿抽吸术、脑室外引流术、微创穿刺颅内血肿碎吸引流术等）。手术指征：①基底节中等量以上出血（壳核出血≥30 mL，丘脑出血≥15 mL）；②小脑出血≥10 mL 或直径≥3 cm 或出现明显脑积水；③重症脑室出血。

五、护理评估

1. 健康史

（1）了解患者的既往史和用药情况。①询问患者既往是否有原发性高血压、动脉粥样硬化、高脂血症、血液病病史。②询问患者曾经进行过哪些治疗，目前用药情况怎样，是否持续使用过抗凝、降压等药物，发病前数日有无自行停服或漏服降压药的情况。

（2）询问患者的起病情况。①了解起病时间和起病形式。询问患者起病时间，当时是否正在活动，或者是在生气、大笑等情绪激动时，或者是在用力排便时。脑出血患者多在活动和情绪激动时起病，临床症状常在数分钟至数小时内达到高峰，观察患者意识状态，重症患者数分钟内可转入意识模糊或昏迷。②询问患者有无明显的头晕、头痛等前驱症状。大多数脑出血患者病前无预兆，少数患者可有头痛、头晕、肢体麻木等前驱症状。③了解有无头痛、恶心、呕吐等伴随症状。脑出血患者因血液刺激以及血肿压迫脑组织引起脑组织缺血、缺氧，发生脑水肿和颅内压增高，可致剧烈头痛和喷射状呕吐。

（3）了解患者的生活方式和饮食习惯。①询问患者工作与生活情况，是否长期处于紧张忙碌状态，是否缺乏适宜的体育锻炼和休息时间。脑出血患者常在活动和情绪激动时发病。②询问患者是否长期摄取高盐、高胆固醇饮食，高盐饮食可致水钠潴留，使原发性高血压加重；高胆固醇饮食与动脉粥样硬化密切相关。③询问患者是否有嗜烟、酗酒等不良习惯以及家族卒中病史。

2. 身体状况

（1）观察患者的神志、瞳孔和生命体征情况。①观察神志是否清楚，有无意识障碍及其类型：无论轻症还是重症脑出血患者起病初时均可以意识清楚，随着病情加重，意识逐渐模糊，常在数分钟或数十分钟内神志转为昏迷。②观察瞳孔大小及对光反射是否正常：瞳孔的大小与对光反射是否正常，与出血量、出血部位有密切关联，轻症脑出血患者瞳孔大小及对光反射均可正常；"针尖样"瞳孔为脑桥出血的特征性体征；双侧瞳孔散大可见于脑疝患者；双侧瞳孔缩小、凝视麻痹伴严重眩晕，意识障碍呈进行性加重，应警惕脑干和小脑出血的可能。③观察生命体征的情况：重症脑出血患者呼吸深沉带有鼾声，甚至呈潮式呼吸或不规则呼吸；脉搏缓慢有力，血压升高；当脑桥出血时，丘脑下部对体温的正常调节被阻断而使体温严重上升，甚至呈持续高热状态。如脉搏增快，体温升高，血压下降，则有生命危险。

（2）观察有无神经功能受损。①观察有无"三偏征"：大脑基底核为最常见的出血部位，当累及内囊时，患者常出现偏瘫、偏身感觉障碍和偏盲。②了解有无失语及失语类型，脑出血累及大脑优势半球时，常出现失语症。③有无眼球运动及视力障碍，除了内囊出血可发生"偏盲"外，枕叶出血可引起皮质盲；丘脑出血可压迫中脑顶盖，产生双眼上视麻痹而固定向下注视；脑桥出血可表现为交叉性瘫痪，头和眼转向非出血侧，呈"凝视瘫肢"状；小脑出血可有面神经麻痹、眼球震颤、两眼向病变对侧同向凝视。④检查有无肢体瘫痪及瘫痪类型，除内囊出血、丘脑出血和额叶出血引起"偏瘫"外，脑桥小量出血还可引起交叉性瘫痪，脑桥大量出血（血肿>5 mL）和脑室大出血可迅即发生四肢瘫痪和去皮质强直发作。⑤其他，颞叶受累除了发生 Wernicke 失语外，还可引起精神症状；小脑出血则可出现眩晕、眼球震颤、共济失调、行动不稳、吞咽障碍。

3. 心理—社会状况

评估脑出血患者是否因有偏瘫、失语等后遗症，而产生抑郁、沮丧、烦躁、易怒、悲观失望等情绪反应；评估这些情绪是否对日后生活有一定的影响。

六、护理问题

1. 并发症
压疮、吸入性肺炎、泌尿系感染、深静脉血栓。

2. 生活自理能力缺陷
与脑出血卧床有关。

3. 潜在并发症
脑疝、上消化道出血。

4. 其他问题
吞咽障碍、语言沟通障碍。

七、护理措施

1. 一般护理

患者绝对卧床休息 4 周，抬高床头 15°~30°，以促进脑部静脉回流，减轻脑水肿；取侧卧位或平卧头侧位，防止呕吐物反流引起误吸。脑出血急性期患者应尽量就地治疗，避免不必要的搬动，并注意保持病房安静，严格限制探视。翻身时，注意保护头部，动作宜轻柔缓慢，以免加重出血，避免咳嗽和用力排便。神经系统症状稳定 48~72 小时后，患者即可开始早期康复锻炼，但应注意不可过度用力或憋气。恢复期的康复训练不可急于求成，应循序渐进、持之以恒。

2. 饮食护理

急性期患者给予高蛋白、高维生素、高热量饮食，并限制钠盐摄入（<3 g/d）。有意识障碍、消化道出血的患者宜禁食 24~48 小时，然后酌情给予鼻饲流食，如牛奶、豆浆、藕粉、蒸蛋或混合匀浆等，每日 4~5 次，每次约 200 mL。恢复期患者应给予清淡、低盐、低脂、适量蛋白质、高维生素食物，戒烟酒，忌暴饮暴食。

3. 症状护理

（1）对神志不清、躁动或有精神症状的患者，床应加护栏，并适当约束，防止跌伤。

（2）注意保持呼吸道通畅。及时清除口鼻分泌物，协助患者轻拍背部，以促进痰痂的脱落排出，但急性期应避免刺激咳嗽，必要时可给予负压吸痰、吸氧及定时雾化吸入。

（3）协助患者完成生活护理。按时翻身，保持床单干燥整洁，保持皮肤清洁卫生，预防压疮的发生；如有闭眼障碍的患者，应涂四环素眼膏，并用湿纱布盖眼，保护角膜；昏迷和鼻饲患者应做好口腔护理，每日2次。有尿便失禁的患者，注意及时用温水擦洗外阴及臀部，保持皮肤清洁、干燥。

（4）有吞咽障碍的患者，喂饭喂水时不宜过急，遇呕吐或反呛时应暂停喂食喂水，防止食物呛入气管引起窒息或吸入性肺炎，对昏迷等不能进食的患者可酌情予以鼻饲流食。

（5）注意保持瘫痪肢体功能位置，防止足下垂，被动运动关节和按摩患肢，防止手足挛缩、变形及神经麻痹，病情稳定后应尽早开始肢体功能锻炼和语言康复训练，以促进神经功能的早日康复。

（6）中枢性高热的患者先行物理降温，如温水擦浴、酒精浴、冰敷等，效果不佳时可给予退热药，并注意监测和记录体温的情况。

（7）密切观察病情，尤其是生命体征、神志、瞳孔的变化，及早发现脑疝的先兆表现，一旦出现，应立即报告医师及时抢救。

4. 用药护理

告知药物的作用与用法，注意观察药物的疗效与不良反应，发现异常情况，及时报告医师处理。

（1）颅内压升高使用20%甘露醇静脉滴注脱水时，要保证绝对快速输入，20%的甘露醇50~100 mL要在15~30分钟内滴完，注意防止药液外漏，并注意尿量与血电解质的变化，尤其应注意有无低血钾发生。①患者每日补液量可按尿量加500 mL计算，在1500~2000 mL以内，如有高热、多汗、呕吐或腹泻者，可适当增加入液量。②每日补钠50~70 mmol/L，补钾40~50 mmol/L。防止低钠血症，以免加重脑水肿。

（2）严格遵医嘱服用降压药，不可骤停和自行更换，也不宜同时服用多种降压药，避免血压骤降或过低致脑供血不足。应根据患者的年龄、基础血压、病后血压等情况判定最适血压水平，缓慢降压，不宜使用强降压药（如利舍平）。

（3）用地塞米松消除脑水肿时，因其易诱发上消化道应激性溃疡，应观察有无呃逆、上腹部饱胀不适、胃痛、呕血、便血等，注意胃内容物或呕吐物的性状，以及有无黑便；鼻饲流食的患者，注意观察胃液的颜色是否为咖啡色或血性，必要时可做隐血试验检查，如发现异常及时通知医师处理。

（4）躁动不安的患者可根据病情给予小量镇静、镇痛药；患者有抽搐发作时，可用地西泮静脉缓慢注射，或苯妥英钠口服。

5. 心理护理

主动关心患者与家属，耐心介绍病情及预后，消除其紧张焦虑、悲观抑郁等不良情绪，保持患者及家属情绪稳定，积极配合抢救与治疗。

八、健康教育

（1）避免情绪激动，去除不安、恐惧、愤怒、抑郁等不良情绪，保持正常心态。

（2）给予低盐、低脂、适量蛋白质、富含维生素与纤维素的清淡饮食，多吃蔬菜、水果，少食辛辣刺激性强的食物，戒烟酒。

（3）生活有规律，保持排便通畅，避免排便时用力过度和憋气。

（4）坚持适度锻炼，避免重体力劳动。如坚持做保健体操、慢散步、打太极拳等。

（5）尽量做到日常生活自理，康复训练时注意克服急于求成的心理，做到循序渐进、持之以恒。

（6）定期复查血压、血糖、血脂、血常规等项目，积极治疗原发性高血压、糖尿病、心脏病等原发疾病。如出现头痛、呕吐、肢体麻木无力、进食困难、饮水呛咳等症状时需及时就医。

（孙逸鸾）

第七章

泌尿科疾病护理

第一节　前列腺癌

一、概述

前列腺癌是男性生殖系统最常见的恶性肿瘤，发病率随年龄增长而增加，我国以前发病率较低，但由于人口老龄化，近年来发病率有所增加，同时由于对前列腺癌诊断方法的不断改进，如酸性磷酸酶的放射免疫测定，前列腺液的乳酸脱氢酶测定，经直肠的超声显像、CT 检查以及前列腺穿刺针改进等，使前列腺癌得以早期诊断，也使前列腺癌的发病率有所增加。前列腺癌的病理检出率和临床上的发病率有很大差异。

前列腺癌病因尚未完全查明，可能与种族、遗传、性激素、食物、环境有关。有前列腺癌家族史的人群有较高的前列腺患病危险性。前列腺癌常从腺体外周带发生，很少单纯发生于中心区域。约95%的前列腺癌为腺癌，其余5%中，90%是移行细胞癌，10%为神经内分泌癌和肉瘤。

二、临床表现

1. 阻塞症状

可以有排尿困难、尿潴留、疼痛、血尿或尿失禁。

2. 局部浸润症状

膀胱直肠间隙常被最先累及，这个间隙内包括前列腺精囊、输精管、输尿管下端等脏器结构，如肿瘤侵犯并压迫输精管会引起患者腰痛以及患侧睾丸疼痛，部分患者还诉说射精痛。

3. 其他转移症状

前列腺癌容易发生骨转移，开始可无症状，也有因骨转移引起神经压迫或病理性骨折。

4. 体征

直肠指检可触及前列腺结节。淋巴结转移时，患者可出现下肢水肿。脊髓受压可出现下肢痛及无力。

5. 辅助检查

（1）直肠指检。应在抽血检查血清前列腺特异性抗原（PSA）后进行，可触及前列腺结节。

（2）影像学检查。

1）经直肠超声检查（TRUS）。在 TRUS 上典型的前列腺癌的征象是在外周带的低回声结节。目前 TRUS 的最主要作用是引导进行前列腺的系统性穿刺活检。

2）CT 检查。目的主要是协助肿瘤的临床分期。

3）MRI 检查。可以显示前列腺包膜的完整性、是否侵犯前列腺周围组织及器官，还可以显示盆腔淋巴结受侵犯的情况及骨转移的病灶，在临床分期中具有重要作用。

4）全身核素骨显像检查（ECT）。显示骨转移情况。

（3）实验室检查。血清前列腺特异性抗原（PSA）的测定可作为前列腺癌筛选检查方法。

（4）病理检查。前列腺穿刺活检取病理学检查是诊断前列腺癌最可靠的检查。

三、治疗

1. 非手术治疗

即观察等待，指主动监测前列腺癌的进程，在出现肿瘤进展或临床症状明显时给予治疗。

2. 手术治疗

前列腺癌根治性手术治疗，用于可能治愈的前列腺癌。国内推荐开放式耻骨后前列腺癌根治术和腹腔镜前列腺癌根治术，有条件的可开展机器人辅助腹腔镜前列腺癌根治术。

3. 内分泌治疗

内分泌治疗的方法包括药物去势和抗雄治疗。

4. 试验性局部治疗

包括前列腺癌的冷冻治疗、前列腺癌的高能聚焦超声、组织内肿瘤射频消融。

四、护理评估

1. 健康史及相关因素

包括患者一般情况，家族中有无前列腺癌发病者，初步判断前列腺癌的发生时间，患者有无排尿困难、尿潴留、刺激症状，有无骨痛、排便失禁。本次发病是体检时无意发现还是出现排尿困难、尿潴留而就医。不适是否影响患者的生活质量。

2. 身体状况

肿块位置、大小，是否局限在前列腺内，有无骨转移，肿瘤是否浸及周围器官。

五、护理要点及措施

1. 术前护理要点及措施

（1）按泌尿外科疾病术前护理常规。

（2）全面评估患者，包括健康史及其相关因素、身体状况、生命体征，以及神志、精神状态、行动能力等。

（3）心理护理。前列腺癌患者早期多无症状，多数是体检时无意发现，患者多数难以接受，要多与患者沟通，解释病情，对患者给予同情、理解、关心、帮助，告诉患者前列腺癌恶性程度属中等，经有效治疗后疗效尚可，5 年生存率较高。减轻患者思想压力，稳定情绪，使之更好地配合治疗和护理。

（4）饮食护理。由于前列腺癌患者多为年老体弱者，且患者就医时多属中晚期，多有不同程度的机体消耗。对这类患者在有效治疗的同时，需给予营养支持，告知患者保持丰富的膳食营养，尤其多食富含多种维生素的食物，多饮绿茶。必要时给予肠外营养支持。

（5）协助患者做好术前相关检查工作，如影像学检查、心电图检查、血液检查、尿便检查等。

（6）遵医嘱做好各项术前准备及术前指导。

2. 术后护理要点及措施

（1）按泌尿外科一般护理常规及全身麻醉手术后护理常规护理。

（2）严密观察患者生命体征的变化，包括体温、血压、脉搏、呼吸。观察并记录生命体征每 4 小时 1 次。

（3）切口及引流管的护理。

1）引流期间保持引流通畅，定时挤压引流管，避免因引流不畅而造成感染、积液等并发症。活动、翻身时要避免引流管打折、受压、扭曲、脱出等。

2）维持引流装置无菌状态，防止污染，每天定时更换引流袋。

3）每日准确记录和观察引流液的颜色、性质和量，如在短时间内引流出大量血性液体（一般>200 mL/h），应警惕发生继发性大出血的可能，同时密切观察血压和脉搏的变化，发现异常及时报告医师给予处理。前列腺癌根治术后患者会出现漏尿现象，表现为引流液突然增多，颜色为清亮的尿液颜色，此为正常现象，随术后恢复会逐渐消失。

（4）尿管的护理。

1）术后患者留置尿管时间较长，留置尿管期间每日用 0.05%复合碘消毒尿道外口，保持会阴部清洁，更换尿袋每周 2 次。

2）给予妥善固定尿管，活动、翻身时要避免引流管打折、受压、扭曲、脱出等。

3）要及时排空尿液并观察尿液的颜色。行前列腺癌根治术后患者尿色初为淡红色，数日后恢复清亮。若尿色突然转为鲜红色，应警惕出血，需及时报告医师，并密切观察生命体征。

（5）胃管的护理。行机器人辅助腹腔镜下前列腺癌根治术后患者需行胃肠减压 1~3 天，直到胃肠蠕动恢复，持续胃肠减压期间要保持胃管通畅，每日记录胃液的量、颜色、性质。

（6）基础护理。

1）患者术后清醒后，可改为半卧位，以利于伤口引流及减轻腹压，减轻疼痛。

2）患者卧床期间，应协助其保持床单位整洁和卧位舒适，定时翻身，按摩骨突处，防止皮肤发生压疮。

3）满足患者生活上的合理需求。

4）晨晚间护理。

（7）并发症预防及护理。

1）下肢静脉血栓：行机器人辅助腹腔镜前列腺癌根治术的患者术后需穿着抗血栓压力袜，预防下肢静脉血栓形成。

2）出血：遵医嘱给予止血药物并密切观察引流液颜色、量、性质。行睾丸切除术患者，遵医嘱给予阴囊部位沙袋压迫。

3）肺部感染：协助患者翻身、叩背，指导患者床上活动，遵医嘱给予雾化吸入及消炎药物治疗。

（8）术后活动。行腹腔镜前列腺根治术24~48小时即可离床活动。行机器人辅助腹腔镜下前列腺癌根治术患者适当延长卧床时间。

（9）心理护理。告知患者术后体温可略升高，属于外科吸收热，2天后逐渐恢复正常。麻醉作用消失后，患者开始感觉切口疼痛，告知患者24小时内疼痛最剧烈，3天后会逐渐减轻。根据患者的文化程度、个性，给予患者关于疾病恢复的知识，解答患者恢复过程中的疑问，给予心理疏导，增强患者战胜疾病的信心。

六、健康教育

（1）出院前向患者及家属详细介绍出院后有关事项，并将有关资料交给患者或家属，告知患者出院后1个月来院复诊。

（2）行前列腺癌根治术后患者每月检测PSA，预防生化复发，若有骨痛，应即查骨扫描。患者出院时通常未拔除尿管，指导患者学会尿管的护理，每日饮水需超过2500 mL，每日至少做盆底肌功能锻炼30~45次，每次持续10秒左右，可以由每次2~3秒开始，逐步达到10秒。并告知拔尿管的时间。

（3）嘱患者避免高脂肪饮食，特别是动物脂肪，红色肉类是前列腺癌的危险因素；豆类、谷物、蔬菜、水果、绿茶对预防本病有一定作用。

（4）告知患者术后注意劳逸结合，避免过度劳累，适当进行户外活动及轻度体育锻炼，以增强体质，防止感冒及其他并发症，戒烟、禁酒。

（5）告知患者如有异常情况应及时来院就诊。

（刘　佳）

第二节　膀胱肿瘤

一、概述

膀胱肿瘤是泌尿系统中最常见的肿瘤。在我国膀胱肿瘤的发病率在男性泌尿生殖器肿瘤中居第一位。男性发病率为女性的3~4倍，年龄以50~70岁为多，以表浅的乳头状肿瘤最为常见。膀胱肿瘤以上皮性肿瘤为主，占95%以上，其中超过90%为移行上皮细胞癌。本病恶性度低，复发率高，一旦复发，恶性度增高。

膀胱肿瘤病因尚不完全清楚，研究发现在染料、橡胶塑料、油漆等行业工作或生活中长期接触苯胺类化学物质，容易诱发膀胱肿瘤。色氨酸和烟酸代谢异常可引起膀胱肿瘤。吸烟也是膀胱肿瘤的致癌因素。其他如膀胱白斑、腺性膀胱炎、尿石等也可能是膀胱肿瘤的诱因。

二、临床表现

1. 症状和体征

（1）血尿。为膀胱肿瘤最常见和最早出现的症状，多数为全程无痛肉眼血尿，偶见终末或镜下血尿，血尿间歇出现，量多少不一。出血量与肿瘤大小、数目、恶性程度并不一致。

（2）尿频、尿痛。膀胱刺激症状常因肿瘤瘤体较大或侵入肌层较深所致，肿瘤坏死、溃疡和合并感染时更明显，属晚期症状。

（3）排尿困难和尿潴留。发生于肿瘤较大或堵塞膀胱出口时。

（4）其他。肿瘤浸润输尿管口可引起肾积水，晚期有贫血、水肿、腹部肿块等表现。

2. 辅助检查

（1）B超检查：可发现直径0.5 cm以上的膀胱肿瘤，经尿道超声扫描可了解肿瘤浸润范围及深度。

（2）尿脱落细胞检查：可找到肿瘤细胞，但分化良好者不易检出。

（3）膀胱镜检查：是最重要的检查手段，能直接观察肿瘤位置、大小、数目、形态、浸润范围等，并可取活组织检查，进行病理分级和分期，有助于确定诊断和治疗方案。

（4）静脉肾盂造影检查：可了解肾盂、输尿管有无肿瘤，膀胱是否充盈缺损，肾积水或显影差提示肿瘤浸润输尿管口。

（5）CT、MRI检查：可了解肿瘤浸润深度及局部转移病灶。

三、治疗

1. 以手术治疗为主

根据肿瘤的病理检查并结合患者全身状况，选择合适的手术方法。体积较小或浅表的非浸润性肿瘤多采用经尿道膀胱肿瘤电切或激光切除术；体积较大、浸润较深但较局限的肿瘤可行膀胱部分切除术；体积较大、多发、反复发作及分化不良、浸润较深的肿瘤应行膀胱全切术。

2. 膀胱内灌注治疗

常用卡介苗、丝裂霉素、多柔比星、吡柔比星、表柔比星行膀胱内灌注治疗，可以预防或推迟肿瘤复发。

3. 晚期浸润性癌治疗

采用姑息性放疗或化疗可减轻症状，延长生存时间。膀胱肿瘤复发率较高，可达80%。

四、护理评估

1. 健康史及相关因素

了解患者一般情况，包括家族中有无膀胱肿瘤或泌尿系统发病者，了解患者有无血尿及血尿程度，有无排尿形态改变，有无对生活质量的影响及发病特点。

2. 身体状况

了解肿块位置、大小、数量，肿块有无触痛以及活动度情况。全身重要脏器功能状况，有无转移灶的表现及恶液质。

五、护理要点及措施

1. 术前护理要点及措施

（1）按泌尿外科疾病术前护理常规。

（2）全面评估患者。包括健康史及其相关因素、身体状况、生命体征，以及神志、精神状态、行动能力等。

（3）心理护理。对患者给予充分的理解、关心、帮助，血尿程度严重的患者，避免过度紧张焦虑。解除患者的紧张情绪，积极配合治疗和护理。告知患者不良的心理状态会降低身体的抵抗力，不利于疾病的康复。根据患者的社会背景、个性及不同手术方式，对患者提供个体化心理支持，以增强战胜疾病的信心。

（4）膀胱镜检查指导。说明膀胱镜检查的意义、操作程序、注意事项及配合要点，鼓励患者配合检查。检查后告知卧床休息，多饮水，遵医嘱给予抗生素，防止感染。

（5）饮食护理。告知患者宜进高热量、高蛋白、高纤维素、易消化的饮食，多饮水，保持尿路通畅。纠正贫血，改善一般状态，必要时遵医嘱给予输血、补液治疗。

（6）手术适应行为训练。指导患者练习床上排便、咳嗽、咳痰，教会膀胱全切患者有规律地收缩肛提肌及腹肌，以便术后有规律地排尿。

（7）做好术前护理。遵医嘱术前 1 天中午 13：00 给予口服 50% 硫酸镁粉 25 g，做好肠道清洁准备。需行膀胱全切手术的患者，术前 3 天开始给予流质饮食，遵医嘱口服肠道消炎药物如庆大霉素、甲硝唑等，每日分 4 次口服。术前 1 天进清流饮食，遵医嘱给予静脉补充营养。术前晚 19：00 加服硫酸镁粉 25 g。术晨清洁灌肠，留置胃管。

2. 术后护理要点及措施

（1）按泌尿外科一般护理常规及全身麻醉手术后护理常规护理。

（2）观察生命体征。观察患者血压、脉搏、呼吸、体温及意识的变化，给予持续心电监护，每 30 分钟测量 1 次，平稳后每小时测量 1 次并记录。保证各输液管路的通畅，并按时巡视，观察有无不良反应。

（3）患者麻醉清醒后可给予半卧位或侧卧位，利于引流。定时协助翻身、叩背、按摩下肢，防止肺部并发症、压疮及下肢静脉血栓形成。术后患者如出现疼痛、恶心、呕吐、腹胀等不适，及时通知医师，对症处理，减少患者的不适感。

（4）饮食。行经尿道膀胱肿瘤电切术（TURBT）者，术后 6 小时即可进流质饮食。行膀胱全切者，应严格禁食水，保证胃管通畅，防止腹胀，肠蠕动恢复前给予静脉补充营养和水分，排气后可逐渐由清流食、流食、半流食至普食过渡，嘱患者多饮水，每日 3000 mL，起到尿道内冲洗的作用。

（5）行 TURBT 术后患者，要妥善固定导尿管，保持通畅，并给予生理盐水持续膀胱冲洗，根据冲洗液的颜色调节膀胱冲洗的速度，定时挤压导尿管，防止血块阻塞尿管。如膀胱痉挛频繁时，可遵医嘱给予解痉镇痛药。

（6）行膀胱部分切除术，如术后尿色颜色较深或为血性，可遵医嘱给予生理盐水间断或持续膀胱冲洗，稀释尿液颜色，保持尿管通畅，防止凝结的血块堵塞尿管造成膀胱充盈出血。

（7）行膀胱全切的患者，术后引流管道较多，应标志清楚，妥善固定，保持通畅，防止管子脱出、打折、扭曲，并分别记录其引流量。严密观察引流管的引流量及性质，定时腹部触诊，倾听患者主诉，判断患者是否有腹胀、尿漏及腹膜炎症状。

（8）观察胃肠功能恢复情况，保持胃肠减压通畅，防止腹胀并观察胃液的性质及量，每日给予生理盐水冲洗胃管，确保胃管通畅。

（9）基础护理。每日做好晨晚间护理。有胃管不能进食者，应给予口腔护理每日 2 次，保持口腔清洁，预防口腔感染。男患者给予消毒尿道口每日 1~2 次，女患者给予会阴冲洗每日 1 次，确保会阴部清洁，预防泌尿系感染。给予雾化吸入每日 2 次，鼓励咳痰，预防肺部并发症。

（10）心理护理。给予患者心理疏导和安慰，讲解术后注意事项及疾病相关知识，以增强战胜疾病的信心。

六、健康教育

1. 活动与休息指导

回肠代膀胱的患者告知注意休息，保证充足睡眠。3 个月之内避免重体力劳动或剧烈的活动，防止发生继发性出血，3 个月后可从事正常的工作和生活。

2. 饮食指导

鼓励患者多饮水，饮水量每日 3000 mL 以上。应给予高蛋白、高热量、高维生素、粗纤维、易消化饮食，保持大便通畅，防止因用力排便增加盆腔压力而致出血，同时劝说患者术后坚持戒烟。

3. 用药指导

膀胱肿瘤手术后易复发，因此要向患者告知按时接受膀胱灌注化疗药物的重要性。膀胱灌注化疗方法是每周 1 次，8 次为 1 个疗程，以后改为每月 1 次，灌注化疗的药物应在膀胱内停留 20~50 分钟，每 10 分钟更换体位，即平卧、俯卧、左侧卧、右侧卧，保证药物与组织有最充分的接触面。化疗期间定期检查白细胞和血小板，并配合免疫治疗等综合治疗，延缓肿瘤复发时间。

4. 尿路改道术后患者的指导

告知正确使用尿袋和自我护理方法，嘱咐经常更换内衣裤。鼓励患者倾诉内心的烦恼与痛苦，积极参与社会活动，逐渐恢复正常的生活。

5. 复诊指导

告知膀胱肿瘤患者定期做尿常规和尿细胞学检查，如发现肉眼血尿及时就医。定期做膀胱镜、B 超、CT、核素骨扫描等检查，尽早发现复发和转移病灶。

（徐伟萍）

第三节 前列腺增生症

良性前列腺增生症简称前列腺增生，是老年男性常见病。

一般男性自 35 岁以后，前列腺均有不同程度的增生，50 岁以后出现临床症状。现病因尚不完全清楚，目前认为老龄和有功能的睾丸是发病的基础。随年龄增长睾酮、双氢睾酮以及雌激素的改变和失去平衡是前列腺增生的重要病因。

一、护理评估

1. 术前评估

（1）健康史。了解年龄、发病诱因，既往排尿困难情况及治疗经过，有无其他伴随疾病，如心脑血管疾病、肺气肿、糖尿病等。

（2）身体状况。了解排尿困难程度及尿频、尿潴留情况，逼尿肌功能，有无泌尿系感染。了解重要器官功能、营养状况、特殊检查及有关手术耐受性检查结果，评估患者对手术的耐受性。

（3）心理—社会状况。了解老年人心理反应，评估患者及家属对疾病拟采取的治疗方法、对手术及可能导致并发症的认知程度，家庭经济承受能力。

2. 术后评估

（1）了解术后膀胱痉挛程度，伤口引流管是否通畅，膀胱冲洗液的颜色，血尿程度及持续时间，切口愈合情况等。以及膀胱贮尿和排尿功能，有无尿失禁或排尿困难，有无附睾炎及性功能障碍等。

（2）了解患者及家属的心理状态，对术后护理的配合及有关康复等知识的掌握情况。

3. 预后评估

根据患者的临床表现、特殊检查、手术情况和有无并发症，评估前列腺增生的预后。

二、护理诊断及医护合作性问题

1. 恐惧/焦虑

与自我观念（老年）和角色地位受到威胁、担心手术及预后有关。

2. 疼痛

与手术、导管刺激引起的膀胱痉挛有关。

3. 有感染的危险

与尿路梗阻、留置导尿、伤口引流不畅、术后免疫能力低下有关。

4. 排尿形态异常

与膀胱出口梗阻、逼尿肌损害、留置导管和手术刺激有关。

5. 潜在并发症

出血与术后膀胱痉挛、尿液引流不畅、凝血功能不良、便秘有关。

三、护理目标

（1）患者恐惧/焦虑减轻。

（2）主诉疼痛减轻或消失。

（3）感染的危险性下降或未发生感染。

（4）异常排尿形态消失。

（5）未发生出血等并发症。

四、术前护理

1. 一般护理

嘱患者吃粗纤维、易消化食物；忌饮酒及辛辣食物；多饮水，勤排尿。

2. 引流尿液

残余尿量多或有尿潴留致肾功能不良者，应留置导尿持续引流，改善膀胱逼尿肌和肾功能。

3. 心理护理

耐心向患者及家属解释各种手术方法的特点，消除患者的焦虑和恐惧心理，争取患者的主动配合。

五、术后护理

1. 一般护理

平卧2天后改半卧位，固定或牵拉气囊尿管，防止患者坐起或肢体活动时，气囊移位而失去压迫膀胱颈口之作用，导致出血。术后6小时，如无恶心、呕吐可进流食，鼓励多饮水，1~2天后，如无腹胀可恢复正常饮食。

2. 病情观察

严密观察患者意识状态及生命体征情况。

3. 膀胱冲洗

术后用生理盐水持续冲洗膀胱3~7天。方法：在留置导尿基础上，吊瓶内盛冲洗液挂于输液架上，下端以无菌操作连接"Y"形管，同时分别连接导尿管及排尿引流管，贮尿瓶置床旁地面。吊瓶高度距患者骨盆1 m左右，"Y"形接管与膀胱同一水平。冲洗前先引流，使膀胱排空，然后夹闭排尿引流管，开放输入管，使冲洗液缓缓流入膀胱，滴速一般为40~60滴/分，待流入一定量冲洗液时（一般每次100~200 mL），夹闭输入管，开放排尿引流管，让尿液经"Y"形管流入贮尿瓶内，观察尿流速度、色泽及浑浊度。每次反复冲洗3~4回，或冲洗至流出液清澈为止，冲洗时不宜按压膀胱。注意事项：①保持冲洗管道通畅，若引流不畅应及时施行高压冲洗抽吸血块，以免造成膀胱充盈或膀胱痉挛而加重出血；②冲洗速度可根据尿色而定，色深则快、色浅则慢，前列腺切除术后随着时间的延长血尿颜色逐渐变浅，反之则说明有活动性出血，应及时通知医师处理；③准确记录冲洗量和排出量，尿量＝排出量－冲洗量。

4. 膀胱痉挛护理

逼尿肌不稳定、导管刺激、血块堵塞冲洗管等原因均可引起膀胱痉挛，从而引起阵发性剧痛，诱发出血。遵医嘱留置硬脊膜外麻醉导管，按需定时注射小剂量吗啡，效果良好；也可遵医嘱口服地西泮、硝苯地平、丙胺太林或用维拉帕米 30 mg 加入生理盐水内冲洗膀胱。

5. 预防感染

因患者手术后免疫力低下加之留置导尿管，易引起尿路感染和精道感染，应注意观察体温及白细胞变化，若有畏寒、发热症状，应注意观察有无附睾肿大及疼痛。早期应用抗生素，每日用消毒棉球擦拭尿道外口 2 次，防止感染。

6. 预防并发症

手术 1 周后，逐渐离床活动，保持大便通畅，避免腹压增高及便秘，禁止灌肠，以防前列腺窝出血。定时翻身防止压疮发生，加强基础护理，预防心肺并发症。

7. 不同手术方式的护理

（1）开放手术：耻骨后引流管术后 3~4 天，引流量很少时可拔除；耻骨上前列腺切除术后 5~7 天、耻骨后前列腺切除术后 7~9 天拔出导尿管；术后 10~14 天，若排尿通畅可拔除膀胱造瘘管，拔管后用凡士林油纱布填塞瘘口，排尿时用手指压迫瘘口敷料以防漏尿，一般 2~3 天愈合。

（2）经尿道切除术（TUR）：因术中大量的冲洗液被吸收使血容量急剧增加，形成稀释性低钠血症，患者可在几小时内出现烦躁、恶心、呕吐、抽搐、昏迷，严重者出现肺水肿、脑水肿、心力衰竭等，称为 TUR 综合征。术后注意观察有无 TUR 综合征，如有 TUR 综合征应减慢输液速度，给利尿剂、脱水剂，对症处理。术后 3~5 天尿液颜色清澈，即可拔除导尿管。

六、健康教育

（1）非手术治疗者，应避免受凉、劳累、饮酒、便秘以防急性尿潴留。

（2）术后加强营养，进食含纤维素多、易消化的食物，保持大便通畅，预防便秘。术后 1~2 个月为防止继发性出血，避免剧烈活动，如跑步、骑自行车、性生活等。

（3）术后前列腺窝的修复需 3~6 个月，因此术后可能仍会有排尿异常现象，应多饮水，定期化验尿、复查尿流率及残余尿量。

（4）前列腺切除术后常会出现逆行射精，但不影响性交。少数患者出现阳痿，可先采取心理治疗，同时查明原因，作针对性治疗。

（5）指导患者有意识地经常锻炼肛提肌，以尽快恢复尿道括约肌功能，防止溢尿。方法是：吸气时缩肛，呼气时放松肛门括约肌。

七、护理评价

（1）患者的恐惧/焦虑是否消失，情绪是否稳定。

（2）疼痛是否减轻，有无疼痛症状。

（3）有无感染发生，有无体温升高、伤口红肿及尿液浑浊。

（4）排尿形态是否恢复正常，排尿是否通畅、能否节制。

（5）是否有血尿，血尿程度如何，生命体征是否平稳。

（孔祥凝）

第八章

普外科疾病护理

第一节　腹外疝

腹外疝是由腹腔内某一脏器或组织连同腹膜壁层，经腹壁薄弱点或空隙向体表突出所形成，常见腹股沟斜疝、腹股沟直疝、股疝、脐疝及切口疝。临床表现为患者站立、行走、劳动或腹内压突然增高时疝内容物向体表突出，平卧时可推送回纳至腹腔，患者多无自觉症状。若疝内容物不能还纳入腹腔可造成嵌顿或绞窄性疝，出现剧烈疼痛、机械性肠梗阻表现。治疗上常采用疝修补手术。

一、护理措施

（一）术前护理

（1）观察有无引起腹内压力增高的因素。避免重体力劳动和活动。

（2）遵医嘱行术前检查，有慢性基础疾病者应积极治疗。

（3）嵌顿疝和绞窄疝应行禁食、补液、胃肠减压、抗生素治疗等术前准备。

（4）手术前嘱患者排尿，以免术中损伤膀胱。

（5）术前指导患者进行床上排尿练习，避免术后出现尿潴留。

（二）术后护理

（1）预防血肿。一般选择合适的沙袋在伤口处加压24小时左右，减少伤口出血。腹股沟疝修补术后可用绷带托起阴囊，并密切观察阴囊肿胀情况。

（2）术后体位。

术后取平卧位。膝下垫一软枕使髋关节屈曲，以减少局部张力。2~3天后可取半卧位。术后3~5天可考虑下床活动，无张力疝修补术患者可以早期下床活动。年老体弱、复发性疝、绞窄疝、巨大疝患者应适当延迟下床活动时间。

（3）术后1天进流质饮食，次日进高热量、高蛋白、高维生素的软食或普食，多食蔬菜、水果，多饮水，以防便秘。行肠切除术者暂禁食，待肠蠕动恢复后方可进流质饮食。

（4）避免腹内压过高，预防感冒、咳嗽，避免活动过度、便秘等。

（5）按医嘱应用抗生素，保持敷料清洁，严格无菌操作，防止切口感染。

二、健康教育

（1）注意避免增加腹腔压力的各种因素。
（2）手术后 14 天可恢复一般性工作，3 周内避免重体力劳动。
（3）复发应及早诊治。

（孙丹丹）

第二节　急性阑尾炎

急性阑尾炎是外科常见病，是最多见的急腹症之一，多发生于青壮年，男性发病率高于女性。

一、护理评估

1. 术前评估

（1）健康史。了解患者既往病史，尤其注意有无急性阑尾炎发作史，了解有无与急性阑尾炎鉴别的其他器官病变如胃十二指肠溃疡穿孔、右侧输尿管结石、胆石症及妇产科疾病等。了解患者发病前是否有剧烈活动、不洁饮食等诱因。

（2）身体状况。了解患者发生腹痛的时间、部位、性质、程度及范围等，了解有无转移性右下腹痛、右下腹固定压痛、压痛性包块及腹膜刺激征等。了解患者的精神状态、饮食、活动及生命体征等改变，有无乏力、脉速、寒战、高热、黄疸及感染性休克等表现。查看血、尿常规检查结果，了解其他辅助检查结果，如腹部 X 线、B 超等。

（3）心理—社会状况。本病发病急，腹痛明显，需急诊手术治疗，患者常感突然焦虑、不安。应了解患者的心理状态、患者和家属对疾病及治疗的认知和心理承受能力，了解家庭的经济承受能力。

2. 术后评估

了解麻醉和手术方式、术中情况、病变情况，对放置腹腔引流管的患者，应了解引流管放置的位置及作用；了解术后切口愈合情况、引流管是否通畅及引流液的颜色、性状及量等；有无并发症发生；患者对于术后康复知识的了解和掌握程度。

二、护理问题

1. 疼痛

与阑尾炎炎症刺激、手术切口等有关。

2. 体温过高

与急性阑尾炎有关。

3. 焦虑

与突然发病、缺乏术前准备及术后康复等相关知识有关。

4. 潜在并发症

与出血、切口感染、粘连性肠梗阻、腹腔脓肿等有关。

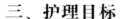

三、护理目标

（1）患者主诉疼痛程度减轻或缓解。

（2）体温逐渐降至正常范围。

（3）焦虑程度减轻或缓解，情绪平稳。

（4）护士能及时发现并发症的发生并积极配合处理。

四、护理措施

（一）术前护理

1. 病情观察

加强巡视、观察患者精神状态，定时测量体温、脉搏、血压和呼吸；观察患者的腹部症状和体征，尤其注意腹痛的变化。患者体温一般低于 38℃，高热则提示阑尾穿孔；若患者腹痛加剧，出现腹膜刺激征，应及时通知医师。

2. 对症处理

疾病观察期间，通知患者禁食；按医嘱静脉输液，保持水电解质平衡，应用抗生素控制感染。为减轻疼痛，患者可取右侧屈曲被动体位，屈曲可使腹肌松弛。禁服泻药及灌肠，以免肠蠕动加快，增高肠内压力，导致阑尾穿孔或炎症扩散。诊断未明确之前禁用镇静止痛剂，如吗啡等，以免掩盖病情。

3. 术前准备

做好血、尿、便常规，出凝血时间及肝、肾、心、肺功能等检查，清洁皮肤，遵医嘱行手术区备皮。做好药物过敏试验并记录。嘱患者术前禁食 12 小时，禁水 4 小时。按手术要求准备麻醉床、氧气及监护仪等用物。

4. 心理护理

在与患者和家属建立良好沟通的基础上，做好解释安慰工作，稳定患者的情绪，减轻其焦虑；向患者和家属介绍有关急性阑尾炎的知识，讲解手术的必要性和重要性，提高他们的认识，消除不必要的紧张和担忧，使之积极配合治疗和护理。

（二）术后护理

1. 一般护理

（1）休息与活动。患者回病房后，应根据不同麻醉，选择适当卧位休息，全身麻醉术后清醒、连续硬膜外麻醉患者可取平卧位。6 小时后，血压脉搏平稳者，改为半卧位，利于呼吸和引流。鼓励患者术后在床上翻身、活动肢体，术后 24 小时可起床活动，促进肠蠕动恢复，防止肠粘连，同时可增进血液循环，加速伤口愈合。老年患者术后注意保暖，协助咳嗽咳痰，预防坠积性肺炎。

（2）饮食护理。患者手术当天禁食，经静脉补液。术后第 1 天可进少量清流食，待肠蠕动恢复，第 3~4 天可进易消化的普食。少数病情重的坏疽、穿孔性阑尾炎，术后饮食恢复较缓慢。

2. 病情观察

密切监测生命体征及病情变化，遵医嘱定时测量体温、脉搏、血压及呼吸；加强巡视，倾听患者的主诉，观察患者腹部体征的变化，尤其注意观察有无粘连性肠梗阻、腹腔感染或脓肿等术后并发症的表现，及时发现异常，通知医生并积极配合治疗。

3. 切口及引流管的护理

保持切口敷料清洁、干燥，及时更换渗血、渗液污染的敷料；观察切口愈合情况，及时发现出血及切口感染的征象。对于腹腔引流的患者，应妥善固定引流管，防止扭曲、受压，保持通畅；经常从近端至远端方向挤压引流管，防止因血块或脓液而堵塞；观察并记录引流液的量、颜色、性状等。当引流液量逐渐减少、颜色逐渐变淡至浆液性，患者体温及血常规正常，可考虑拔管。

4. 用药护理

遵医嘱术后应用有效抗生素，控制感染，防止并发症发生。术后 3~5 天禁用强泻剂和刺激性强的肥皂水灌肠，以免增加肠蠕动，而使阑尾残端结扎线脱落或缝合伤口裂开，如术后便秘可口服轻泻剂。

5. 并发症的预防和护理

（1）切口感染：是阑尾术后最常见的并发症。多见于化脓性或穿孔性急性阑尾炎，表现为术后 2~3 天体温升高，切口胀痛或跳痛，局部红肿、压痛等，可先行试穿抽出脓汁，或于波动处拆除缝线，排出脓液，放置引流，定期换药。手术中加强切口保护、彻底止血、消灭无效腔等措施可预防切口感染。

（2）粘连性肠梗阻：为较常见的并发症。病情重者须手术治疗。早期手术，早期离床活动可适当预防此并发症。

五、健康教育

1. 非手术治疗患者

应向其解释禁食的目的和重要性，教会患者自我观察腹部症状和体征变化的方法。

2. 手术治疗患者

指导患者术后饮食的种类及量，鼓励患者循序渐进，避免暴饮暴食；向患者介绍术后早期离床活动的意义，鼓励患者尽早下床活动，促进肠蠕动恢复，防止术后肠粘连。

3. 出院指导

若出现腹痛、腹胀等不适，应及时就诊。

六、护理评价

（1）患者的疼痛程度是否减轻或消失，腹壁切口是否愈合。

（2）体温是否恢复到正常范围。

（3）焦虑程度是否缓解，情绪是否稳定。

（4）术后并发症是否被及时发现并积极处理。

（孙丹丹）

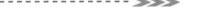

第三节　肠梗阻

肠内容物不能正常、顺利通过肠道称为肠梗阻，是常见的外科急腹症之一。发病后不但可引起肠管本身解剖和功能的改变，还可导致全身性的生理紊乱，可出现腹痛、呕吐、腹胀、肛门停止排便排气等症状。临床表现复杂多变，病情变化比较快，在临床外科中具有特殊的重要性。

一、护理措施

（一）术前护理

（1）禁食，胃肠减压。口服液状石蜡（有胃管者给予胃管内注入，注入后夹管半小时）。

（2）无休克者可取半卧位。

（3）禁食期间，严格记录出入量，静脉补充液体及营养，纠正水、电解质平衡紊乱和酸碱失衡。

（4）密切观察生命体征及腹部症状的变化，了解有无脱水及休克症状，如发生绞窄性肠梗阻应立即手术。

（5）给予心理护理，减轻焦虑。

（二）术后护理

1. 病情观察

密切观察生命体征的变化，监测腹部体征。

2. 体位

全身麻醉清醒后取半卧位。

3. 管道护理

做好胃肠减压及腹腔引流管护理。

4. 切口护理

观察腹部切口有无渗血、渗液及感染征象，如有渗血应及时换药。

5. 活动

鼓励患者早期活动，预防皮肤并发症及肠粘连的发生。

6. 饮食

禁食期间遵医嘱给予营养支持，注意补液原则。观察尿量，维持水、电解质平衡。肠蠕动恢复以后，可进食少量流食，根据患者情况逐渐过渡为半流食至普食。

7. 并发症的观察及护理

如术后出现腹部胀痛、持续发热，白细胞计数增高，腹壁切口红肿或腹腔引流管周围流出粪臭味液体时应警惕腹腔内、切口感染及肠瘘的可能。

二、健康教育

（1）注意饮食卫生，多吃易消化的食物，少食多餐，避免暴饮暴食。

（2）避免腹部受凉或饭后剧烈活动；保持大便通畅。

（3）有腹痛等不适时要及时就诊。

（孙丹丹）

第九章

骨科疾病护理

第一节　桡骨远端骨折

桡骨远端骨折指发生在桡骨远端，距关节面 3 cm 以内的骨折。临床上最常见，占全身骨折的6.7%～11%，占腕部骨折的第 1 位，多见于老年人，尤其是女性。

一、临床表现

1. 症状

伤后腕关节局部疼痛和皮下瘀斑、肿胀、功能障碍。

2. 体征

患侧腕部压痛明显，腕关节活动受限。伸直型骨折由于远折端向背侧移位，从侧面看腕关节呈"银叉"畸形；又由于其远折端向桡侧移位，从正面看呈"枪刺样"畸形。屈曲型骨折者受伤后腕部出现下垂畸形。

二、辅助检查

X 线片可见典型移位。伸直型骨折者可见骨折远端向背侧和桡侧移位；屈曲型骨折者可见骨折远端向掌侧和桡侧移位。由于屈曲型骨折与伸直型骨折移位方向相反，也称为反Colles 骨折。骨折还可并发下尺桡关节损伤、尺骨茎突骨折和三角纤维软骨损伤。

三、治疗

1. 手法复位外固定

对伸直型骨折者，手法复位后在旋前、屈腕、尺偏位用超腕关节石膏绷带固定或小夹板固定 2 周。水肿消退后，在腕关节中立位改用前臂管型石膏或继续用小夹板固定。屈曲型骨折的处理原则基本相同，复位手法相反。

2. 切开复位内固定

严重粉碎性骨折移位明显、手法复位失败或复位后外固定不能维持复位者，可行切开复位，用松质骨螺钉、T 形钢板或钢针固定。

四、护理评估

1. 健康史

评估患者，尤其是中老年妇女，是否有跌倒摔伤史。了解受伤时的姿势，跌倒时是手掌撑地还是手背着地，以便估计骨折的类型。

2. 身体状况

（1）一般状况。评估循环、营养、感觉、排泄和精神状况。

（2）肢体局部情况。望诊：腕关节是否肿胀，前臂旋前时，是否有"餐叉样"或"枪刺刀样"畸形。触诊：在腕背的伸肌腱下是否可触及远折段尖端，在腕掌屈肌腱下是否可触及近折段尖端，早期是否有血管扩张所致的皮温升高、水肿、多汗。晚期是否有血管收缩所致的皮温低、汗毛脱落、手指僵硬，以判断是否发生 Sudeck 萎缩。量诊：患肢前臂是否较健侧缩短，腕部是否较对侧增宽。

五、常见的护理诊断/问题

有外周神经、血管功能障碍的危险：与骨和软组织损伤、外固定不当有关。

六、护理措施

1. 术前护理

（1）心理护理。因骨折固定而限制了手的活动，给生活带来不便，易产生焦虑和烦躁心理。应主动关心、体贴他们，帮助其完成部分自理活动。

（2）饮食护理。宜进食高蛋白、高热量、含钙丰富、易消化的食物，多饮水，多食蔬菜和水果，防止便秘。

（3）维持有效的固定。夹板和石膏固定松紧应适宜，特别是肿胀高峰期和消退后，应随时加以调整。过紧，将影响患肢的血液循环；过松，达不到固定的作用。维持远端骨折段掌屈尺偏位，患肢抬高，减轻肿胀。

（4）预防急性骨萎缩。Sudeck 萎缩的典型症状是疼痛和血管舒缩功能紊乱所致的皮肤改变，晚期可致手指肿胀，关节僵硬。一旦发生，治疗十分困难，应以预防为主。骨折后，早期应抬高患肢，加强功能锻炼。当出现疼痛、皮温升高或降低、多汗或脱毛等症状时，可进行对症处理，同时加强皮肤护理，防止溃疡形成。还可做理疗，必要时进行交感神经封闭。

（5）功能锻炼。复位固定早期即应进行手指屈伸和握拳活动及肩、肘关节活动。由于远端骨折段常向背侧和桡侧移位，因此，2 周内禁忌做腕背伸和桡侧偏斜活动，以防复位的骨折端再移位。2~3 周行功能位固定后，进行腕关节背伸和桡侧偏斜及前臂旋转活动。4~6 周全部固定解除后，可做腕关节屈、伸、旋转及尺、桡侧偏斜活动。

2. 术后护理

（1）体位与固定。患肢前臂石膏托固定，平卧时以枕垫起；离床活动时用三角巾或前臂吊带悬挂于胸前。

（2）观察伤口及患肢的血运情况。

（3）加强功能锻炼。早、中期手术当日或手术后次日，做肩部悬吊位摆动练习。术后

2~3日后做肩、肘关节主动运动，手指屈伸、对指、对掌主动练习，逐日增加动作幅度及强度。术后第2~3周，做手握拳屈腕肌静力收缩练习。术后第3周增加屈指、对指、对掌的抗阻练习，捏橡皮泥或拉橡皮筋。晚期开始腕部的屈、伸主动练习，腕屈曲抗阻练习。3~4日后增加前臂旋前、旋后练习，两手相对进行腕关节屈伸练习，手掌平放于桌面向下用力，做腕关节背伸抗阻练习。1周后增加前臂旋转抗阻练习和腕背伸牵引。10日后增加前臂旋前牵引。2周后增加前臂旋后牵引。

七、健康教育

1. 向患者介绍疾病相关知识

桡骨下端为骨松质，血供丰富，骨折愈合快。但Colles骨折靠近腕关节，愈合不好易影响腕关节的功能，应给予重视。

2. 做好心理指导

因骨折后固定而限制了手的活动，造成自理能力缺陷，给患者造成很大压力，特别是中老年妇女更易产生焦虑和烦躁心理。应体谅患者的心情，通过各种方法帮助患者完成部分和全部自理活动。

3. 做好饮食调养

多食高蛋白、高热量、含钙丰富、易消化的饮食，多食蔬菜、水果。

4. 向患者介绍功能锻炼的方法及注意点

积极进行手指及肩、肘关节活动的锻炼。由于远侧骨折段常向背侧和桡侧移位，因此，2周内不做腕背伸和桡偏活动，以防止复位的骨折端再移位，2周后进行腕关节活动，并逐渐做前臂旋转活动。

5. 注意休息与体位

石膏固定的患者，卧位时将患肢垫高，以利静脉和淋巴回流；离床活动时用三角巾或前臂吊带将患肢悬挂于胸前，勿下垂和随步行而甩动，以免造成复位的骨折再移动。

6. 出院健康指导

（1）保持正确的体位，维持有效的固定。

（2）严格按锻炼计划进行功能锻炼。

（3）复查指征和时间。当固定的肢体皮肤发绀或苍白、感觉过敏或消退、肿胀和麻木等，立即来院就诊。如患者的石膏固定是维持在掌屈尺偏位，则自固定之日算起，2~3周来复诊，更换石膏托固定于功能位，再过2~3周拆除石膏。骨折后1个月、3个月、6个月来医院复查X线片，了解骨折愈合情况，以便早期发现异常及时调整石膏固定，避免畸形愈合。

（张晓楠）

第二节　股骨颈骨折

股骨颈骨折是指股骨头下端至股骨颈基底部之间的骨折。多发生在中老年人，与骨质疏松导致的骨质量下降有关。患者的平均年龄在60岁以上，年龄越大，骨折愈合越困难。骨折部位常承受较大的剪力，骨折不愈合率较高，为 10%～20%。由于股骨头血液供应的特殊性，骨折时易使主要供血来源阻断，不但影响骨折愈合，且有可能发生股骨头缺血性坏死及塌陷的不良后果，发生率为 20%～40%。

一、临床表现

1. 症状

中老年人有摔倒受伤史，伤后感髋部疼痛，下肢活动受限，不能站立和行走。嵌插骨折患者受伤后仍能行走，但数日后髋部疼痛逐渐加重，活动后更痛，甚至完全不能行走，提示可能由受伤时的稳定性骨折发展为不稳定性骨折。

2. 体征

患肢缩短，出现外旋畸形，一般在 45°～60°。患侧大转子突出，局部压痛和轴向叩击痛。患者较少出现髋部肿胀和瘀斑。

二、辅助检查

髋部正侧位 X 线片可明确骨折的部位、类型、移位情况，是选择治疗方法的重要依据。

三、治疗

1. 非手术治疗

无明显移位的骨折、外展型或嵌插型等稳定性骨折者，年龄过大、全身情况差或并发有严重心、肺、肾、肝等功能障碍者，可选择非手术治疗。患者可穿防旋鞋，下肢 30°外展中立位皮肤牵引，卧床 6～8 周。对全身情况很差的高龄患者应以挽救生命和治疗并发症为主，骨折可不进行特殊治疗。尽管可能发生骨折不愈合，但患者仍能扶拐行走。

2. 手术治疗

对内收型骨折和有移位的骨折，65 岁以上老年人的股骨头下型骨折、青少年股骨颈骨折、股骨颈陈旧骨折不愈合以及影响功能的畸形愈合等，应采用手术治疗。

（1）闭合复位内固定：对所有类型股骨颈骨折患者均可进行闭合复位内固定术。闭合复位成功后，在股骨外侧打入多根空心加压螺钉内固定或动力髋钉板固定。

（2）切开复位内固定：对闭合复位困难或复位失败者可行切开复位内固定术。经切口在直视下复位，用加压螺钉。

（3）人工关节置换术：对全身情况尚好的高龄患者股骨头下型骨折，已并发骨关节炎或股骨头坏死者，可选择单纯人工股骨头置换术或全髋关节置换术。

四、护理评估

1. 健康史

（1）评估患者受伤的原因、时间；受伤的姿势；外力的方式、性质；骨折的轻重程度。
（2）评估患者受伤时的身体状况及病情发展情况。
（3）了解伤后急救处理措施。

2. 身体状况

（1）评估患者全身情况。评估意识、体温、脉搏、呼吸、血压等情况。观察有无休克和其他损伤。

（2）评估患者局部情况。

（3）评估牵引、石膏固定或夹板固定是否有效，观察有无胶布过敏反应、针眼感染、压疮、石膏变形或断裂，夹板或石膏固定的松紧度是否适宜等情况。

（4）评估患者自理能力、患肢活动范围及功能锻炼情况。

（5）评估开放性骨折或手术伤口有无出血、感染征象。

3. 心理—社会状况

由于损伤发生突然，给患者造成的痛苦大，而且病程时间长、并发症多，就需要患者及家属积极配合治疗。因此应评估患者的心理状况，了解患者及家属对疾病、治疗及预后的认知程度，家庭的经济承受能力，对患者的支持态度及其他的社会支持系统情况。

五、常见的护理诊断/问题

1. 有体液不足的危险
与创伤后出血有关。

2. 疼痛
与损伤、牵引有关。

3. 有周围组织灌注异常的危险
与神经血管损伤有关。

4. 有感染的危险
与损伤有关。

5. 躯体移动障碍
与骨折脱位、制动、固定有关。

6. 潜在并发症
脂肪栓塞综合征、骨筋膜室综合征、关节僵硬等。

7. 知识缺乏
缺乏康复锻炼知识。

8. 焦虑
与担忧骨折预后有关。

六、护理措施

1. 体位护理

向患者及家属说明保持正确体位是治疗骨折的重要措施之一，以取得配合。平卧硬板床，患肢取外展30°中立位，脚穿"丁"字鞋，限制外旋。在两大腿之间放一个枕头，防止患肢内收。

2. 密切观察病情变化

（1）老年人生理功能退化，由于创伤的刺激，可诱发或加重心脏病、高血压、糖尿病，发生脑血管意外，所以应多巡视，尤其是夜间。若患者出现头痛、头晕、四肢麻木、表情异常、健肢活动障碍、心前区疼痛、脉搏细速、血压下降等症状，及时报告医生紧急处理。

（2）观察患肢血液循环的变化，包括患肢的颜色、温度、肿胀程度、感觉等，如发现患肢苍白、湿冷、发绀、疼痛、感觉减退及麻木，立即通知医生。

3. 基础护理

协助患者洗漱、进食及排泄等，指导并鼓励患者做些力所能及的自理活动。

4. 饮食护理

给予高蛋白、高维生素、高钙及粗纤维饮食。

5. 维持有效牵引

患肢做皮牵引或骨牵引时，应使患肢与牵引力在同一轴线上，勿将被子压在绳索或患足上，牵引重量为体重的 1/7；不能随意增减重量，牵引时间为 8~12 周。有时牵引 5~7 天，使局部肌肉放松，为内固定手术做准备。

6. 功能锻炼及活动时间

（1）非手术治疗的患者。早期在床上做扩胸运动，患肢股四头肌做等长收缩活动，进行踝关节的背屈、跖屈运动和足趾的屈伸运动。肌肉收缩推动髌骨时，如固定不动，说明锻炼方法正确。牵引 4~6 周后，可以去掉牵引做直腿抬高运动，练习 7~10 天后，如果下肢肌力良好，3 个月后可扶拐杖下地行走，6 个月后，可弃拐杖行走。

（2）内固定术后，一般不需要外固定。疼痛消失后，即可在床上做下肢股四头肌的等长收缩运动，髋关节及膝关节的主动屈伸运动。2 天后可扶患者床上坐起；5~7 天后，可坐轮椅下床活动；3~4 周后扶双拐下地，患肢不负重行走；3 个月后患肢稍负重；6 个月后可完全负重行走。

（3）植骨术后 4 周内必须平卧，禁止坐起和下床活动，以防髋关节活动过大造成移植的骨瓣脱落。4~6 周后可逐渐坐起、下床扶拐站立、不负重行走，3 个月后可负重行走。

（4）截骨术改变了下肢负重力线，增宽了负重面。术后以长腿石膏固定，早期不负重，8~10 周后，带石膏扶拐下地行走时，用一根长带兜住石膏腿挂在颈部，以免石膏下坠造成移位。12 周弃拐行走。

（5）人工股骨头置换术或全髋关节置换术护理。

1）搬动患者时需将髋关节及患肢整个托起。指导患者使用牵引架上拉手抬起臀部，患肢保持水平位。防止内收及屈髋大于 90°，避免造成髋关节脱位。

2）鼓励患者早期床上功能锻炼。疼痛消失后，在床上练习股四头肌及臀肌的收缩运动，足的背屈、跖屈运动等，以增强髋关节周围肌肉的力量，固定股骨头。2 周左右可扶拐下地行走，患肢不负重；6 周后可弃拐负重行走。

7. 并发症观察与护理

（1）预防坠积性肺炎。教会患者正确的咳痰方法，鼓励自行排痰；卧床患者每 2~3 小时翻身叩背 1 次，刺激患者将痰咳出；对张口呼吸者用 2~3 层湿纱布盖于口鼻部以湿润空气；借助吊环行引体向上练习，预防坠积性肺炎；对低效咳痰者每 2~3 小时给予翻身、叩背，刺激咳痰；痰液黏稠者给予雾化吸入，以稀释痰液。注意保暖，避免受凉。

（2）预防心脑血管意外及应激性溃疡。多巡视，尤其在夜间。若患者出现头痛、头晕、四肢麻木、表情异常（如口角偏斜）、健侧肢体活动障碍、心前区不适和疼痛、脉搏细速、血压下降，腹部不适、呕血、便血等症状，应及时报告医生紧急处理。

（3）预防深静脉血栓。肢体肿胀程度、肤色、肤温、浅静脉充盈情况及感觉可反映下肢静脉回流情况；将患肢抬高 20°~25°，避免患肢受压，尤其是避免腘窝受压，避免过度屈髋，以促进静脉回流；认真听取患者主诉，严密观察以上指标，必要时测双下肢同一平面周径，发现异常及时汇报、及时处理。

（4）预防压疮。年老体弱、长期卧床的患者，要特别注意受压部位皮肤，给予气垫床或垫海绵垫，同时教会患者引体向上练习方法，预防压疮发生。

（5）预防泌尿系感染。指导患者每天饮水 1500 mL 以上。不能进食者，及时行肠外补充。定时清洗外阴、肛门，鼓励患者多饮水增加排泄，达到预防感染的目的。

（6）预防意外伤害。老年患者创伤后，有时出现精神障碍，护士应对每位患者进行评估，如有创伤性精神障碍发生者，应及时给予保护性措施，如加双侧床挡和应用约束带等，防止坠床，意外拔管等。24 小时不间断看护。躁动严重者，遵医嘱给予药物治疗。

七、健康教育

1. 饮食调养
多进食含钙质的食物，防止骨质疏松，但应控制体重增加。

2. 活动安排
避免增加关节负荷量，如长时间站或坐、长途旅行、跑步、爬山等。

3. 日常生活指导
注意不坐矮凳或软沙发，不跷"二郎腿"，不盘腿，禁止蹲位，不侧身弯腰或过度前弯腰。下床方法：先移身体至健侧床边，健侧先离床并使足部着地，患肢外展屈髋小于 45°，由他人协助抬起上身，使患肢离床并使足部着地，再扶住助行器站立。上楼梯时，健肢先上，拐随其后或同时跟进。下楼梯时，拐先下，患肢随后，健肢最后，屈髋角度避免大于 90°。洗澡用淋浴，不可用浴缸；如厕用坐便器，不用蹲式。患者翻身两腿间应夹一个枕头，取物、下床的动作应避免内收屈髋。

4. 保守治疗
（1）患者可睡普通硬板床，患肢行皮牵引或骨牵引，保持外展中立位，限制外旋，勿将盖被压在绳索上，保持牵引有效。

（2）牵引时间 8~12 周，在牵引期间，应鼓励患者及早进行功能锻炼，患肢要积极训练股四头肌等长收缩活动，可推动髌骨，如固定不动说明方法正确。

（3）牵引 4~6 周后，可以去掉牵引在床上锻炼及活动患肢。练习抬腿，锻炼股四头肌的活动。练习 7~10 天后，如果下肢肌力良好即可下地拄双拐行走，但患肢不负重，待 X 线摄片显示骨折完全愈合后，才能弃拐负重，一般需 3~4 个月。

5. 手术治疗
（1）术后第 1 天即可进行患肢的股四头肌收缩锻炼和踝泵运动，可以进行由上至下的肌肉按摩，以防止关节僵硬及静脉血栓。

（2）髋关节置换术后第 2 天可进行双下肢的股四头肌收缩锻炼及踝泵运动，每日 3 组，每组 20 次。

6. 功能锻炼
（1）术后 6~8 周内屈髋不应超过 90°，且以卧、站或行走为主，坐的时间尽量缩短。可以进行直腿抬高、髋关节的伸展及外展练习，单腿平衡站立练习，直至术侧下肢能单腿站立。

（2）患者使用助行器行走 6 周后再改为单拐或手杖辅助行走 4 周，然后逐渐弃拐行走。

7. 预防感染

关节局部出现红、肿、痛及不适，应及时复诊。

8. 随时复诊

遵医嘱定期复查，完全康复后，每年复诊 1 次。

（李　蠡）

第三节　股骨干骨折

股骨干骨折是指转子下 2~5 cm 的股骨骨折。青壮年和儿童常见，约占全身骨折的 6%。多由强大的直接暴力或间接暴力造成，直接暴力包括车辆撞击、机器挤压、重物击伤及火器伤等，引起股骨横断或粉碎性骨折；间接暴力多是高处跌下，产伤等所产生的杠杆作用及扭曲作用所致，常引起股骨的斜行或螺旋骨折。

一、临床表现

1. 症状

受伤后患肢疼痛、肿胀，远端肢体异常扭曲，不能站立和行走。

2. 体征

患肢明显畸形，可出现反常活动、骨擦音。单一股骨干骨折因失血量较多，可能出现休克前期表现；若并发多处骨折，或双侧股骨干骨折，发生休克的可能性很大，甚至可以出现休克表现。若骨折损伤腘动脉、腘静脉、胫神经或腓总神经，可出现远端肢体相应的血液循环、感觉和运动功能障碍。

二、辅助检查

1. X 线片

髋、膝关节的股骨全长正、侧位 X 线片可明确诊断并排除股骨颈骨折。

2. 血管造影检查

如末梢循环障碍，应考虑血管损伤的可能，必要时做血管造影。

三、治疗

1. 非手术治疗

（1）皮牵引。儿童股骨干骨折多采用手法复位、小夹板固定，皮肤牵引维持方法治疗。3 岁以下儿童则采用垂直悬吊皮肤牵引，即将双下肢向上悬吊，牵引重量应使臀部离开床面有患儿一拳大小的距离。

（2）骨牵引。成人股骨干骨折闭合复位后，可采用 Braun 架固定持续牵引，或 Thomas 架平衡持续牵引，一般需持续牵引 8~10 周。近几年也有采用手法复位、外固定器固定方法治疗。

2. 手术治疗

非手术疗法失败、多处骨折、并发神经血管损伤、老年人不宜长期卧床者、陈旧骨折不愈合或有功能障碍的畸形愈合等患者，可行切开复位内固定。加压钢板螺钉内固定是较常用的方法，带锁髓内钉固定是近几年出现的固定新方法。

四、护理评估

1. 健康史

（1）评估患者受伤的原因、时间；受伤的姿势；外力的方式、性质；骨折的轻重程度。

（2）评估患者受伤时的身体状况及病情发展情况。

（3）了解伤后急救处理措施。

2. 身体状况

（1）评估患者全身情况。评估意识、体温、脉搏、呼吸、血压等情况。观察有无休克和其他损伤。

（2）评估患者局部情况。

（3）评估牵引、石膏固定或夹板固定是否有效，观察有无胶布过敏反应、针眼感染、压疮、石膏变形或断裂，夹板或石膏固定的松紧度是否适宜等情况。

（4）评估患者自理能力、患肢活动范围及功能锻炼情况。

（5）评估开放性骨折或手术伤口有无出血、感染征象。

3. 心理—社会状况

由于损伤发生突然，给患者造成的痛苦大，而且患病时间长、并发症多，就需要患者及家属积极配合治疗。因此应评估患者的心理状况，了解患者及家属对疾病、治疗及预后的认知程度，家庭的经济承受能力，对患者的支持态度及其他的社会支持系统情况。

五、常见的护理诊断/问题

1. 有体液不足的危险

与创伤后出血有关。

2. 疼痛

与损伤、牵引有关。

3. 有周围组织灌注异常的危险

与神经血管损伤有关。

4. 有感染的危险

与损伤有关。

5. 躯体移动障碍

与骨折脱位、制动、固定有关。

6. 潜在并发症

脂肪栓塞综合征、骨筋膜室综合征、关节僵硬等。

7. 知识缺乏

缺乏康复锻炼知识。

8. 焦虑

与担忧骨折预后有关。

六、护理措施

1. 术前护理

（1）心理护理。由于股骨干骨折多由强大的暴力所致，骨折时常伴有严重的软组织损伤、大量出血、内脏损伤、颅脑损伤等可危及生命安全，患者多恐惧不安，应稳定患者的情绪，配合医生采取有效的抢救措施。

（2）饮食护理。宜摄入高蛋白、高钙、高维生素饮食，需急诊手术者则禁食。

（3）体位护理。抬高患肢。

（4）病情观察。

1）全身情况。包括神志、瞳孔、脉搏、呼吸、腹部情况以及失血征象。创伤初期应警惕颅脑、内脏损伤及休克发生。

2）肢体情况。观察患肢末梢血液循环、感觉和运动情况，尤其对于股骨下1/3骨折的患者，应注意有无刺伤或压迫腘动脉、静脉和神经征象。

（5）急救护理。股骨干骨折的同时常伴有严重的软组织损伤、大量出血、内脏损伤等，常可危及生命。应详细了解健康史，进行必要的检查，全面了解病情，有的放矢地护理。创伤早期应注意有无颅脑、内脏损伤及休克的发生并详细记录；密切观察患者的神志、瞳孔、呼吸、血压、腹部症状和体征，发现异常情况立即通知医生并做出相应处理。

（6）小儿悬吊牵引护理。

1）小儿垂直悬吊牵引时应经常检查两足的血液循环和感觉有无异常，以防止并发症，因为牵引带容易向上移动而压迫腘窝处血管，严重时可产生小腿的缺血性挛缩；压迫足踝部，可出现皮肤破损、溃疡。因此，要密切观察被牵引肢体的血运，经常触摸患儿足部的温度及足背动脉搏动，观察足趾的颜色，注意倾听小儿主诉，遇到小儿无故哭闹时要仔细查找原因，调整牵引带，预防血液循环障碍及皮肤破损。

2）悬吊牵引时臀部必须离开床面，以产生反牵引力。

3）两腿的牵引重量要相等，一般用3~4 kg的重量牵引。

（7）成人骨牵引护理。

1）保持牵引有效效能。不能随意增减牵引重量，以免导致过度牵引或达不到牵引效果。在牵引过程中，要定时测量肢体长度和进行床旁X线检查，了解牵引重量是否合适。

2）定期测量下肢的长度和力线，以免造成过度牵引和骨端旋转。

3）注意骨牵引针是否有移位。若有移位，应消毒后调整，针眼处应每日用酒精消毒，针孔处形成的血痂严禁去除。

4）随时注意肢端血液循环。包括皮肤颜色、皮肤温度、足背动脉搏动、毛细血管充盈情况、足趾活动情况以及患者的主诉，如有疼痛、麻木的感觉等，及时报告医生并做相应处理。

5）预防腓总神经损伤。在膝外侧腓骨头处垫以纱布或棉垫，防止腓总神经受压；经常检查足背伸肌的功能，询问患者有无异常感觉，以便及时处理。

6）因长期卧床，骶尾部易受压而发生压疮。应在受压部位垫以气圈、水波垫，定时按摩受压部位皮肤。保持床铺干燥、清洁，排尿、排便后会阴要擦洗干净。鼓励患者利用牵引架拉手抬起身体，使局部减轻压力。足跟要悬空，不可使托马斯带压迫足跟或跟腱，避免出现压疮。

（8）指导、督促患者进行功能锻炼。

1）伤后 1~2 周内应练习患肢股四头肌等长收缩；同时被动活动髌骨（左右推动髌骨）；还应练习踝关节和足部其他小关节，乃至全身其他关节活动。

2）第 3 周健足踩床，双手撑床或吊架抬臀练习髋、膝关节活动，防止股间肌和膝关节粘连。

2. 术后护理

（1）饮食护理。鼓励进食促进骨折愈合的饮食，如排骨汤、牛奶、鸡蛋等。

（2）体位护理。抬高患肢。

（3）病情观察。监测生命体征、患肢及伤口局部情况。

（4）功能锻炼。方法参见术前。

七、健康教育

1. 体位

股骨中段以上骨折患者下床活动时，应始终保持患肢的外展位，以免因负重和内收肌的作用而发生继发性向外成角突起畸形。

2. 术后功能康复锻炼

耐心宣教术后功能康复的重要性，解除患者焦虑心理，增强患者信心，积极配合治疗。

（1）术后第 2 天开始股四头肌收缩锻炼、踝泵运动，促进肢体血液循环，有利于患肢消肿及预防下肢静脉血栓。

（2）术后第 3 天练习深呼吸，利用吊环抬起上半身，以锻炼上肢肌肉和进行扩胸运动，预防肺部感染；练习伸直膝关节，但膝关节屈曲应遵医嘱执行。

（3）术后 1 周可练习下地站立，逐步进行扶拐行走，患肢由不负重到一部分负重，最后全负重。由于股骨干骨折的愈合及重塑时间延长，因此需较长时间扶拐锻炼。扶拐方法的正确与否与发生继发性畸形、再损伤，甚至臂丛神经损伤等有密切关系。因此，应教会患者正确使用双拐。

3. 保守治疗及康复锻炼

（1）行牵引治疗期间，指导患者进行股四头肌收缩锻炼及踝泵运动，每组 20~30 次，每日 3 组。

（2）去除牵引后，在床上全面锻炼膝关节和肌肉再下地行走，开始时患肢不能负重，需拄拐并注意保护以防跌伤，待适应下地行走后，再逐渐负重。

4. 出院指导

（1）生活规律，心情愉快，保证睡眠。

（2）避免感冒，室内经常通风换气，保持空气清新。

（3）鼓励患者进食高蛋白、高热量、高维生素饮食，多食粗纤维食物，避免大便秘结。指导患者多食含钙高的食物，如牛奶、海米、虾皮等以促进骨折愈合。

（4）出院 1 个月后复查。2~3 个月后行 X 线复查。若骨折已骨性愈合，可酌情使用单拐而后弃拐行走。

（李庆华）

第四节　胫骨平台骨折

胫骨平台是膝关节的重要结构，一旦发生骨折，造成内外侧胫骨平台关节面不平、受力不均，将产生骨关节炎改变。由于胫骨平台内外侧分别有内外侧副韧带，平台中央有胫骨髁间棘，其上有交叉韧带附着，当胫骨平台骨折时，常发生韧带及半月板的损伤。胫骨平台骨折可由间接暴力或直接暴力引起，具体可分为以下类型：单纯胫骨外髁劈裂骨折、外髁劈裂并发平台塌陷骨折、单纯平台中央塌陷骨折及内侧平台骨折等。

一、临床表现

（1）膝关节肿胀疼痛、压痛、活动障碍，关节内积血。
（2）多为关节内骨干骨折，严重者还可并发半月板及关节韧带损伤，易造成膝关节功能障碍。

二、辅助检查

膝关节前后位和侧位 X 线片常可以清楚地显示平台骨折。若怀疑有骨折，但上述 X 线片未能显示，可以拍摄内旋 40°和（或）外旋 40°X 线片。内旋斜位像可显示外侧平台，而外旋斜位像可以显示内髁。必须仔细地判定骨折的塌陷和移位，以便正确地理解损伤特点和选择理想的治疗方法。当无法确定关节面粉碎程度或塌陷范围或考虑采用手术治疗时，可行 CT 或 MRI 检查。

三、治疗

1. 非手术治疗

适用于无移位或不全的平台骨折；伴有严重的内科疾病；老年骨质疏松患者的不稳定外侧平台骨折；感染性骨折患者；严重污染的开放骨折。多采取石膏、骨牵引、闭合复位等治疗。

2. 手术治疗

适用于胫骨平台骨折；开放胫骨平台；胫骨平台骨折并发骨筋膜间室综合征；并发急性血管损伤；可导致关节不稳定的外侧平台骨折。治疗方法：切开复位内固定术，并发膝关节韧带损伤除处理骨折外，韧带损伤可同时修补。

四、护理评估

1. 健康史

（1）评估患者受伤的原因、时间；受伤的姿势；外力的方式、性质；骨折的轻重程度。
（2）评估患者受伤时的身体状况及病情发展情况。

（3）了解伤后急救处理措施。

2. 身体状况

（1）评估患者全身情况，评估意识、体温、脉搏、呼吸、血压等情况。观察有无休克和其他损伤。

（2）评估患者局部情况。

（3）评估牵引、石膏固定或夹板固定是否有效，观察有无胶布过敏反应、针眼感染、压疮、石膏变形或断裂，夹板或石膏固定的松紧度是否适宜等情况。

（4）评估患者自理能力、患肢活动范围及功能锻炼情况。

（5）评估开放性骨折或手术伤口有无出血、感染征象。

3. 心理—社会状况

由于损伤发生突然，给患者造成的痛苦大，而且患病时间长、并发症多，需要患者及家属积极配合治疗，因此应评估患者的心理状况，了解患者及家属对疾病、治疗及预后的认知程度，家庭的经济承受能力，对患者的支持态度及其他的社会支持系统情况。

五、常见的护理诊断/问题

1. 自理缺陷

与受伤后活动受限有关。

2. 焦虑

与担心疾病的预后有关。

3. 有失用性综合征的危险

与患肢制动有关。

4. 潜在并发症

有腓总神经损伤、膝关节僵直和创伤性关节炎的可能。

六、护理措施

1. 术前护理

（1）术前相关检查工作。如影像学检查、心电图检查、X线胸片检查、血液检查、尿便检查等。

（2）术前指导。

1）备皮、洗澡、更衣，做好胃肠道准备、抗生素皮试等。

2）术前1天晚22：00后嘱患者禁食、禁水，术晨取下义齿，贵重物品交家属保管等。

3）嘱患者保持情绪稳定，避免过度紧张焦虑，必要时遵医嘱给予镇静药物，以保证充足的睡眠。

（3）心理护理。老年人意外致伤，常常自责，顾虑手术效果，担忧骨折预后，易产生焦虑、恐惧心理。应给予耐心的开导，介绍骨折的特殊性及治疗方法，并给予悉心的照顾，以减轻或消除心理问题。

（4）饮食护理。宜食用高蛋白、高维生素、高钙、粗纤维及果胶成分丰富的食物。品种多样，色、香、味俱全，且易消化，以适合于老年骨折患者。

（5）体位护理。抬高患肢，预防肢体外旋，以免损伤腓总神经。

（6）病情观察。

1）严密观察患者生命体征的变化，包括体温、血压、脉搏、呼吸，并准确记录生命体征。

2）严密观察肢体肿胀程度、感觉、运动功能及血液循环情况，警惕骨筋膜室综合征的发生。

3）观察伤口周围敷料渗出情况，渗出物性质、量、颜色、气味，及时更换敷料，保持清洁干燥。

4）有外伤的患者需观察和监测生命体征，评估有无威胁生命的并发症，如有无头部、胸部、腹部及泌尿系统的损伤等并发症。

2. 术后护理

（1）基础护理。协助患者洗漱、进食及排泄等，指导并鼓励患者做些力所能及的自理活动。

（2）体位。抬高患肢，高于心脏平面 10°～15°，严禁肢体外旋。如为内侧平台骨折，尽量使膝关节轻度外翻；外侧平台骨折，尽量使膝关节轻度内翻。腘动脉损伤血管吻合术后给予屈膝位，以防血管再破裂。

（3）术后观察。护士应注意观察术后放置伤口引流管患者引流液的性质、颜色及量，避免引流管及接头扭曲、松脱，如有血凝块堵塞引流管时，可挤压引流管使血块排出，以免影响引流效果。

（4）功能锻炼。原则是早锻炼、晚负重，以免因重力压迫使骨折再移位。术后两日开始做股四头肌收缩和踝关节屈伸的锻炼，4～6 周后逐步做膝关节屈伸锻炼，骨折愈合后才开始负重行走。

（5）心理护理。护理人员应关心、体贴患者，日常生活中主动给予必要的帮助。督促鼓励患者自己料理生活。患者卧床期间可完成力所能及的事情，如个人卫生清洁、床上进餐等。这样做既能锻炼肢体功能，又是对患者本人的一种良性刺激，有利于树立信心和希望，还能促使其由患者角色向健康人角色转变，为痊愈出院做好心理准备。

七、健康教育

1. 休息

保持心情愉快，按时作息，劳逸适度。

2. 营养调理

加强营养，多食优质蛋白含量高的食物，富含维生素的水果、蔬菜以补充机体所需，促进骨折愈合。但应适当控制体重，以减轻肢体负荷。

3. 活动指导

正确使用双拐，6 个月内进行扶拐下床不负重活动。随着骨折愈合的程度，肢体逐步增加负重，并加做小腿带重物的伸膝抬举操练，以加强股四头肌肌力，增加膝关节的稳定度。下床时应有保护，防止摔倒造成二次损伤。

4. 取出内固定物

骨折内固定患者根据复查时骨折愈合情况，确定取内固定时间。

5. 复查

非手术治疗者若出现患肢血液循环障碍时，应及时就医。手术治疗者，根据骨折愈合情况，确定取内固定时间，一般为6~8个月。

（李　倩）

第五节　胫腓骨骨干骨折

胫腓骨骨干骨折是指自胫骨平台以下至踝关节以上部位发生的骨折，约占全身骨折的13%~17%，是长骨骨折中最常见的一种，成人以胫骨、腓骨骨干双骨折多见，儿童以胫骨骨干骨折最多，胫骨、腓骨骨干双骨折次之，腓骨骨干骨折少见。多由直接暴力引起。

一、临床表现

胫腓骨骨干骨折表现为小腿疼痛、肿胀、活动受限，有骨擦音，肢体成角、旋转畸形。

（1）对于儿童的青枝骨折、成人的单纯腓骨骨折，主要表现为局部的肿胀、压痛，活动受限不明显，甚至可以行走。如骨折有明显的移位，可表现为小腿的畸形、反常活动，有骨擦音、骨擦感。

（2）由于胫腓骨骨折经常并发血管、神经损伤，故临床应常规检查足背动脉和胫后动脉搏动及足背、足趾的感觉和运动状况。对于软组织损伤严重者，要认真判断其存活的可能性；对于潜行性剥离的皮肤要判断其剥离范围；对于小腿肿胀严重者，应警惕有无骨筋膜室综合征。

二、辅助检查

X线检查包括膝、踝关节的胫腓骨全长X线片检查，可了解骨折的部位和严重程度。

三、治疗

目的是矫正畸形，恢复胫骨上、下关节面的平行关系，恢复肢体长度。

1. 非手术治疗

（1）手法复位外固定。稳定的胫腓骨骨干横行骨折或短斜行骨折可在手法复位后用小夹板或石膏固定，6~8周可扶拐负重行走。单纯胫骨干骨折由于有完整腓骨的支撑，石膏固定6~8周后可下地活动。单纯腓骨干骨折若不伴有胫腓骨上、下关节分离，也无须特殊治疗。为减少下地活动时疼痛，用石膏固定3~4周。

（2）牵引复位。不稳定的胫腓骨骨干双骨折可采用跟骨结节牵引，纠正缩短畸形后行手法复位，小夹板固定。6周后去除牵引，改用小腿功能支架固定，或行长腿石膏固定，可下地负重行走。

2. 手术治疗

手法复位失败、损伤严重或开放性骨折患者应切开复位，选择钢板螺钉或髓内针固定。若固定牢固，手术4~6周后可负重行走。

四、护理评估

1. 健康史

（1）评估患者受伤的原因、时间；受伤的姿势；外力的方式、性质；骨折的轻重程度。

（2）评估患者受伤时的身体状况及病情发展情况。

（3）了解伤后急救处理措施。

2. 身体状况

（1）评估患者全身情况，评估意识、体温、脉搏、呼吸、血压等情况。观察有无休克和其他损伤。

（2）评估患者局部情况。

（3）评估牵引、石膏固定或夹板固定是否有效，观察有无胶布过敏反应、针眼感染、压疮、石膏变形或断裂，夹板或石膏固定的松紧度是否适宜等情况。

（4）评估患者自理能力、患肢活动范围及功能锻炼情况。

（5）评估开放性骨折或手术伤口有无出血、感染征象。

3. 心理—社会状况

由于损伤发生突然，给患者造成的痛苦大，而且患病时间长、并发症多，需要患者及家属积极配合治疗，因此应评估患者的心理状况，了解患者及家属对疾病、治疗及预后的认知程度，家庭的经济承受能力，对患者的支持态度及其他的社会支持系统情况。

五、常见的护理诊断/问题

1. 有体液不足的危险

与创伤后出血有关。

2. 疼痛

与损伤、牵引有关。

3. 有周围组织灌注异常的危险

与神经血管损伤有关。

4. 有感染的危险

与损伤有关。

5. 躯体移动障碍

与骨折脱位、制动、固定有关。

6. 潜在并发症

脂肪栓塞综合征、骨筋膜室综合征、关节僵硬等。

7. 知识缺乏

缺乏康复锻炼知识。

8. 焦虑

与担忧骨折预后有关。

六、护理措施

1. 一般护理

（1）心理护理。多与患者沟通，了解患者的思想情况，使患者树立战胜疾病的信心。

（2）活动指导。固定期间做静止位肌肉收缩锻炼，外固定解除后逐步开始功能锻炼。

（3）有效固定。随时调整外固定的松紧，避免由于伤肢肿胀后外固定过紧，造成压迫。

2. 疾病护理

（1）保持环境安静、舒适。

（2）抬高患肢，减轻肿胀。

（3）查明疼痛原因后可遵医嘱给予镇痛剂。

（4）告知患者如有感觉麻木、患肢憋胀等及时告知医生、护士。

（5）指导患者配合医生进行功能锻炼。

3. 病情观察

（1）密切观察生命体征，如发生异常应及时通知医生处理，严密观察患肢末梢血循环情况。

（2）骨牵引针眼处每日换药，保持床单位清洁。

（3）及时给予生活上的照顾，解决患者的困难。

（4）有较大张力性水疱形成时，应穿刺抽出液体以促进吸收。

七、健康教育

（1）小腿部肌肉丰富，骨折时常并发软组织挫伤、血管损伤，加上骨折后的固定，很容易造成骨筋膜室综合征的发生。向患者及家属介绍本综合征的发生机制、主要临床表现，特别强调其危害性，使之提高警惕，如有异常，及时报告医护人员紧急处理，避免严重后果的发生。

（2）嘱患者将患肢平放，不能抬高，以免加重组织缺血；不能热敷或按摩，以免温度升高加快组织代谢。

（3）提醒患者在石膏固定后经常活动足趾，检查其背伸和跖屈情况，以判断腓总神经是否受压。让患者了解神经受压只需 1 小时即可造成麻痹，但及时解除压迫即可恢复，压迫 6～12 小时就可造成永久性的神经损害。

（4）出院指导。

1）生活规律，心情愉快，保证睡眠。

2）饮食方面。进食高蛋白、高热量、高维生素饮食，以增强抵抗力，促进骨折愈合，有利于功能恢复。

3）避免感冒。室内经常通风换气，保持空气清新，经常到户外进行活动，多晒太阳，注意个人卫生。

4）出院后根据情况每天进行患肢的功能锻炼，活动量循序渐进，以不感到疲劳为宜。

5）避免烟酒及其他刺激食物。

6）1 个月后复查。

（李超男）

第六节 踝部骨折

踝部骨折是指构成踝关节的胫骨远端、腓骨远端和距骨所发生的骨折，包括内踝、外踝、后踝、前踝骨折。是最常见的关节内骨折，占全身骨折的5%，青壮年多见。多由间接暴力引起，大多数是踝跖屈扭伤，力传导引起骨折，常并发韧带损伤。

一、临床表现

局部明显肿胀，局限性压痛，瘀斑，出现内翻或外翻畸形，活动障碍。

二、辅助检查

X线摄片可明确骨折的部位、类型、移位方向。对第Ⅲ型骨折，需检查腓骨全长，若局部有压痛，应补充摄X线片，以明确高位腓骨骨折的诊断。

三、治疗

踝关节结构复杂，暴力作用的机制及骨折类型也较多样，按一般的原则，先手法复位，失败后则采用切开复位的方式治疗。

1. Ⅱ型骨折

为三踝骨折，内踝骨折采用骨松质螺钉或可吸收螺钉内固定，外踝骨折常需采用钢板固定。影响胫骨1/4～1/3关节面的后踝骨折也需用骨松质螺钉或可吸收螺钉内固定。

2. Ⅲ型骨折

除需对内踝行切开复位、内固定外，外踝或腓骨骨折也应行钢板螺钉内固定，固定腓骨是保证胫腓骨下端稳定性的重要方法。垂直压缩性骨折多需切开复位内固定或外固定架固定，并应将压缩塌陷部位复位后遗留之空隙用植骨或人工骨充填，以恢复其承重强度。

四、护理评估

1. 健康史

（1）评估患者受伤的原因、时间；受伤的姿势；外力的方式、性质；骨折的轻重程度。

（2）评估患者受伤时的身体状况及病情发展情况。

（3）了解伤后急救处理措施。

2. 身体状况

（1）评估患者全身情况，评估意识、体温、脉搏、呼吸、血压等情况。观察有无休克和其他损伤。

（2）评估患者局部情况。

（3）评估牵引、石膏固定或夹板固定是否有效，观察有无胶布过敏反应、针眼感染、压疮、石膏变形或断裂，夹板或石膏固定的松紧度是否适宜等情况。

（4）评估患者自理能力、患肢活动范围及功能锻炼情况。

（5）评估开放性骨折或手术伤口有无出血、感染征象。

3. 心理—社会状况

由于损伤发生突然，给患者造成的痛苦大，而且患病时间长、并发症多，需要患者及家属积极配合治疗，因此应评估患者的心理状况，了解患者及家属对疾病、治疗及预后的认知程度，家庭的经济承受能力，对患者的支持态度及其他的社会支持系统情况。

五、常见的护理诊断/问题

1. 压疮

踝部有发生压疮的可能。

2. 潜在并发症

踝关节僵硬。

六、护理措施

1. 术前护理

（1）心理护理。老年人意外致伤，常常自责，顾虑手术效果，担忧骨折预后，易产生焦虑、恐惧心理。应给予耐心的开导，介绍骨折的特殊性及治疗方法，并给予悉心的照顾，以减轻或消除心理问题。

（2）饮食护理。宜食用高蛋白、高维生素、高钙、粗纤维及果胶成分丰富的食物。品种多样，色、香、味俱全，且易消化，以适合于老年骨折患者。

（3）体位护理。因踝部骨折肿胀较甚，应抬高患侧小腿至略高于心脏的位置，以利肿胀消退。

（4）预防踝部压疮。踝部软组织少，在夹板或石膏固定前应在骨突处衬棉垫；行外固定后，应仔细倾听患者主诉，是否有骨折处以外的疼痛，以便及时发现异常。

（5）功能锻炼。早期功能锻炼，有促进功能恢复的作用，且对进入关节面的骨折端有"模造塑形"作用。骨折复位固定后即可做小腿肌肉收缩活动及足趾屈伸活动；3~4周后可做踝关节屈伸活动；去除外固定后，加强踝关节功能锻炼并逐渐负重行走。

2. 术后护理

（1）体位。抬高患肢，稍高于心脏水平。

（2）功能锻炼。麻醉消退后，即对肿胀足背进行按摩，并鼓励患者主动活动足趾、做踝背伸和膝关节伸屈等活动。双踝骨折从第2周开始，加大踝关节自主活动范围，并辅以被动活动。被动活动时，只能做背伸及跖屈活动，不能旋转及翻转，以免导致骨折不愈合；2周后可扶拐下地轻负重步行；三踝骨折时上述活动步骤可稍晚1周，以预防踝关节僵硬。

七、健康教育

1. 饮食指导

宜摄入高热量、高钙、高维生素饮食，以利骨折修复。

2. 预防骨质疏松

对踝部存在骨质疏松的骨折患者，每日到户外晒太阳1小时，或补充鱼肝油滴剂、维生素 D、酸奶等，以促进钙的吸收。

3. 功能锻炼

骨折愈合去固定后，可行踝关节旋转、斜坡练步、站立屈膝背伸和下蹲等自主操练，再逐步练习行走。

（赵晓梅）

第七节　跟骨骨折

跟骨是足部最大的骨，以松质骨为主，常由于高处坠落，足跟着地，高能量的垂直暴力自距骨传导至跟骨，导致跟骨完整性受损。当跟骨发生骨折后，应尽可能恢复其本身的正常位置和距下关节的关系，以免影响其支撑、减震、推进的功能。

一、临床表现

局部疼痛、瘀血、肿胀，有压痛，步行困难，足内外翻运动受限。X 线摄片可确定骨折类型，需要摄跟骨侧位、轴位和特殊斜位片。正常跟骨后上部与距骨关节面构成 30°~45°角（跟骨结节关节角，又称 Bohler 角）。

二、辅助检查

X 线摄片可确定骨折类型，需摄跟骨侧位、轴位和特殊斜位 X 线片。正常跟骨后上部与距骨关节面成 20°~40°（跟骨结节关节角）。跟骨骨折时此角可减少或消失。

三、治疗

跟骨骨折的治疗要点是恢复距下关节的对位关系和跟骨结节关节角，维持正常的足弓高度和负重关系。在不波及距下关节的骨折中，由于跟骨前端骨折、结节骨折和载距突骨折通常移位不大，仅用绷带包扎固定，或管型石膏固定4~6周，即可以开始功能训练。

对于跟骨结节鸟嘴状骨折，由于减少了关节角，导致足弓塌陷，可以采用切开复位，松质骨螺钉固定，并早期活动踝关节。

波及距下关节的跟骨粉碎性骨折，治疗困难，效果不良。伤员年龄在 50 岁以下者，应采用钢针牵引矫正结节上升移位，同时用跟骨夹矫正两侧膨大畸形，尽可能恢复跟骨的解剖位置。日后距下关节僵硬疼痛者，可行关节融合术。年老患者、骨折移位不多患者，可局部加压包扎抬高患肢，并且进行早期功能活动，2~4 周肿胀消退，采用弹力绷带包扎，足底加厚棉垫逐渐负重活动，可减轻跟骨周围粘连引起的疼痛。

四、护理评估

1. 健康史

（1）评估患者受伤的原因、时间；受伤的姿势；外力的方式、性质；骨折的轻重程度。

（2）评估患者受伤时的身体状况及病情发展情况。

（3）了解伤后急救处理措施。

2. 身体状况

（1）评估患者全身情况，评估意识、体温、脉搏、呼吸、血压等情况。观察有无休克和其他损伤。

（2）评估患者局部情况。

（3）评估牵引、石膏固定或夹板固定是否有效，观察有无胶布过敏反应、针眼感染、压疮、石膏变形或断裂，夹板或石膏固定的松紧度是否适宜等情况。

（4）评估患者自理能力、患肢活动范围及功能锻炼情况。

（5）评估开放性骨折或手术伤口有无出血、感染征象。

3. 心理—社会状况

由于损伤发生突然，给患者造成的痛苦大，而且患病时间长、并发症多，需要患者及家属积极配合治疗，因此应评估患者的心理状况，了解患者及家属对疾病、治疗及预后的认知程度，家庭的经济承受能力，对患者的支持态度及其他的社会支持系统情况。

五、常见的护理诊断/问题

（1）有并发颅底骨折的可能。

（2）有并发脊柱骨折与脊髓损伤的可能。

（3）潜在并发症：创伤性关节炎。

六、护理措施

1. 术前护理

（1）心理护理。老年人意外致伤，常常自责，顾虑手术效果，担忧骨折预后，易产生焦虑、恐惧心理。应给予耐心的开导，介绍骨折的特殊性及治疗方法，并给予悉心的照顾，以减轻或消除心理问题。

（2）饮食护理。宜食用高蛋白、高维生素、高钙、粗纤维及果胶成分丰富的食物。品种多样，色、香、味俱全，且易消化，以适合于老年骨折患者。

（3）体位护理。抬高患肢，促进血液回流，减轻肢体肿胀。

（4）并发症观察与处理。

1）颅底骨折。注意患者神志、瞳孔有无异常，有无头痛及其严重程度，有无喷射性呕吐，有无耳、鼻流液，"熊猫眼"迹象。出现脑脊液耳漏和鼻漏时处理注意以下事项。①避免用力咳嗽。②不可局部冲洗、阻塞外耳道和鼻腔；随时以无菌棉球吸干流出的脑脊液，保持口、鼻、耳清洁。③抬高头部。

2）脊柱骨折。有无双下肢感觉、活动异常，大小便有无障碍。

（5）功能锻炼。抬高患肢，24小时后开始主动活动踝关节。

2. 术后护理

（1）体位。抬高患肢，促进血液回流，减轻肢体肿胀。

（2）功能锻炼。锻炼方法参见术前护理，以预防关节僵硬及创伤性关节炎的发生。

七、健康教育

1. 功能锻炼

鼓励患者坚持功能锻炼，骨折愈合后，可负重锻炼。

2. 心理与营养

保持心情愉快，增加营养，以促使骨折愈合。

3. 复查

定期拍摄 X 线片复查。

（牛　欢）

第十章

护理管理概述

护理管理是指以提高护理质量和工作效率为主要目标的活动过程。世界卫生组织（WHO）定义的护理管理是为了提高人民的健康水平，系统地利用护士的潜在能力和其他相关人员、设备、环境和社会活动的过程。随着现代医院医疗管理的迅猛发展，护理管理也在大步前行，新的挑战和机遇扑面而来，新的管理理论和方法层出不穷。作为医院管理者，必须充分认识护理管理的特点和内容，并将其灵活应用于医院管理活动中，才能够更好地调动广大护理工作者的积极性，发挥其主观能动性，从而促进护理团队潜力挖掘，创新和探索医院管理流程、技术、服务等方面，为实现医院持续、健康、长远发展贡献力量。

第一节　护理管理的特点和内容

一、护理管理的特点

（一）护理学的综合性与交叉性

1. 综合性

护理学是以自然科学和社会科学理论为基础的一门综合性应用学科，包含了基础医学、临床医学、预防医学、康复医学以及管理学、经济学、社会学、美学、伦理学等，是一门以研究如何维护、促进、恢复人类健康，并为人们生老病死这一生命现象的全过程提供全面、系统、整体服务的一级学科。

护理管理学是管理学在护理管理工作中的具体应用，是结合护理工作特点研究护理管理活动的普遍规律、基本原理与方法的一门科学。它既属于专业领域管理学，是卫生事业管理中的重要部分，也是现代护理学的分支学科。护理管理学以护理管理专业知识为主，如护理安全、护理质量、护士长执行力、护士长角色、团队建设、绩效考核、培训教学、护理信息管理、护理科研、个人职业发展等，同时涉及其他管理相关知识如人际沟通、时间管理、品管圈应用、法律法规、心理咨询、经济学、人文伦理、计算机使用等内容，是一门综合性应用学科。

2. 交叉性

护理学的交叉性是指由护理学科体系中的一门或一门以上的学科与一门或一门以上的其他学科在研究对象、原理、方法和技术等某些学科要素上跨越原有的学科界限，在一定范围内彼此相交、结合而形成的新的综合理论或系统知识。随着科学技术的发展，护理学科之间表现出既高度细化又高度融合的趋势，通过不同学科之间的交叉渗透占领学术制高点和不断发掘科研创新点，如一方面形成并发展了静疗专科、造口专科、糖尿病专科等高度分化的临床专科；另一方面实践并完善了护理信息学、护理心理学、护理经济学等不同学科交流融合的护理交叉学科。不仅有助于融合不同学科之间的范式，整合学科资源，应对医疗卫生问题的复杂化，提升护理学科的社会服务能力；还有助于打破不同学科之间的壁垒，丰富学科内涵，实现护理学科的可持续性发展，培养高素质复合型护理人才。

护理管理学综合运用多种学科的理论和方法，研究在现有医疗条件下，如何通过各学科交叉融合，合理的组织和配置人、财、物、时间、信息等因素，提高护理服务的水平。护理管理学的交叉性，有利于学科的宽度和深度发展，能够提高护理管理人员的综合素质，培养新时代所需的护理管理人才。

（二）护理管理的二重性

专业的护理技术与科学的管理方法是提高护理质量的保障，两者相辅相成，缺一不可。不断革新的护理专业技术和方法让护理理念从"以疾病为中心"过渡到"以人为中心"，不仅带来了护理学的历史性飞跃，同时创新和拓展了护理管理模式，最终提高了护理质量。因此，护理管理者必须具备相应的护理学专业技术。

护理管理是现代医院管理的重要组成部分，其管理水平也是医院管理水平的重要体现。在护理专业的历史发展进程中，无论是护理专业的创始人南丁格尔在克里米亚战争中通过环境管理有效降低患者的死亡率，还是近期某大型三甲医院因消毒隔离措施等过程管理环节缺失，导致 ICU 患者大面积感染甚至死亡的事件，都表明科学管理手段的应用及护理管理方法是发挥护理专业为人类健康服务角色的重要基础。因此，护理专业是技术与管理的一个有机结合体。

（三）护理管理的实践性

护理服务的对象是人，包括基础护理和专科护理等多个层面。护理管理作为护理服务的一个重要方面，也必须在护理工作实践中进行。在护理管理的过程中，其实践范畴包括：运用管理学的基本理论和方法，护理工作的诸要素，如人、财、物、时间、信息等进行科学的管理，并通过管理职能即计划、组织、协调、控制、人力资源管理等以确保护理服务的科学、正确、及时、安全和有效。

（四）护理管理的广泛性

1. 护理管理内容广泛

护理管理涉及护理服务的每一个方面、每一个环节，管理的内容包括护理质量管理、组织管理、护理安全管理、护理运营管理、护理人力资源管理、护理教学管理等多个方面。

2. 护理管理所涉及的人员广泛

护理管理包括管理者以及各层级护理人员、护生、相关专业医护人员的管理。护理管理者要与医生，医技、后勤、行政管理等部门的人员以及患者、家属、单位等多方面发生联系，形成以患者为中心、以护理工作为主体的工作关系，因此协调好这些关系是护理管理的重要内容。

在新的医疗形式和医改政策下，护理管理的职能还在不断拓展延伸。护理管理者有义务向各级管理部门提供最真实的临床数据和事实，参与到医疗改革的建设中，以帮助制订更加利于人民健康的政策和规范。因此，参政议政也是护理管理广泛性的重要体现。

（五）现代护理管理的发展特点

1. 管理创新

管理创新是指企业把新的管理要素（如新的管理方法、新的管理手段、新的管理模式等）或要素组合引入企业管理系统，以更有效地实现组织目标的创新活动。在知识经济高速发展的今天，管理创新已成为医院发展的核心竞争力。如何在工作中制订切实可行的步骤改善流程、如何寻求新的方法提高服务质量、如何在员工工作范畴内进行创新活动、如何鼓励团队在日常工作中寻找创新等问题已经成为现代护理管理内容的重中之重。

护理管理者应从"大处着想，小处着手"出发，从护理管理理念、管理机制、流程、内容、方法等几个方面进行工作创新，及时找出存在的问题，提出整改措施，提高管理及服务水平。在创新项目的实际开展过程中，要求护理管理者及项目负责人能采用多部门商讨、多学科交叉、多手段运用、多角度管理、多环节监控、多渠道推动，甚至多中心合作等综合管理模式，找到临床护理与护理创新项目管理的切入点，用有效的判断方法，确定创新的可行性，平衡风险和机会，逐步实现护理服务创新的长久化。

2. 精细化管理

精细化管理是一种理念，一种文化。它是社会分工精细化、服务质量精细化对现代管理的必然要求。现代管理学认为，科学化管理有3个层次：第一个层次是规范化，第二个层次是精细化，第三个层次是个性化。精细化管理也是近年来临床上积极探索的护理管理模式，其主题为"关爱患者、关爱生命"，强调"以患者为中心"。精细化护理管理要求护士在护理过程中，充分关注每一项护理细节，具备预见能力，杜绝熟视无睹的危险，消除管理中的死角，及时控制和采取措施，及时发现护理工作中的细节问题，从细节上下功夫，提高护理质量；深入患者，真正了解患者的需要，为患者解决困难，从细节服务上下功夫，从细节上体现护理真情。最终能有效克服传统护理的经验性和盲目性，促使护理人员积极转变护理理念，从被动护理转变为主动护理，改善服务质量，为患者提供全面化、细节化、优质化的护理服务。

3. 信息技术一体化护理信息系统（NIS）

是指一个由护士和计算机组成，能对护理管理和临床业务技术信息进行收集、存储和处理的系统，是医院信息系统的重要组成部分。包括临床护理信息系统和护理管理信息系统。

护理管理信息系统是医院护理信息系统的重要组成部分，其主要任务是实现护理活动的规范化、科学化以及现代化管理，运用数据来实现对护理活动过程中的全对象、全过程、全方位的管理，其信息主要来源于临床护理信息系统、医院人力系统、财务系统、物资管理系统及医院其他业务管理信息系统。护理管理者利用信息技术手段，及时动态地掌控护理过程中所涉及的所有人、财、物、业务等信息流，利用数据对护理信息资源进行整合和优化配置，辅助临床护理决策，降低护理管理成本，提升护理质量。

随着健康中国上升为国家战略，"健康中国"的蓝图愈加清晰，"互联网+医疗"模式逐步打开。"互联网+医疗"是互联网在医疗行业的新应用，其包括以互联网为载体和技术手段的健康教育、医疗信息查询、电子健康档案、疾病风险评估、在线疾病咨询、电子处方、远程会诊、远程治疗和康复等多种形式的健康医疗服务模式。互联网医疗代表了医疗行业新的发展方向，有利于解决中国医疗资源不平衡和人们日益增加的健康医疗需求之间的矛盾，是国家卫生健康委员会积极引导和支持的医疗发展模式。这对护理管理人员的管理能力提出了更高的要求。医院护理管理信息系统正在不断完善和普及，护理管理也逐步向数据化、精细化管理的方向迈进，加快护理管理信息化建设步伐是护理行业发展的必然趋势。

4. 柔性管理

柔性管理是一种"以人为中心"的人性化管理模式，它是在研究人的心理和行为规律的基础上，采用非强制性方式，在员工心目中产生一种潜在说服力，从而把组织意志变为个人的自觉行动。柔性管理从本质上说是一种对"稳定和变化"进行管理的新方略。柔性管理的最大特点主要在于不是依靠权力及影响力，而是依赖员工的心理过程，依赖每个员工内心深处激发的主动性、内在潜力和创造精神，因此具有明显的内在驱动性，柔性管理是面向未来护理管理发展趋势。

5. 分级诊疗制度下的护理管理

"分级诊疗和双向转诊"医疗制度引导了患者合理分流，形成小病、慢性病在社区医院就诊，大病、疑难病、危重症患者在城市医院或区域医疗中心诊疗的分布格局，逐步建立起"基层首诊，双向转诊，急慢分治，上下联动"的医疗服务模式。这一新模式使各医疗机构收治疾病种类以及疾病严重程度等局面发生改变，相应的对护理的需求也发生改变，护理管理者面临着新的局面和挑战。大型综合性医院护理以收治疑难、急、危、重症患者为主，开展高、精、尖技术的医疗服务，各科室专业、亚专业的发展日益细化和壮大，因此对重症监护、急诊急救和专科护理需求增加；相反，收治常见病、多发病、慢性病的科室将逐渐萎缩，这些专业的护理岗位将逐渐减少，出现护理人员培训转岗现象。与此同时，社区基层医院护理需求增加，医护人员严重缺编，基层医院资源和服务能力不足，如何提高基层护理人员的业务技能，以满足患者优质护理的需求，是护理管理者亟待解决的问题，这也是双向转诊顺利实施的基本保证。分级诊疗后，护理管理应从加强岗位培训、能力提升培训的投入、绩效考核、设备和人员配置等工作入手，避免问题出现后被动管理，制约分级诊疗的进展，制约护理学的发展。

6. 变革管理

当组织成长迟缓，内部不良问题产生，无法适应经营环境的变化时，管理者必须做出组织变革策略，将内部层级、工作流程以及文化进行必要的调整与改善管理，以达到顺利转型。近几年护理在变革管理中进行了诸多转变，如从重视工作、操作实施过程管理向不同层次、多元化管理转变，从一维分散管理向系统管理转变，从重视硬件管理向重视软件信息管理转变，从经验决策向科学决策转变，从短期行为目标向长期目标转变，从守业管理向创新管理转变，从重视监督管理向重视激励因素转变，管理人才从技术型的"硬专家"向"软专家"转变等。以上转变促成新的医疗、护理格局，有助于护理专业迎接新的机遇和挑战。变革管理的模式是动态的，它包括 PDCA 模式、BPR 模式和价值链模式。其中 PDCA 模式是一种循环模式，它包括 4 个循环往复的过程，即计划、执行、检查、行动，目前 PDCA 循环是护理质量管理最基本的方法，已经广泛应用于医疗和护理领域的各项工作中。

二、护理管理的内容

（一）护理管理理念与原理

护理管理是医院管理的重要组成部分，也是最基础和最贴近临床实践的管理行为。科学的护理管理理念对实现医院发展目标具有重要意义。无论是以泰勒的"科学管理理论"、法约尔的"管理过程理论"和韦伯的"行政组织理论"为代表的"古典管理科学理论"，还是以"人际关系学说""人类需要层次理论"和"人性管理理论"为代表的"行为科学理论"，到以"管理过程学派""系统管理学派""决策理论学派""管理科学学派"为代表的现代管理理论，都给护理管理者提供了诸多指引和经验参考。在现代医院的护理管理过程中，基于"系统原理、人本原理、动态原理、效益原理"，护理管理者合理联合运用多种管理理论，以实现护理管理的最终目标，促进医院发展。

（二）护理管理对象

护理管理对象既遵循管理学的基本原则，也具有其管理的特殊性。护理管理者只有在明确管理对象的前提下，才能够科学运用管理技巧，发挥其管理职能。

1. 人

人是管理的最主要因素，是管理的核心。传统人的管理包括人员的选择、聘任、培养、考核、晋升，现在延伸到人力资源的开发和利用。对于护理管理者而言，管理对象"人"不仅是护士，还包括相关专业从业者和患者及其家属。护理管理需要创造护士以及相关专业从业者之间的友好、融洽相处的氛围，这是促进团队合作和护理发展的重要保障。患者及家属是管理对象"人"的其他重要组成，有效的管理措施和行为，能够有效提高临床护理行为的安全性，促进患者康复。

2. 财

财的管理是指对资金的分配和使用，以保证有限的资金产生最大的效益。财的管理应遵守的原则是开源、节流，注重投资效益。护理管理的"财"还包括对患者费用的有效管理，要确保患者费用的准确，避免因费用管理而产生的纠纷隐患，影响医患、护患和谐。

3. 物

物是指设备、材料、仪器、能源等。物的管理应遵循的原则是保证供应、合理配置、物尽其用、检验维修、监督使用、资源共享。护理管理中的"物"还包括药品、各种医疗护理用品等，需要重视对各种医疗用品有效期、安全性、测量仪器准确性等的管理，从而保障患者安全。

4. 时间

时间是最珍贵的资源，它没有弹性，没有替代品。管理者要充分利用好组织系统的时间和自己的时间。在护理管理过程中，有效的"时间"管理不仅体现在个人工作统筹安排上，更多地体现在对护理排班模式探讨、护理工作流程再造、护理方法革新和改进等方面，从而提高对时间的有效利用。

5. 信息

信息是管理活动的媒介。信息的管理包括广泛地收集信息，精确地加工和提取信息，快速准确地传递信息，利用和开发信息。信息管理在护理管理中具有显著的特殊性，即患者信息的隐私保护。基于伦理学的基本法则，患者信息务必处于严密保护中，护理管理作为医院管理的基本单元和一线执行者，具有重要的责任。

（三）护理管理职能

管理的五大职能由管理学家法约尔提出，主要是指计划、组织、指挥、协调和控制，而对于护理管理而言，作为医院最基本的管理单元，将从计划、组织、协调、控制、人力资源管理进行分析。

1. 计划

计划是指护理管理者在没有采取行动之前可采用或可实施的方案。计划帮助护理管理者明确待解决的问题或实现已定的工作目标，包括何时去做、由谁去做、做什么、如何去做等问题。一个好的计划，应具有统一性、连续性、灵活性、精确性等特征。计划有不同的分类体系和方法：根据时间可分为长期计划、中期计划、短期计划；根据内容分为全面计划、单项计划；根据表现形式分为任务计划、目标计划；根据约束力程度分为指令性计划、指导性计划等。在护理管理活动中，护理管理者应根据不同的计划类型，选择适宜的制订计划的方法，包括滚动计划法、关键路径法、组合网络法、线性规划法等，以实现组织管理目标。

目标管理（MBO）又称"成果管理"。是以目标为导向，以人为中心，以成果为标准，使组织和个人取得最佳业绩的现代管理方法。管理者在组织员工共同积极参与下，制订具体的、可行的、能够客观衡量效果的工作目标，并在工作中实行"自我控制"，自下而上地保证目标实现，并以共同制定目标为依据进行检查和评价目标达成情况的管理办法。目标管理与传统管理模式不同，注重人的因素，是参与的、民主的、自我控制的管理制度，是把个人需求与组织目标结合起来的管理制度。在临床工作中，护理管理者应通过集思广益制订护理目标，将目标分解、权力下放，在实施目标管理的过程中，制订绩效考核制度和措施，通过检查、考核、反馈信息，加强对各层级护士目标达成的程度定期评价，并在反馈中强调自查自纠，促进护士更好地发挥自身作用，提高控制目标实现的能力，最终共同努力达成总目标。

项目管理是通过项目相关人的合作，把各种资源应用到项目中，实现项目目标并满足项目相关人的需求。项目管理是对一些成功地达成一系列目标的相关活动的整体检测和管控。包括项目的提出和选择、项目的确定和启动、项目的计划和制订、项目的执行和实施以及项目的追踪和控制 5 个阶段。项目管理是一个较新的管理模式，为临床护理管理者提供了全新的思路和管理工具，在运用中应重点关注和把握关键问题和要点，以确保实现项目目标。

2. 组织

从管理学角度而言，组织有两层含义：一方面，组织为一种机构形式；另一方面，组织则作为一种活动过程。在护理管理职能阐述中，组织将作为一种活动过程而讨论，它指建立工作机构或框架，规定并明确职权范围和工作关系，并组织必要的资源力量去执行既定的计划，以实现管理目标而采取行动的全过程。组织应遵循统一指挥、能级对应、职权匹配、分工协作等基本原则。医院护理管理过程中，根据任务或计划类型建立组织框架，如三级护理管理体系（护理部—科护士长—护士长），并明确各层级人员的职责，然后基于明确、具体、可操作、可考核的原则分解管理目标，最后根据需要调用包括人力、财力、物力等各方资源合理分配和利用以实现医院发展目标。组织文化的建立是组织行为中的重要部分。组织文化对护理团队的发展具有重要意义，护理管理者应根据组织发展需要，制订合适的组织文化，以达到激励下属共同努力实现组织目标和愿景的目的。

从 20 世纪 90 年代末开始，我国学者已经对医院管理流程进行研究，尝试医院流程再造（HPR）。近年来护理管理者也开始将流程再造应用于各种护理领域，在现代医院管理工作中，对护理流程进行优化，根据医疗市场和患者需求，重新整合护理服务资源，从患者、竞争、市场变化的顺应性上对服务流程、组织管理经营、文化等进行彻底变革，以达到优化护理工作流程，改善护理服务效果、效能和效益，使护理服务增值最佳化。具体来说护理流程再造（NPR）是对原有护理工作流程的薄弱、隐患、不切合实际的环节业务进行流程再造，对不完善的工作流程实施重建，通过对原工作环节进行整合、重组、删减等，形成以提高整体护理效益、减少医疗意外为核心的护理过程。护理流程再造包括护理业务流程的优化、组织结构的调整、人力资源的重新配置和整合资源，遵循"规范—创新—再规范—再创新"的管理思路，用"扬弃"的观点，不断审核各自专业的工作护理，流程再造，支撑着医院核心竞争力，改变护理管理者的观念，改进护理人员整体服务意识，提高护理工作效率，提升患者满意度，降低成本，从而推动医院发展。实施护理流程再造是医院管理创新的具体体现，是对组织的资源进行有效整合以达成组织既定目标与责任的动态性创造活动。

3. 协调

协调是护理管理者为有效实现组织既定目标，将各项管理活动进行调节，使之统一，保证各部门、各科室、各环节之间配合默契。协调的本质就是让事情和行动都有合适的比例，即方法适应目的。有效协调的组织的特征包括每个部门都与其他部门保持一致，各部门都了解并理解自身的任务，各部门的计划可随情况而动态调整。协调按照执行范围可分为组织内部协调和组织外部协调，按照执行方向可分为平面协调、对下协调、对上协调，按照组织性质可分为正式组织协调和非正式组织协调，按照执行对象和内容可分为人际关系协调、资源协调、利益协调和环境协调。

护理管理者在协调各类事务的过程中，应遵循内部与外部的医护技患管全员参与、成员相互尊重、成员直接接触、正式并有效处理冲突、原则性与灵活性相结合、准确定位与心理调适等原则，以实现组织管理目标。建立相互信任的基础，增进信任感和亲切感，在管理中统一思想、认清目标，明确各自的责任和义务，柔性化管理，营造和谐的工作氛围。

在互联网信息技术高速普及的今天，如何协调信息平台下的医患沟通与冲突已成为护理管理者不可回避的问题。社交网络的出现为医患双方交流提供了一种全新的沟通渠道。广为人知的社交网络如微信、微博、QQ 等，这些信息沟通平台一方面可以发挥巨大优势，但同时也存在一些劣势。网络的开放性和法律约束的缺失，网络信息的发布虽及时但却难以避免片面性和随意性。有些事件未经证实就被网络媒体或网友发布在社交平台上，尤其是一些关于医患关系的不实报道，一经发布，很快会被网友转载跟帖，激起大众的负面情绪。这种对医患关系负面的舆论导向与评价在潜移默化中会给大众留下负面印象，不利于医患关系的缓和。由于医学是一门专业性很强的学科，没有充分的理论知识，很难了解一个疾病的病情发展以及治疗方法，所以患者往往处于信息不对称的被动地位，医患信息不对称也会影响医患沟通效果，进而影响医患关系。作为护理管理者，应顺应时代发展，重视网络信息平台的学习、运用及搭建，加强与病患及家属的有效信息沟通，及时消除误解、缓和矛盾。同时也可以充分发挥社交网络的优势，通过网络平台构建新型医患交流和信息传播渠道，提升医患沟通效果，普及医学知识，有助于医患关系的和谐发展。

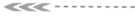

4. 控制

控制是护理管理者按照计划标准衡量、检查实施工作是否与既定计划要求和标准相符，而采取的必要的纠正行动，以确保计划目标的实现。控制的对象可以是人，也可以是活动本身。护理管理活动涉及医院运行的各个方面，因此控制方法也有多种可用。包括护理管理者在计划实施前，对将要实施过程中出现的各种可能风险、偏差进行纠正行动，以保证计划目标的实现的预先控制，即前馈控制；护理管理者到护理活动中指挥工作进行的现场控制，即同步控制；以及护理管理者根据结果与计划标准进行比较、分析，总结经验或失误的原因，指导下一步工作的结果控制，即反馈控制。

预算控制是组织中使用最为广泛和有效的控制手段，它通过制订各项工作的财务支持标准，对照该定量标准进行比较和衡量，并纠正偏差，以确保经营财务目标的实现。预算控制的优点表现在：能够把整个组织内所有部门的活动用可以考核的数量化方式表现出来，非常方便衡量、检查、考核和评价；能够帮助管理者对组织的各项活动进行统筹安排，有效地协调各种资源。但过多地根据预算数字来苛求计划会导致控制缺乏灵活性，过多的费用支出预算，可能会让管理者失去管理部门的所有自由，有可能造成管理者仅忙于编制、分析，忽视非量化的信息。

成本控制是根据一定时期预先建立的成本管理目标，由成本控制主体在其职权范围内，在生产耗费发生以前和成本控制过程中，对各种影响成本的因素和条件采取的一系列预防和调节措施，以保证成本管理目标实现的管理行为。护理成本控制是指按照既定的成本目标，对构成护理成本的一切耗费进行严格的计算、考核和监督，及时揭示偏差，并采取有效措施，纠正偏差，使成本被限制在预订的目标范围之内的管理行为。我国护理成本核算组织管理体系、内容和核算方法都有待完善．目前缺乏合理的护理价格和收费标准，使护理服务价值难以得到真正的体现，从而影响人力资源配置。

护理质量管理是护理管理的核心，也是护理管理的重要职能和永恒的主题。其按照护理质量形成的过程和规律，对构成护理质量的各要素进行计划、组织、协调和控制，以保证护理工作达到规定的标准和满足服务对象的需要。常用的护理质量管理方法有 PDCA 循环、品管圈、追踪法、六西格玛和临床路径等。

5. 人力资源管理

人力资源管理是指管理者根据组织内部的人力资源供需状况所进行的人员选择、培训、使用、评价的活动过程，目的是保证组织任务的顺利完成。护理人力资源管理是通过选聘、培训、考评、激励、提升等多种管理措施，对护理人员和相应的事件进行合理安排，以达到调动护士积极性，使其个人潜能得以发挥到最大限度，减低护理人员人力成本，提高组织工作效率，从而实现组织目标的工作过程。护理人力资源管理的目的是建立科学、具有识别筛选功能的护士招聘和选留体系，促进护理人力资源的开发，为医院的持续、健康发展提供动力。在护理人力资源管理过程中，应遵循职务要求明确、责权利一致、公平竞争、用人之长、系统管理等基本原则。

变革、引领、创新是当今世界的三大强音，随着我国经济水平的提高和社会发展的进步，人民健康已上升至战略地位。现代护理管理的内涵还在不断拓展。本章还将详细介绍现代护理管理的发展与面临的挑战、现代医院护理人力资源管理、现代医院的病房与护理单元的管理以及现代医院护理工作模式与管理等内容。管理者需要科学地学习并应用在科室整体运作中，保证护理质量安全，在完成临床护理工作的同时还应承担培训及引领协助团队开展科研工作，使护理管理内涵深度与广度不断得到延伸。

护理管理队伍决定着整个护理专业的前途。护理改革任重而道远。在机遇与挑战面前，我们要敢于变革，善于引领，勤于创新，齐心协力，团结一心，使我国的护理事业再攀新的高峰。

（白雪娇）

第二节　护理管理的发展与面临挑战

一、医院护理管理的发展

（一）鸦片战争至中华人民共和国成立前我国医院护理管理的发展

中国第一所护士学校成立后，教会创办的教会医院里开始有了专门的护士，护理管理也随着护理事业一起进入了现代化进程。1909 年，7 名外国护士和 2 名中国医生筹建了"中国中部看护联合会"，随后更名为"中国看护组织联合会"，这便是中国护理协会的雏形。1914 年中华护士会第一次全国代表大会在上海召开，从此它成为护理行业的组织者和领导者，在护理发展史上发挥了巨大作用。其历史贡献主要表现为：第一，建立了护校注册制度；第二，成立了教育委员会统管护士统一考试；第三，加入了国际护士会；第四，指导组建了全国各地护士分会；第五，出版了护士专业期刊和书籍。

（二）1949—1986 年我国医院护理管理的发展

中华人民共和国成立初期，护理管理工作得到了一定发展，我国护理工作者根据病情将患者分为轻、重、危 3 种情况并提出了与病情相适应的护理方案，形成了早期的分级护理思想。20 世纪 50 年代学习苏联，医院实行科主任负责制，取消护理部，把护理工作置于从属地位，削弱了护理工作的领导，护理工作减速发展。60 年代初期总结了经验教训，恢复了护理部，加强了领导和管理。到 1965 年，我国护理管理体系自上而下为：中央卫健委医政处，省卫生厅医政处，县、市卫生科（局）。由此，护理行政管理机构初步理顺，加强了对护理工作的领导，为护理工作的全面发展奠定了良好的基础。

1966 年至 1976 年，护理部被彻底取消，护士长地位降低，护理工作几乎无人过问，护理工作质量下降，中国护理事业进入无序状态及历史低谷时期。1978 年重新恢复护理部，1979 年原卫健委颁发《卫生技术人员职称及晋升条例（试行）》，明确了护士的技术职称级别。1983 年中华护理学会和各省、自治区、直辖市的护理学会相继恢复。1985 年成立全国护理中心，1986 年第一次全国护理工作会议召开，制定了《关于护理队伍建设的五年规划（1986—1990 年）》并决定在医政司内成立护理处，护理管理工作开始走向正轨。

（三）1987—2005 年我国医院护理管理的发展

1985 年我国正式启动医疗卫生改革，医疗机构根据医疗任务需求，自行设置业务科室和人员数量，公开招聘，择优聘用，护理人员可以自由择业。这导致公立医院对护理人员准入制度控制不严，也不注重护理人才的后续培养，同时还产生优秀护理人员集中在个别待遇好的医疗机构中，无法开出高薪、基层偏远地区的公立医院招不到优秀的护理人员的结构性问题。1993 年国家卫健委颁发了中华人民共和国成立以来第一个关于护士的执业和注册部长令与《中华人民共和国护士管理办法（草案）》，对我国护理管理作出了进一步规范。

（四）2005 年至今我国医院护理管理的发展

2005 年医疗改革逐渐从市场主导回归到政府主导的道路上来，公立医院逐渐回归到公益性质上来。这一定程度上加强了对我国护理发展的管理与规范。2005 年起，我国每五年制定全国护理事业发展规划，2008 年 1 月全国人大通过《护士条例》，首次从法律层面明确提出维护护士的合法权益，我国护理事业在国家政策的引导下进入了快速发展的轨道。

二、我国护理管理面临的挑战

（一）社会环境变迁的挑战

1. 疾病谱和人口结构变化的影响

随着社会经济和医疗技术的发展，现代医学模式由生物模式向生物、心理、社会和环境相结合模式的转变，疾病谱的变化，与生活方式、心理、社会因素密切相关的慢性非传染性疾病的发病率逐年增高，并成为影响社会人群健康和生活质量的重要因素。人口老龄化、家庭规模小型化和人口流动化等趋势越来越明显，护理服务需求日益突出。人民群众观念不断提高，对健康的需求和期望不断增长，促使护理服务向高质量、人性化方向发展。因此，在国家卫生事业发展总目标下，制订与之相适应的互利战略目标，研究和发展与我国国情相符合的护理服务模式刻不容缓。

2. 全球经济化进程及人类活动全球化的影响

随着护理领域的国际交流与合作日益扩大，我国护理事业的发展面临许多机遇与挑战。经济时代的到来，改变了护理工作模式、卫生服务保健形式以及护理教育的环境和方式。因此，加强护理行业的法制建设，提高科学管理水平，以适应国际间技术、服务、人才相互开放过程中管理方面的需要成为一项紧迫而重要的工作。

3. 医疗卫生保健体系的影响

完善公共医疗保险体系，增加医疗服务的可及性，满足社会公众的医疗健康服务需求，是政府推行医疗卫生体制改革的主要衡量指标。随着医疗卫生改革与发展，卫生服务由医疗卫生组织内扩展到医疗卫生组织外；健康服务由单纯的医疗性服务扩大到主动指导健康人群的生活方式的卫生保健性服务；医疗保险支付制度的改革对护理工作提出了新的要求。快速变化的服务保健体系要求护理人员具备更多的知识、技能、服务能力和独立的决策等综合能力。如何建立长效的护理服务体系运行机制，满足社会对护理服务的高品质化和多元化需求，成为护理管理者需要思考的问题。

（二）护理学科发展面临的挑战

护理学是一门综合性的应用学科，以人、环境、健康和护理作为学科的基本概念框架逐渐形成了自己的护理理论体系。在社会、经济、文化、科学和学科自身实践发展等综合因素的影响下，护理学在护理理念、工作性质和工作范畴方面发生了重大变化，护理实践的独立性和自主性大大提高。鉴于国内外护理学的发展需要，尤其国内本科护理学教育现状，经过中国学位与研究生教育学会医药科工作委员会专家反复论证，2011 年初将护理学定位为国家一级学科，为护理学科的发展提供了更广阔的发展空间，同时也向护理管理人员提出了新的挑战。

1. 护理教育改革

过去我国护理学科定位为临床医学的二级学科，护理教育呈"医学+护理"的两段式课程模式，学科主体意识不强，学科知识体系不完整，护理人才培养缺乏护理学科的专业特色。护理学科成为一级学科后，护理管理者应加快护理教育教学改革的步伐，致力于护理学科体系构建的研究，在护理学科建制规范，学科体系结构，学科的理论基础、研究方法，解决实际问题的思路等方面深入探讨。按照一级学科的培养目标，以实践为导向，以实践需求为先，发展具有护理专业特色的护理教育模式，设置相应的具有护理特色的专业，制订科研型和专业型的高层次人才培养方案，从而形成具有护理学科特色的人才队伍，促进护理事业的不断发展。

2. 临床护理实践

随着护理改革的不断深入，护理实践领域进一步扩大，实践形式也日趋多样化。一级学科的定位，可以使护理学进一步确立自己的研究和实践方向，在学科自主的条件下，按照专业性学位研究生的培养目标进行高级护理人才的培养，积极发展高级护理实践，提高护理质量和护理绩效，才能满足不断变化的健康护理服务需求。

3. 护理研究

护理服务是技术性强、内涵丰富、具有一定风险的专业服务，需要科学理论及研究作为基础指南。学科建设是科学研究的基础和推动力，科学研究是学科建设的前提和拉动力，而科研项目则是护理学科建设的载体。在护理学科的发展进程中，我国护理学科的研究相对滞后，研究问题、研究方法和研究对象缺乏学科领域特色，在深度和广度方面存在较大局限。在经济飞速发展和医疗技术快速进步的环境中，管理者要以此为契机，善于发现新的护理现象和护理问题，采用创新护理研究方法和手段进行研究，用循证护理方法指导临床实践，促进护理学知识体系的建立与完善，加快护理学科发展的进程。

三、现代医院护理管理的发展趋势

随着科学技术的高度发展、知识经济的到来以及护理观念的更新和转变，我国护理事业取得了长足的发展与进步。与此同时，经广大护理工作者的不懈努力，积累了宝贵的护理经验，为加快护理事业发展提供了丰富的实践基础。目前，护理工作受到国家的高度重视，为加快护理事业发展提供了良好的社会基础。加强科学管理，提高管理效率，促进护理事业发展适应社会经济发展和人民群众健康服务需求不断提高的要求，是护理管理未来发展的方向。

1. 护理管理队伍专业化

随着护理学的发展与进步，发达国家高级护理实践领域的实践与发展，推动了护理学科的专业化进程。在医院护理管理改革中，培养和建设一支政策水平高、管理能力强、综合素质优的护理管理专业化队伍是未来的趋势。各级医疗服务机构应进一步理顺护理管理的职能，按照"统一、精简、高效"的原则，建立完善的责权统一、职责明确、精简高效、领导有力的护理管理体制及运行机制，提高护理管理的科学化、专业化和精细化水平，以适应现代医院和临床护理工作发展的需要。

2. 管理手段信息化

随着信息技术在护理管理中的广泛运用，加快了护理管理的现代化进程。护理信息系统的建立和完善改变了传统的护理工作模式，在护理质量管理、人力资源管理、物资管理、教育培训以及患者安全管理等方面取得了很大成效，对贯彻"以患者为中心"的护理理念，提高护理质量，促进护理管理的科学化、规范化具有重要意义。

管理者要在医院信息系统建设的基础上进一步发展护理信息系统，用科学管理的思想指导和设计护理信息管理系统，建立以护理管理为核心的数据库，实现包括患者识别、医嘱处理、病情观察、危机预警、护理绩效、考核评价、统计查询、质量控制等多功能、广覆盖的护理管理网络，为护理管理者科学决策提供客观准确的数据。

近年来全国大型综合医院建立了电子病历、移动查房系统、床旁护理移动系统等医疗信息化平台，加速了护理信息的共享和护理技术的优势互补，为护理信息在护理管理中的应用提供了广阔的空间，同时也为医院的发展和护理管理工作带来了新的挑战。如何充分利用护理信息系统的功能，合理设定管理指标，在护理绩效管理、岗位管理、人力资源管理、护理质量管理等方面更好地发挥护理管理的职能，为科学预测和正确决策提供客观依据，促进临床护理的变革，提高护理管理效能，成为护理管理者面临的新课题。

3. 管理方法人性化

随着管理有效性研究的深入，制度管理时代开始进入人性化管理的时代。护理管理者需要不断更新管理理念和管理模式，树立人本观念，构建多元的护理组织文化，适应不同护理人员管理的需要。在人文理论的指导下，将科学、人性、和谐的思想用于管理之中，最大限度地发挥管理效益，提高护理专业的核心竞争力。在护理管理过程中，要关注护理人员的成长与发展，创造能够使护理人员得到发展的良好机制和环境，其中包括实行民主管理、参与管理，建立平等的竞争机制，合理配置护理人力资源，基于护理人员发展的绩效评估等制度和措施，提高护理人员职业满意度，激发护士的服务潜能，提升护理的服务品质。

4. 管理研究科学化

当前国际护理科学研究水平逐渐提高，学科特征明显，呈现出研究范围扩大、研究问题深化和研究手段多样化的特点。护理管理的要素具体涉及护理人员、劳动生产率、护理成本核算、物资管理、时间分配等方面，这些可变因素都会因医院内外环境的变化而变化，给护理管理和决策带来一系列问题和挑战。为了适应日益变革的护理管理体制和履行多元的护理管理者角色，护理管理者需要从经验型管理转向科学型管理，不仅应具备科研思维和技能、科学决策，还应具备管理技能，促进决策方案的有效实施。随着护理管理理念的不断发展，多学科知识的交叉与融合将成为研究的趋势。护理管理研究将突破学科间的传统界限，促进学科间的相互渗透，以获得创新性成果，最终实现管理的标准化、专业化、科学化、现代化。

5. 管理工作多样化

随着护理事业的发展与进步以及社会环境的变化，护理工作的发展面临着新的机遇与挑战，增加了护理管理工作的多样性。在护理事业发展过程中，护理工作的国际化与市场化已成为护理发展的新趋势。护理专业目标国际化、职能范围国际化、管理国际化、人才流动国际化、教育国际化以及跨国护理援助和护理合作的增多，对护理管理工作提出了新的要求。同时，随着市场经济的发展，市场竞争的日益激烈，医疗改革带来的护理体制变革和相应政策的推行，护理工作将被推向市场。护理人员的流动和分布将由市场来调节，护理服务的内涵和外延也将根据市场的需求发生变化。在这种趋势下，护理管理工作者应不断学习新的知识和技能，提高自己的管理能力和水平，顺应发展趋势，在时代发展的浪潮中推动护理事业的继续发展与进步。

（张　微）

第十一章

护理质量管理

第一节 护理质量管理概述

一、护理质量管理的概念

（一）质量概念

质量通常有两种含义，一是指物体的物理质量，二是指产品、工作或服务的优劣程度。现在讲的护理质量用的是后者。从后者的定义可以看出，质量不仅指产品的质量，也包括服务质量。服务包括技术性服务，也包括社会性服务。在医疗护理服务中，既有技术服务质量，也有社会服务质量。质量概念产生于人们的社会生产或社会服务中，具有以下特性。

1. 可比较性

可比较性是指质量是可分析比较和区别鉴定的。同一服务项目有的深受用户满意，有的导致用户意见很大。同一规格、型号的产品有的加工精细，有的粗糙，有的使用寿命长，有的寿命短，这种差别是比较的结果。人们可运用比较与鉴别的方法来选择质量好的产品和服务。因而，对产品或服务质量预定的标准，便于人们进行对比、鉴定。有的产品或服务可以进行定量分析，有的产品或服务只能进行定性分析，由此分别称为计量和计数质量管理。在医院管理中，对生化的质量控制、药品质量控制是计量质量管理，而更多的是定性分析和计数判定的质量管理。

2. 客观规定性

质量有它自身的形成规律，人们是不能强加其上的。客观标准必须符合客观实际，离开客观实际需要的质量标准是无用的。质量受客观因素制约，在经济和技术发达的国家或地区所生产的产品及所提供的服务质量要比经济技术不发达的国家或地区好。同一经济技术水平的行业和部门人员素质高，管理科学严格，其产品质量或服务质量较好，相反就差。由此可见质量的客观规定性。

（二）护理质量管理概念

质量管理是对确定和达到质量所必需的全部职能和活动的管理，其中包括质量方针的制定，所有产品、服务方面的质量保证和质量控制的组织和实施。

所谓护理质量，是指护理工作者为患者提供护理技术和生活服务效果的程度，即护理效果的好坏反映护理质量的优劣。护理质量是护理工作"本性"的集中体现。护理质量反映在护理服务的作用和效果方面。它是通过护理服务的计划和实施过程中的作用、效果而取得并经信息反馈形成的，是衡量护理人员素质、护理领导管理水平、护理业务技术水平和工作效果的重要标志。有关专家认为，医院护理质量包括以下 5 个方面：①是否树立了护理观念，即从患者整体需要去认识患者的健康问题，独立主动地组织护理活动，满足患者的需要；②患者是否达到了接受检诊、治疗、手术和自我康复的最佳状态；③护理诊断是否全面、准确，是否随时监护病情变化及心理状态的波动和变化；④能否及时、全面、正确地完成护理程序、基础护理和专科护理，且形成了完整的护理文件；⑤护理工作能否在诊断、治疗、手术、生活服务、环境管理及卫生管理方面发挥协同作用。

护理质量管理按工作所处的阶段不同，可分为基础质量管理、环节质量管理和终末质量管理。

1. 基础质量管理

基础质量管理包括人员、医疗护理技术、物质、仪器设备、时间的管理。

（1）人员：人员素质及行为表现是影响医疗护理质量的决定因素。人员的思想状况、行为表现、业务水平等都会对基础医疗质量产生重要影响，而医务人员的业务水平和服务质量则起着至关重要的作用。

（2）医疗护理技术：包括医学和护理学理论、实践经验、操作方法和技巧。医、护、技、生物医学和后勤支持系统等高度分工和密切协作，各部门既要自成技术体系，又要互相支持配合，才能保障高水平的医疗护理质量。

（3）物质：医院所需物质包括药品、医疗器械、消毒物品、试剂、消耗材料及生活物质等。

（4）仪器设备：现代医院的仪器设备对提高医疗护理质量起着重要作用。包括直接影响质量的诊断检测仪器、治疗仪器、现代化的操作工具、监护设备等。

（5）时间：时间就是生命，时间因素对医疗护理质量有十分重要的影响。它不仅要求各部门通力合作，更主要的是体现高效率，各部门都要争分夺秒，为患者提供及时的服务。

2. 环节质量管理

环节质量管理是保证医疗护理质量的主要措施之一，是各种质量要素通过组织管理所形成的各项工作能力。环节质量管理包括对各种服务项目、工作程序或工序质量进行管理。

3. 终末质量管理

终末质量管理是对医疗护理质量形成后的最终评价，是对整个医院的总体质量的管理。每一单项护理工作的最后质量，可以通过某种质量评价方法形成终末医疗质量的指标体系来评价。终末质量管理虽然是对医疗质量形成后的评价，但它可将信息反馈于临床，对下一循环的医疗活动具有指导意义。

二、护理质量管理的意义

护理质量管理是护理工作必不可少的重要保证。护理工作质量的优劣直接关系到服务对象的生命安危，因此护理质量保证是护理工作开展的前提。提高护理工作质量是护理管理的核心问题，通过实施质量管理、质量控制，可以有效地保证和提高护理质量。另外，护理质量是医院综合质量的重要组成部分，实施护理质量管理是促进医疗护理专业发展、提高科学管理的有效举措。随着现代医学科学的发展，护理工作现代化也势在必行，现代医学模式要求护理工作能提供全面、整体、高质量的护理，以满足患者身心各方面的需求，这就不仅要求护理人员全面掌握知识，提高专业水平，而且要有现代化的质量管理。建立质量管理体系是现代化管理的重要标志，所以，护理质量管理不仅对开展护理工作具有重要意义，而且对促进护理学科的发展和提高人员的素质也具有深远意义。

三、护理质量管理的特点

护理质量管理的特点包括下述 3 个方面。

1. 护理质量管理的广泛性和综合性

护理质量管理具有有效服务工作质量、技术质量、心理护理质量、生活服务质量及环境管理、生活管理、协调管理等各类管理质量的综合性，其质量管理的范围是相当广泛的。因此，不应使护理质量管理局限在临床护理质量管理的范围内，更不应该仅是执行医嘱的技术质量管理。这一特点，充分反映了护理质量管理在医院服务质量管理方面的主体地位。

2. 护理质量管理的程序性和连续性

护理质量是医疗质量和整个医院工作质量中的一个大环节的质量。在这个大环节中，又有若干工作程序质量。例如，中心供应室的工作质量就是一道完整的工作程序质量，临床诊断、治疗等医嘱执行的技术质量，也是这些诊断、治疗工作质量的工作程序质量。工作程序质量管理的特点，就是在质量管理中承上启下，其基本要求是对每一道工作程序的质量进行质量把关。无论护理部门各道工作程序之间或是护理部门与其他部门之间，都有工作程序的连续性，都必须加强连续、全过程的质量管理。

3. 护理质量管理的协同性与独立性

护理工作既与各级医师的诊断、治疗、手术、抢救等医疗工作密不可分，又与各医技科室、后勤服务部门的工作有着密切联系。大量的护理质量问题，都从它与其他部门的协调服务和协同操作中表现出来，因此，护理质量管理必须加强与其他部门协同管理。另外，护理质量不只是协同性的质量，更有其相对的独立性，因此护理质量必须形成一个独立的质量管理系统。

（李丹丹）

第二节　护理质量管理的基本方法

一、质量管理的基本工作

进行质量管理工作必须具备的一些基本条件、手段和制度，是质量管理的基础。护理质量管理也不例外。

首先，要重视质量教育，使全体人员树立"质量第一"的思想。质量管理教育包括两个方面：一是技术培训，二是质量管理的普及宣传和思想教育。通过教育要达到以下目的：①克服对质量管理认识的片面性，进一步理解质量管理的意义，树立质量管理人人有责的思想；②使每个护理人员掌握有关的质量标准、管理方法和质量管理的工具，如会看图表等；③使全体人员弄清质量管理的基本概念、方法及步骤。

除进行质量管理教育外，还要建立健全质量责任制，即将质量管理的责任明确落实到各项具体工作中，使每个护理人员都明白自己在质量管理中所负的责任、权力、具体任务和工作关系，在其位，任其责，形成质量管理的体系，并与奖惩制度联系起来。

二、质量管理的工作循环

全面质量管理保证体系运转的基本方式是以 PDCA（计划—实施—检查—处理）的科学程序进行循环管理的。它是 20 世纪 50 年代由美国质量管理专家戴明根据信息反馈原理提出的全面质量管理方法，故又称戴明环。

（一）PDCA 循环的步骤

PDCA 循环包括质量保证系统活动必须经历的 4 个阶段、8 个步骤，其主要内容如下。

1. 计划阶段（Plan）

计划阶段包括制定质量方针、目标、措施和管理项目等计划活动，在此阶段主要是明确计划的目的性、必要性。这一阶段分为 4 个步骤：①调查分析质量现状，找出存在的问题；②分析影响质量的各种因素，查出产生质量问题的原因；③找出影响质量的主要因素；④针对主要原因，拟定对策、计划和措施，包括实施方案、预计效果、时间进度、负责部门、执行者和完成方法等内容。

2. 执行阶段（Do）

执行阶段是管理循环的第 5 个步骤。它是按照拟定的质量目标、计划、措施具体组织实施和执行，即脚踏实地按计划规定的内容去执行的过程。

3. 检查阶段（Check）

第 3 阶段即检查阶段，是管理循环的第 6 个步骤。它是把执行结果与预定的目标对比，检查拟定计划目标的执行情况。在检查阶段，应对每一项阶段性实施结果进行全面检查、衡量和考查所取得的效果，注意发现新的问题，总结成功的经验，找出失败的教训，并分析原因，以指导下一阶段的工作。

4. 处理阶段（Action）

处理阶段包括第 7、第 8 两个步骤。第 7 步为总结经验教训，将成功的经验加以肯定，形成标准，以便巩固和坚持，将失败的教训进行总结和整理，记录在案，以防再次发生类似事件。第 8 步是将不成功和遗留的问题转入下一循环中去解决。

PDCA 循环不停地运转，原有的质量问题解决了，又会产生新的问题，问题不断产生而又不断解决，如此循环不止，就是管理不断前进的过程。

（二）PDCA 循环的特点

1. 大环套小环，互相促进

整个医院是一个大的 PDCA 循环，那么护理部就是一个中心 PDCA 循环，各护理单位如病房、门诊、急诊室、手术室等又是小的 PDCA 循环。大环套小环，直至把任务落实到每一个人；反过来小环保大环，从而推动质量管理不断提高。

2. 阶梯式运行，每转动一周就提高一步

PDCA 4 个阶段周而复始地运转，而每转一周都有新的内容与目标，并不是停留在一个水平上的简单重复，而是阶梯式上升，每循环一圈就要使质量水平和管理水平提高一步。PDCA 循环的关键在于"处理这个阶段"，就是总结经验，肯定成绩，纠正失误，找出差距，避免在下一循环中重犯错误。

（三）护理质量的循环管理

护理质量管理既是一个独立的质量管理系统，又是医院质量管理工作中的一个重要组成部分，因此，它是在护理系统内不同层次上的循环管理，也是医院管理大循环中的一个小循环。所以，护理质量循环管理应结合医院质量管理工作，使之能够纳入医院同步惯性运行的循环管理体系中。

我国大多数医院在护理管理中实施计划管理，即各层次管理部门有年计划、季计划、月安排、周重点，并对是否按计划达标有相应的检查制度及制约措施。

各护理单元及部门按计划有目的地实施，护理各层管理人员按计划有目的地检查达标程度，所获结果经反馈后及时修订偏差，使护理活动按要求正向运转。具体实行时可分为以下4 个阶段。①预查：以科室为单位按计划、按质量标准和项目对存在的问题进行检查，为总查房做好准备。②总查房：护理副院长、护理部主任对各科进行检查，现场评价，下达指令。③自查：总查房后，科室根据上级指令、目标与计划和上月质量管理情况逐项分析检查，找出主要影响因素，制定下月的对策、计划、措施。④科室质量计划的实施：科室质量计划落实到组或个人，进行 PDCA 循环管理。这种动态、循环的管理办法，就是全面管理在护理质量管理中的具体实施，对护理质量的保证起了重要作用。

（姚　薇）

第三节　医院分级管理与评审办法

一、医院分级管理与医院评审的概念

1. 医院分级管理

医院分级管理是根据医院的不同功能、不同任务、不同规模和不同的技术水平、设施条件、医疗服务质量及科学管理水平等，将医院分为不同级别和等次，对不同级别和等次的医院实行标准有别、要求不同的标准化管理和目标管理。

2. 医院评审

根据医院分级管理标准，按照规定的程序和办法，对医院工作和医疗服务质量进行院外评审。经过评审的医院，达标者由审批机关发给合格证书，作为其执业的重要依据；对存在问题较多的医院令其限期改正并改期重新评审；对连续三年不申请评审或不符合评审标准的医院，一律列为"等外医院"，由卫生行政部门加强管理，并根据情况予以整顿乃至停业。

二、医院分级管理和评审的作用

（1）促进医院医德、医风建设。

（2）医院分级管理和评审制度具有宏观控制和行业管理的功能。

（3）促进医院基础质量的提高。

（4）争取改革的宽松环境，为逐步整顿医疗收费标准提供科学依据。

（5）有利于医院总体水平的提高。

（6）有利于调动各方面的积极性，共同发展和支持医疗事业，体现了大卫生观点。

（7）有利于三级医疗网的巩固和发展。

（8）有利于充分利用有限的卫生资源。

（9）有利于实施初级卫生保健。

三、医院分级管理办法

1. 医院分级和分等

我国医院分级与国际上三级医院的划分方法一致，由基层向上，逐级称为一级、二级、三级。直接为一定范围社区服务的医院是一级医院，如城市的街道医院、农村的乡中心卫生院；为多个社区服务的医院是二级医院，如农村的县医院、直辖市的区级医院；面向全省、全国服务的医院是三级医院，如省医院等。各级医院分为甲、乙、丙三等，三级医院增设特等，共三级十等。医院分等以后，可以通过竞争促使医院综合水平提高而达到较好的等次，体现应有的价值。

2. 医院评审委员会

医院评审委员会是在同级卫生行政部门领导下，独立从事医院评审的专业性组织。可分为部级、省级、地（市）级三级评审会。

部级由卫健委组织，负责评审三级特等医院，制定与修订医院分级管理标准及实施方案，并对地方各级评审结果进行必要的抽查复核。

省级由省、自治区、直辖市卫生厅（局）组织，负责评审二、三级医院。

地（市）级由地（市）卫生局组织，负责评审一级医院。

评审委员会聘请医院管理、医学教育、临床、医技、护理和财务等有关方面有经验的专家若干人，要求其成员作风正派，清廉公道，不徇私情，身体健康，能亲自参加评审。

四、综合医院分级管理标准及护理标准（卫健委试行草案）

（一）综合医院分级管理标准

1. 范围

我国当前制定的综合医院分级管理标准（专科医院标准另订）的范围包括两个方面：一是医疗质量，尤其是基础质量；二是医疗质量的保证体系。

"标准"涉及管理、卫生人员的资历和能力、患者与卫技人员的培训和教育、规章制度、医院感染的控制、监督和评价、建筑和基础设施、安全管理、医疗活动记录（病案、报告、会议记录）和统计指标10个方面的内容。以上内容分别在各级医院的基本条件和分等标准中做了明确规定。

2. 医院分级管理标准体系及其指标系列

医院分级管理标准体系由一、二、三级综合医院的基本标准和分等标准所构成。每部分既含定性标准，又含定量标准。

（1）基本标准：基本标准是评价医院级别的标准，是最基本的要求，达不到基本标准的医院不予参加评定等次。基本标准与等次标准两者分别进行考核评定。基本标准系列由以下7个方面组成：①医院规模；②医院功能与任务；③医院管理；④医院质量；⑤医院思想政治工作和医德医风建设；⑥医院安全；⑦医院环境。

（2）分等标准：各级综合医院均被划分为甲、乙、丙三等，三级医院增设特等的标准。评审委员会依据分等标准评定医院等次，同时也会促进医院的发展建设。分等标准中，根据一级医院的特殊性，与二、三级医院的评审范围有所不同。分等标准归类包括：①各项管理标准；②各类人员标准；③物资设备标准；④工作质量、效率标准；⑤经济效果标准；⑥卫生学管理标准；⑦信息处理标准；⑧生活服务标准；⑨医德标准；⑩技术标准。

在评审中，采取千分制计算方法评定。合格医院按所得总分评定等次。分等标准考核，甲等须达900分以上（含900分）；乙等须达750分至899分（含750分）；丙等在749分以下。三级特等医院除达到三级甲等医院的标准外，还须达到特等医院所必备的条件。

各级医院统计指标的系列项目有所区别，一级医院共39项，二级医院共41项，三级医院共50项。其中含反映护理方面的统计指标7~10项，例如五种护理表格书写合格率、护理技术操作合格率、基础护理合格率、特护和一级护理合格率、陪护率、急救物品完好率、常规器械消毒合格率、开展责任制护理百分率、一人一针一管执行率，以及昏迷和瘫痪患者压疮发生率等。

（二）护理管理标准及评审办法

护理管理标准是评审各级医院护理工作的依据，是目前全国统一执行的护理评价标准。护理管理标准以加强护理队伍建设和提高基础护理质量为重点。

1. 护理管理标准体系

护理管理标准体系中的基本标准包括以下五部分内容。①护理管理体制。含组织领导体制、所配备的护理干部的数量及资格、护理人员编制的结构及比例等。②规章制度。含贯彻执行1982年卫健委颁发的医院工作制度与医院工作人员职责有关护理工作的规定，结合医院实际，认真制定和严格执行相应的制度，包括护理人员职责、疾病护理常规和护理技术操作规程、各级护理人员继续教育制度等，并要求认真执行。③医德医风。即贯彻执行综合医院分级管理标准中相应级别医院医德医风建设的要求，结合护士素质，包括仪表端庄、言行规范，患者对护理工作、服务态度的满意度达到的百分率要求。④质量管理。包括设有护理质量管理人员；有明确的质量管理目标和切实可行的达标措施；有质量标准和质控办法，定期检查、考核和评价；严格执行消毒隔离及消毒灭菌效果监测的制定；有安全管理制度及措施，防止护理差错、事故的发生。⑤护理单位管理。包括对病房、门诊（注射室、换药室）、急诊室、手术室、供应室等管理应达到布局合理，清洁与污染物品严格区分放置，基本设备齐全、适用；环境整洁、安静、舒适、安全、工作有序。

2. 分等标准

分等标准包括护理管理标准、护理技术水平及护理质量评价指标三部分。①护理管理标准。包括护理管理目标、年计划达标率的要求；设有护理工作年计划、季安排、月重点及年工作总结；有护理人员培训、进修计划，年培训率达标要求；有护理人员考核制度和技术档案，年考核合格率要求；有护理质量考评制度，定期组织考评；有护理业务学习制度，条件具备的组织护理查房；有护理工作例会制度；有护理差错、事故登记报告制度，定期分析讨论；对护理资料进行登记、统计；三级医院要求对资料动态分析与评价，并达到信息计算机管理。②技术水平。包括护理人员三基（基本知识、理论、技能）平均达标分数；掌握各科常见病、多发病的护理理论、护理常规、急救技术、抢救程序、抢救药品和抢救仪器的使用，有不同要求；掌握消毒灭菌知识、消毒隔离原则及技术操作；不同级别医院分别承担初、中、高等护理专业的临床教学任务；二、三级医院分别承担下级医院的护理业务指导，护理人员的进修、培训和讲学任务；开展护理科学研究工作、学术交流、发表论文、开展护理新业务、新技术的能力与数量要求，对不同级别医院均应达到相应标准；二、三级医院应能熟练掌握危、急、重症的监护，达到与医疗水平相适应的护理专科技术水平。③护理质量评价指标。参考以下护理质量指标及计算方法。

3. 护理质量指标及计算方法

医院分级管理中护理标准要求的质量指标共计十七项，各级医院的质量标准原则相同，指标要求有所差别。例如五种护理表格书写合格率，一级医院≥85%，二级医院≥90%，三级医院≥95%。五种护理表格包括体温单、交班本、医嘱本、医嘱单、特护记录单，其标准是：①字迹端正，清晰，无错别字，眉栏填齐，卷面清洁，内容可靠、及时；②护理记录病情描述要点突出，简明通顺，层次分明，运用医学术语；③体温绘制点圆线直，不间断、不漏项；④医嘱抄写正确、及时，拉丁文或英文字书写规整，用药剂量、时间、途径准确，签全名。

十七项护理质量标准中，责任制护理开展病房数与陪护率对一级医院不设具体规定指标。

4. 三级特等医院标准

三级特等医院其护理管理总体水平除达到三级甲等医院标准外，还要求全院护理人员中取得大专以上学历或相当大专知识水平证书者≥15%；医院护理管理或重点专科护理在国内具有学科带头作用；有独立开展国际护理学术交流的能力。

5. 护理管理标准评审办法

评审中采取标准得分与分等标准得分分别计算的方法，各按100分计算。两项得分之和除以2，计入医院总分。基本标准得分必须≥85%分才可进入相应等次，<85分时在医院总分达到相应等次的基础上下降一等。

护理管理标准评分要求见表11-1。

表11-1 护理管理标准评分要求

项目	比重/%	分值
一、基本标准		
（一）护理管理体系	25	25
（二）规章制度	20	20
（三）医德医风	20	20
（四）质量管理	15	15
（五）护理单位管理	20	20
小计	100	100

续表

项目	比重/%	分值
二、分等标准		
（一）管理标准	25	25
（二）技术水平	25	25
（三）护理质量评价指标	50	50
小计	100	100
合计	200	200

（杨晓波）

第十二章

护理安全管理

第一节　护理安全文化的构建

随着社会的进步、经济的发展和法制法规的不断健全，人们的健康、法制、自我保护意识和维权意识不断增强，对护理服务的要求也越来越高，医疗护理纠纷也逐渐增多，护理实践将面临更加复杂的环境。特别是新的《医疗事故处理条例》和《侵权责任法》颁布实施以后，对护理安全管理提出了更高的要求。如何保证护理工作的安全，科学实施护理安全管理，控制护理缺陷和差错事故的发生成为护理管理者面临的重大问题之一。

一、与护理安全文化相关的几个概念

"安全文化"的概念是在 1986 年苏联切尔诺贝利核电站爆炸事故发生后，国际原子能机构在总结事故发生原因时明确提出的。国际核安全检查组（INSAG）认为安全文化是存在于单位和个人中的种种素质和态度的总和，是一种超越一切之上的观念。安全文化是为了人们安全生活和安全生产创造的文化，是安全价值观和安全行为准则的总和，体现为每一个人，每一个单位，每一个群体对安全的态度、思维程度及采取的行为方式。

"医院安全文化"的概念是由 Singer 等于 2003 年首先提出的。医院安全文化就是将文化的所有内涵向以安全为目的的方向推进的一种统一的组织行为，以及医院内所有员工对待医疗安全的共同态度、信仰、价值取向。护理安全文化是医院安全文化的重要组成部分。

护理安全是指在实施护理全过程中患者不发生法律和法定的规章制度允许范围以外的心理、机体结构或功能上的损害、障碍、缺陷或死亡。护理安全管理是护理管理的核心，是护理质量的重要标志之一。

护理安全文化是护理管理中引入的新概念，美国手术室注册护士协会（AORN）把护理安全文化定义为一个组织具有风险知识、安全第一的工作理念，把差错作为组织改进的机遇，建立差错报告系统及有效的改进机制。即认为如果一个组织缺失护理安全文化，大部分患者的安全将得不到保障。护理安全文化包含 8 个观点 3 种意识。8 个观点为预防为主、安全第一、安全超前、安全是效益、安全是质量、安全也是生产力、风险最小化和安全管理科学化；3 种意识为自我保护意识、风险防范意识、防患于未然的意识，被认为是护理安全文

化的精髓。Mustard 认为建立护理安全文化是评价护理质量和识别、预防差错事故的重要手段。因此护理安全文化的建立是确保护理安全的前提和保证，护理安全文化的构建和完善是护理管理者面临的一个重要课题。

二、护理实践中存在的不安全因素

（一）制度不健全或不详尽

护理规章制度是护理安全的基本保证，规章制度不健全或不详尽，使护士在实际工作中无章可循，遇到问题时不知如何应对，往往会对患者的安全构成威胁，或引起护理纠纷的发生。

（二）人力资源不足

充足的护理人员配置是完成护理工作的基本条件，超负荷的工作常使护理人员无法适应多角色的转变，极易出现角色冲突。

（三）护理人员能力与岗位不匹配

护理过失的发生与护士素质和能力有着直接的联系，护士队伍日趋年轻化，工作中缺乏经验，专科知识不扎实，急救操作不熟练，病情观察不仔细，发现问题、处理问题不及时，这些都是造成护理不安全的隐患。

（四）仪器、设备不到位

仪器、设备保养或维修不及时，抢救仪器、设备不能及时到位或没有处于备用状态，极易导致护理安全问题的发生。

（五）沟通渠道不通畅

医务人员彼此之间有效的沟通是患者安全工作的重要前提，医护之间缺乏沟通和协调，如病情变化时未及时通知医生、医嘱开立时间与护士执行时间不一致、医生临时口头医嘱过后漏补、病情记录内容出现差异等，都是导致医患纠纷的隐患。

三、护理安全文化的构建内涵

人类自从有了护理这一活动，护理安全就一直贯穿于护理活动的始终，总结后形成了许多安全防范的方法和措施，逐渐构建了护理安全文化，丰富了现代护理内容。护理安全文化的建设，从现代护理现状看，单单关注护士的护理措施与方法是远远不够的，还应该关注患者心目中的安全问题（医疗安全、人身安全、生活安全等）。

（一）改变护理安全的观念

根据安全促进理论，建立新的安全护理的理念，包括：差错将发生在任何系统和部门，没有人能幸免，通过努力，寻找、发现系统和部门中的薄弱点；在纠正错误之前，首先找出问题发生的根本原因；纠错不是纠正直接的问题而是纠正整个系统，不把一个问题简单地判断为"人的因素"；简化工作流程，避免出错；对出错者提供帮助。

（二）以护理质量文化促进护理质量改进

护理质量文化的内容分为护理质量文化内层（精神层）、中层（制度层）、外层（物质层）3 层，共同构成了护理质量文化的完整体系。内层主要体现在质量价值观、质量意识与理念、质量道德观方面；中层包含质量方针、目标，管理体系，质量法律、法规、标准制度；外层包括护士的质量行为、质量宣传教育、开展质量月活动、院容院貌等。3个层次相互作用，其中内层（精神层）是关键的部分，是护理人员质量价值观和道德观、质量管理理念及质量意识与精神的结合。只有建立持续改进、追求卓越的理念，不断对中层进行完善，使其适应"以人为本，以文化为人"的管理理念，且成为护理人员自觉遵守的行为准则，外层（物质层）才会呈现长久、真实的卓越。

（三）建立共同的安全价值观

构建安全文化体系首先要统一思想，建立共同的安全价值观。护理部利用安全培训班、晨会、安全活动日等深入病房，参加医护人员的安全交流活动，让全体护理人员懂得安全是一切医疗护理工作的基础，它在效率与效益之上，为了安全，必要的牺牲和投入是必需的，也是值得的。安全无小事，护理无小事，因为我们面对的是既神圣又脆弱的生命。共同的安全价值观便于指令性任务的执行，高度的统一行动，在提高工作效率的同时也始终保持着安全意识。

安全文化是安全工作的根本，倡导安全自律遵守。著名经济学家于光远有句名言："国家富强在于经济，经济繁荣在于企业，企业兴旺在于管理，管理优劣在于文化。"营造安全文化氛围，做好护理安全管理工作，首先必须在全体人员中树立护理安全的观念，加强职业道德教育，时刻把患者安危放在首位。建立安全第一的观点，让每位护理人员都明白，在护理的各个环节上都可能存在安全隐患，如果掉以轻心势必危机四伏，给患者带来不可弥补的伤害。树立安全的心理素质、安全的价值观。

护理安全管理是一个系统工程，必须建立起长效管理机制，营造安全文化氛围，使人人达到"我会安全"的理想境界。人的管理重点关键在于管好人、教化人、激励人、塑造人，是所有管理中最重要的环节。管理重点在规范化阶段护士、实习护生、新入院或转科患者、危重患者及疑难病患者的管理。规范化阶段护士、实习护生临床工作经验不足，加之工作环境的刺激性，工作目标的挑战性，学习与工作中的精神压力、紧迫感，考试、评比、检查、竞赛、护理质量控制等，心理应激耐受力差，难以适应工作环境，正确指导她们把这些看作是适度的心理应激，是促进学习工作的手段，是人正常功能活动的必要条件，把工作看成是一件快乐的事情，就能逐渐树立良好的心理素质。新入院或转科的患者由于发病或病情发生变化等，易产生焦虑或猜疑而导致心理应对不良，危重患者及疑难病患者病情变化快、反复，不易察觉，甚至出现突然死亡等严重问题。一旦碰到患者病情变化，规范化阶段护士及实习护生心理准备不足，就会显得惊慌，易给患者及家属带来不安全感，易引起护理纠纷。护士长要经常提醒她们，利用晨会、床头交接班、科务会反复讲，让她们天天看，并教她们怎么做、如何应对，并以以往血的教训警示她们，使她们的心理承受能力逐渐提高。

（四）建立系统的护理差错分析方法

对护理差错事件进行登记和分析。原因分析包括组织和管理因素、团队因素、工作任务因素、环境因素、个人因素、患者因素等方面。组织和管理因素包括制度、工作流程、组织结构等；团队因素指交流与合作、沟通等；工作任务因素包括工作负荷、人员数量、人员能绩等；环境因素包括设备、布局设置等；个人因素包括知识、经验、责任心等；患者因素包括患者的情感状态、理解能力、配合程度等。通过对护理差错事件的原因和性质的系统分析，找出造成护理差错的量化数据，为护理管理者找出关键环节提供理论依据。

（五）实施人性化的处理程序，建立畅通的护理差错报告制度

护理工作的复杂、多样、重复等特点使护理人员难免出现这样或那样的差错。这就需要从已发生的事件及错误中分析存在的问题，制定好预防差错发生的策略。同时实施"无惩罚性护理不良事件上报制度"，改变传统的惩罚性措施，把错误作为一个改进系统、预防不良事件发生的机会，转变过去那种对出现护理安全隐患的个人予以经济处罚、通报批评、延迟晋升等做法，护理差错不纳入当事人及部门领导的绩效考核体系。从过去强调个人行为错误转变为重视对系统内部的分析，这并不是否认问责制，而是因为这样会阻止护理人员对护理安全隐患进行正确的报告，难以实现患者的安全。科室做好自查工作，防范差错事故的发生，出现护理差错时要及时上报，科室或护理部要在例会上对差错事故进行分析，目的是查找原因、吸取教训，避免类似的错误再次发生。护理部定期组织质控小组对上报的差错进行分析讨论，提出解决问题的参考意见，给全院护理人员提供一个分享经验的平台，有效的差错报告体系不仅增加了患者的安全，也为护理管理提供了一个可持续进行的护理质量改进的有效途径。

（六）建立标准化护理工作流程

管理者在制定护理工作流程时，必须有一个指导思想，即简化程序，将所需解决的问题减少到最低程度，在不违反原则的前提下，尽可能使流程简单，既减少差错，又提高工作效率。同时建立、修订护理工作流程时，必须从系统、防御的角度去制定。

（七）护理管理者对安全问题的关注与参与

护理管理者必须树立安全第一的思想，把安全管理作为首要的任务来抓，经常对系统进行重新评估和设计，同时要参与护理安全文化的教育工作，做好护理安全的检查工作。

（八）倡导团队协作精神，加强与合作者及患者的沟通

护理工作连续性强，环环相扣，护理人员之间的监督、协助、互补能有效发现、堵截安全漏洞；同时和医院的其他工作人员，尤其是医护双方加强沟通交流，认真听取不同意见，共同做好安全问题的防范，加强医院内各科室的协作与交流，有效防止差错的发生；提倡医护药检一体化，医护人员间的默契配合和高度信任，临床药师的及时指导，电脑医嘱的PASS系统等多方位体现团队协作精神，也促进了护理安全文化氛围的形成。

（九）患者安全满意度调查

患者对安全的参与能更直接有效地满足患者对安全的需求。有文献报道某医院每月进行床边护理满意度调查和出院患者电话回访，其中包含征求患者对治疗、检查、用药、护理措施等心存疑问的方面，了解患者的需求，让患者参与患者的安全，加强医护患之间的沟通，明确告知患者在治疗护理过程中潜在的危险，在沟通中达成安全共识，使患者放心，家属满意，取得了满意的效果。

通过构建护理安全文化，改变护理安全的观念、促进质量文化的建设、建立健全护理安全管理制度，以及护理风险应急和管理预案、合理调配护理人力资源、加强医护患之间的沟通、开展患者安全满意度调查等，旨在减少护理安全隐患，减少护理差错和纠纷的发生。但护理安全文化的建设是一项长期、持续的工作，是一项系统工程，还需要结合我国具体国

情，从多角度、多层面分析护理安全问题，提出针对性预防措施，在护理实践过程中不断总结和发展护理安全文化。

（王佩佩）

第二节　护理安全管理组织职能与要求

一、目的

为了进一步加强护理安全管理，落实各级护理人员职责和各项护理规章制度，加强护理安全前馈管理，及时发现护理安全隐患并制定落实整改措施。

二、目标

（1）建立护理质量安全管理体系。

（2）加强护理安全制度的建设。

（3）及时发现及纠正护理安全隐患。

（4）杜绝严重差错事故的发生，降低护理缺陷发生率，保障患者安全。

三、护理安全小组架构

护理质量管理与持续改进委员会→护理安全小组→科护理安全小组（3~4名）→病区护理安全员（至少1名）。

四、护理安全小组主要职能

（1）制定临床护理安全考核标准。

（2）制定质控计划及考核内容。

（3）督促指导所在科室护理安全相关制度执行情况，及时发现存在的问题并适时提出修改建议。

（4）及时发现本科室护理安全工作过程中存在的问题、安全隐患，并针对护理安全存在的问题进行原因分析，提出改进意见并落实整改措施。

（5）协调处理护理制度建设方面的有关工作。

（6）定期组织护理缺陷分析，提出改进建议。

（7）定期修订各项护理应急预案并检查落实情况。

五、工作程序

（1）凡护理部下发的护理安全相关的规章制度，由科护士长及病区护士长逐层宣传及落实，护理安全小组协助做好落实工作及落实情况的反馈。

（2）凡需要责任追究的事项（护理质量及服务缺陷、事故等）由所在科室病区、科护士长、护理部及相关安全小组成员负责调查核实并提出处理及整改意见，再由护理部病房管理组及护理部主任讨论决定。

（3）安全小组成员根据工作职能开展工作，针对临床护理安全工作实际所收集和提出的意见和建议，由病区—科—护理部逐级提出和汇总讨论，最后交由护理质量管理与持续改进委员会和护理部主任会议讨论决定。

六、工作要求

（1）安全小组成员随时发现及收集有关护理安全制度及护理工作过程中的安全隐患，并及时提出相关整改措施。

（2）安全小组成员每月按《护理安全隐患检查标准》对所管辖病区进行检查，以发现病区安全隐患，并与相关护理管理人员共同分析原因，提出整改措施并进行追踪落实。

（3）每半年逐级组织安全小组成员进行有关安全工作研讨并提出护理安全工作的改进措施。

（4）每月对护理缺陷进行讨论分析、定性并提出整改意见。

（王佩佩）

第三节　护理不良事件上报系统的构建与管理

确保住院患者安全是临床护理的基本原则，是护理质量管理的核心。目前患者安全问题已经在全世界范围内引起高度重视。美国等国家的实践证明，医疗差错和不良事件报告系统的建立能促进医疗质量和患者安全，达到医疗信息的共享，最终达到减少医疗错误、确保患者安全的目的。在2005年国际医院交流和合作论坛上国内外专家指出，报告系统的建立是最难的，因为有诸多因素阻碍着不良事件的呈报。

中国医院协会在《2007年度患者安全目标》中明确提出"鼓励主动报告医疗不良事件"，体现了"人皆会犯错，犯错应找原因"的管理理念，所以营造鼓励个人报告护理不良事件并能让护士感到舒适的外部环境十分重要。原卫生部2008年在《医院管理年活动指南》中也明确要求各卫生机构鼓励报告医疗不良事件，但是目前还没有建立规范化、制度化的医疗不良事件外部和内部报告系统。

一、护理不良事件相关概念

护理不良事件是指在护理工作中，不在计划中，未预计到或通常不希望发生的事件。包括患者在住院期间发生的跌倒、用药错误、走失、误吸窒息、烫伤及其他与患者安全相关的非正常的护理意外事件，通常称为护理差错和护理事故。但为准确体现《医疗事故处理条例》的内涵及减少差错或事故这种命名给护理人员造成的心理负担与压力，科学合理地对待护理缺陷，所以现以护理不良事件来进行表述。

患者安全是指患者在接受医疗护理过程中避免由于意外而导致的不必要伤害，主要强调降低医疗护理过程中不安全的设计、操作及其他行为。

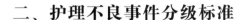

二、护理不良事件分级标准

（一）护理不良事件患者损伤结局分级标准

中国香港医管局关于不良事件管理办法中不良事件分级标准内容如下：0 级事件指在执行前被制止；Ⅰ级事件指事件发生并已执行，但未造成伤害；Ⅱ级事件指轻微伤害，生命体征无改变，需进行临床观察及轻微处理；Ⅲ级事件指中度伤害，部分生命体征有改变，需进一步临床观察及简单处理；Ⅳ级事件指重度伤害，生命体征明显改变，需提升护理级别及紧急处理；Ⅴ级事件指永久性功能丧失；Ⅵ级事件指死亡。

（二）英国国家患者安全局（NPSA）为患者安全性事件的分级

NPSA 为患者安全性事件的分级定义如下：无表示没有伤害；轻度表示任何需要额外的观察或监护治疗患者安全性事件，以及导致轻度损害；中度表示任何导致适度增加治疗的患者安全性事件，以及结果显著但没有永久性伤害；严重表示任何出现持久性伤害的患者安全事件；死亡表示任何直接导致患者死亡的安全性事件。

三、影响护理不良事件上报的因素分析

（一）护理不良事件上报影响因素的分析

有学者调查研究显示，临床护士护理不良事件上报影响因素中，排名前 5 位的是担心因个人造成的不良事件影响科室分值、害怕其他人受到影响、担心上报其他同事引起的不良事件影响彼此间关系、担心被患者或家属起诉、担心上报后会受处罚。长期以来，护理差错或事故多以强制性的，至少是非自愿性的形式报告。在医院内部，护理人员的职称晋升、年终评比等通常都与不良事件或过失行为挂钩，一旦发生就一票否决，而且会对自身的名誉造成伤害。在实际操作中，护理不良事件的上报缺乏安全、无责的环境。在护理不良事件发生后，更多的护士首先选择告知护士长或者自己认为可相信的同事，这在一定程度上影响了安全且保密的上报环境。同时，目前国内的医疗环境，患者对于医院和医务人员的不理解，往往带来严重的过激行为，医疗纠纷的社会处理机制尚不健全，医院对于医疗纠纷的处理一筹莫展，护理人员更加担心不良事件的报告会给医疗纠纷的处理"雪上加霜"，这导致护理人员更加不愿主动报告护理不良事件。

（二）人口学资料对护理不良事件上报的影响

有学者调查显示，不同学历护士护理不良事件上报影响因素评分比较，大专学历者平均得分高，本科学历者最低，差异有统计学意义（$P<0.01$）。学历高者，对于理论知识掌握相对更全面，对护理安全也有较高的认识。有研究表明，对不良事件的认知程度决定着对一项护理操作是否定义为不良事件的判断能力。护理人员会因为错误的操作没有造成患者的伤害而不上报，他们不认为此类事件是不良事件。而医护人员对于医疗不良事件报告有足够的认知及正向态度是成功报告的关键。中专学历者不良事件上报影响因素平均得分低，可能是因为中专护士人数少，一般参加基础护理工作，不良事件发生率较低，从而对是否上报的矛盾也小。不良事件上报影响因素平均得分护师最低，护士最高。10~19 年工龄者平均得分最低，1~9 年工龄者次之，20 年及以上者平均得分最高。不同职称和工龄护士的护理不良事件上报影响因素评分比较，差异有统计学意义（均 $P<0.01$）。其原因可能是工龄长的护士大

多未经过系统的理论学习，第一学历普遍较低，对于不良事件的认知多从临床经验中总结得出。同时，在实际临床工作中，工龄长的护士因为其丰富的临床经验多需承担临床带教任务，若实习护士发生不良事件，带教老师仍需要担当一定的责任，这同样关系个人利益，同时存在对实习护士职业发展的影响，在一定程度上影响了不良事件的上报。10~19年工龄者平均得分最低，可能是该年龄段护士学历相对较高，经过一定时期的临床工作，具有一定的临床经验，同时科室资深护士对其仍有监督作用，而且该阶段的护士有较多的机会参加各种护理继续教育，对于新理论、新知识的掌握较好，对护理安全认识较深，因而对不良事件多能主动告知给护士长或年长护士。1~9年工龄的护士多为临床新护士，一方面，工作经验不足，发生不良事件的概率较大，但是又害怕上报对自己、对科室有影响，害怕受罚影响其职业生涯发展；另一方面，对不良事件的认识相对不足，从而影响其对护理不良事件的主动上报。

四、提高护理不良事件自愿上报的措施

（一）加强护理人员对不良事件的安全认知和医疗法律意识的培养

有学者认为，给予医护人员对不良事件适当的训练和教育可促进报告行为。医护人员若相信报告不良事件可用来预防错误的再发生，就会相信可以通过资讯从中获益，分享学习，进而促进其报告行为。Kohn等指出，要促进医护人员的认知水平，就必须了解不良事件报告系统的流程，报告的种类、目的及责任，不良事件的定义和报告后的利益。因此，应给予医护人员对不良事件的训练和教育，加强医护人员的认知水平，培养其正确的态度。

（二）加强护理人员业务素质培训

临床实践表明，护士的素质和能力与护理差错、事故的发生往往有着直接的联系，是维护安全护理最重要的基础。因此，加强护士业务素质培训，提高理论知识水平，对提升护理质量非常重要。护理管理者既要做好护士"三基"培训，又要重视对护士专科理论和专科技能的培训，并加强考核，提高护士业务素质，保证工作质量。同时，对于临床带教老师，要加强带教过程中的护理安全意识，避免不良事件发生。

（三）转变管理模式，实行非惩罚报告体制，创造不良事件上报的无惩罚性环境，营造"安全文化"氛围

其核心是避免以问责为主要手段来管理差错事故。应建立一套规范化、制度化的护理不良事件内部和外部报告系统，明确强制报告和自愿报告的范畴，委托专项研究机构负责对医疗不良事件报告系统的执行情况进行督查。一方面让护理人员按照规范程序进行强制报告，对未报告事件的部门或个人进行处罚；另一方面鼓励自愿上报，加强整个系统的保密性，并对报告数据及时进行分析、评价，查找不良事件发生的根本原因，同时提出的改进建议应该针对系统、流程或制度，而不针对个人，营造一种"安全文化"的氛围，把不良事件上报的管理制度提升到文化管理的层次，放弃目前拒绝承认错误、惩罚失败的文化，使医院每位护理人员在正确的安全观念支配下规范自己的行为。

五、护理不良事件上报系统的构建

目前，中国医疗卫生行业中推行已久的是医疗事故报告系统，不良事件报告系统尚处于

初步阶段。护理不良事件报告系统有两种形式，即强制性报告系统和自愿报告系统。

强制性报告系统（MRS）主要定位于严重的、可以预防的医疗差错和可以确定的不良事件，规定必须报告造成死亡或加重病情最严重的医疗差错。通过分析事件的原因，公开信息，以最小的代价解决最大的问题。

自愿报告系统（VRS）是强制性报告系统的补充，鼓励机构或个人自愿报告异常事件，其报告的事件范围较广，主要包括未造成伤害的事件和近似失误，由于不经意或是及时的介入行动，使原本可能导致意外伤害或疾病的事件或情况并未真正发生。医疗事故报告系统的应用，体现了医疗管理者希望在医务人员医疗实践过程将安全提升到最优先地位的一种行为，使患者安全系数降至最低值。

护理不良事件报告系统可分为外部报告系统和内部报告系统。内部报告系统主要是以个人为报告单位，由医院护理主管部门自行管理的报告系统；外部报告系统主要是以医院护理主管部门为报告单位，由卫生行政部门或行业组织管理的报告系统。

（一）建立护理不良事件的管理机构和信息系统

成立质量控制科负责对不良事件进行登记、追踪，并联合护理部对不良事件进行通告和处理。此外医院还在内部网站上建立不良事件报告系统，可以通过该系统进行不良事件网络直报，使质控科和护理部能在第一时间得知不良事件的发生并通知护理风险管理委员会采取相应的预防和补救措施。

（二）制作统一的护理不良事件自愿报告系统登记表

借鉴美国等国家的医院异常事件、用药差错和事故报告制度的做法，建立电子版护理不良事件自愿报告系统登记表，采用统一的护理不良事件报告表。记录项目包括：发生日期、时间、地点，患者基本情况，护士基本情况，发生问题的经过，给患者造成的影响，引起护理不良事件的原因，改正措施等。

（三）护理不良事件的报告程序

发生不良事件后，护士长立即调查分析事件发生的原因、影响因素及管理等各个环节，并制定改进措施。当事人在医院的内网中填写电子版"护理不良事件报告表"，记录事件发生的具体时间、地点、过程，采取的措施和预防措施等内容后直接网络提交，打印一式2份，签名后1份提交护理部，1份科室留存。根据事件严重程度和调查进展情况，一般要求24~48小时内将报告表填写完整后提交护理部（患者发生压疮时，按照压疮处理报告制度执行）。事件重大、情况紧急者应在处理的同时口头上报护理部和质控科。针对科室报告的不良事件，护理部每月组织护理风险管理委员会分析原因，每季度公布分析处理结果，并跟踪处理及改进意见的落实情况，落实情况列入科室护理质量考核和护士长任职考评内容。

（四）护理不良事件的报告范围

护理不良事件的发生与护理行为相关，如违反操作规程、相关制度等。护理不良事件的发生造成患者的轻微痛苦但未遗留不良后果，如漏服口服药、做过敏试验后未及时观察结果又重复做；护理不良事件的发生未造成伤害，但根据护理人员的经验认为再次发生同类事件有可能会造成患者伤害，如过敏者管理不到位、标识不全；存在潜在的医疗安全或医疗纠纷事件，如对特殊重点患者未悬挂安全警示标识等。

（五）护理不良事件的报告原则

报告者可以报告自己发生的护理不良事件，也可以报告所见他人发生的护理不良事件。报告系统主要采取匿名的形式，对报告人严格保密，自愿报告者应遵循事实，不得故意编造虚假情况，不得诽谤他人，对报告者采取非处罚性、主动报告的原则。主动报告包括：护士主动向护士长报告，总护士长主动向护理部报告。

（六）建立"患者安全质量管理"网络

建立护理部主任、总护士长、科护士长三级管理体系。有计划地跟踪检查，以保证每一项措施能够落实到位。制订"护理安全质量检查表"，每月对全院的各护理单元进行检查，督促措施的落实，纠正偏差，以此保证各项护理安全工作的实施。

（七）全体护理人员参与质量安全控制

将科室各项护理质量安全指标分配到个人，内容包括护士仪表、医德医风规范要求，病房管理，特级及一级护理质量，基础护理质量，急救物品、药品、器械管理，消毒隔离管理，护理文书书写管理，用药安全等，结合各岗位工作质量标准，每日进行自查互查。

（八）组织学习培训

组织护士学习各项护理质量安全标准，要求护理人员明确掌握本病区质量安全的内容及标准，发现他人或自己存在的质量与安全隐患、护理缺陷主动报告，不徇私情，不隐瞒。

（九）自愿报告管理方法

成立三级护理不良事件自愿报告管理系统，由病区—护理部—主管院长逐级上报。发生护理不良事件后护理人员应立即报告护士长，并积极采取措施，将损害降至最低。护士长将每月自愿报告的护理不良事件进行分类、统计、汇总，及时上报至护理部，并在每月的质量安全会议上对各种护理不良事件发生原因进行分析，了解管理制度、工作流程是否存在问题，确定事件的真实原因，提出整改措施。护理部根据全院不良事件发生情况，组织专家进行调查研究，提出建议，并及时反馈给一线临床护理人员，对典型病例在全院点评。点评时不公布科室及当事人姓名，点评的目的主要是为预防此类事件的再次发生。主管院长负责对相关工作制度、流程进行审查。

（十）制定护理不良事件自愿报告处理制度

传统的管理模式在不良事件发生后需逐级上报并进行讨论，还要"确定事故性质，提出讨论意见"，最终按照责任的大小给予个人和科室相应的处罚。这种以惩罚为主的传统的管理模式成为护理人员不敢报告不良事件的主要因素。对医疗不良事件进行开创性研究的美国医学专家 Lucian Leape 教授提出，发生差错后担心被惩罚是当今医疗机构内患者安全促进的唯一最大障碍。同时国外的实践也表明在非惩罚性的环境下，员工更乐于指出系统的缺陷，报告各类意外事件和安全方面的隐患。为此护理管理部门应尽快建立一个非惩罚性的、安全的不良事件报告系统，确保各种不良事件能够迅速、高效地呈报给护理管理部门，便于护理管理人员对事件集中分析，从对系统的纠正方面来揭示需要关注的伤害和伤害发生发展的趋势，为医院护理质量的提高提供最佳指导意见。对自愿报告责任护士免于处罚，自愿报告人员为消除护理安全隐患提出合理化建议的、对保障护理安全有贡献的给予奖励。

（十一）制定实施管理办法

1. 自查与他查

根据全院统一的《护理质量检查标准》及《患者安全目标》管理的要求，每日进行自查与他查，对检查中存在的问题、潜在的安全风险做到及时记录，及时纠正。

2. 班后小结

要求每位护士在下班前，对自己的工作进行认真审查，针对自己工作中存在的问题、潜在的风险及时记录，确认并改进后签名，第2天上班前阅读，以提醒自己及警示他人。

3. 组织讨论

护士长每月对表中记录的护理质量安全问题进行归类总结，每月在护士业务学习会上组织全科护士进行原因分析讨论，并共同提出改进措施。

4. 考核

护理人员绩效考核实施量化考核制，即与季度之星评选挂钩，根据护士工作质量进行考核评分，对主动报告的不良事件，如果在规定的时间内及时阅读并改进的，不扣个人质量分，并适当加分。若护理不良事件由患者或家属指出，或护士长日查中查出，在当事人个人绩效考核成绩中适当扣分。

总之，患者的护理安全是医院管理的核心内容之一。护理管理者应了解护理不良事件上报的影响因素和程度，采取相应的措施，应用科学的管理原则和处理方式，建立更完善的不良事件报告系统，为患者创建安全的就医环境，确保患者就医安全。

（王艳芳）

第十三章

护理人力资源管理

第一节　护理人力资源概述

在所有的管理对象中，人是首要的因素，员工的素质和行为表现是实现组织目标的关键，人才便是资本。因此，要发展我国的护理事业，必须拥有一支强大的具备现代化护理技术知识和现代护理事业管理技能的干部队伍。

一、人力资源与护理人力资源的概念

人力资源的概念有广义和狭义之分。狭义的人力资源是指具有劳动能力的劳动适龄人口。广义的人力资源是指具有劳动能力的劳动适龄人口再加上超过劳动年龄还有劳动能力的那部分老年人口。第三种观点认为人力资源是指劳动者的能力，也有不同的表述方法。有些学者认为"人力资源是指能够推动整个经济和社会发展的劳动者的能力，即处在劳动年龄的已直接投入建设或尚未投入建设的人的能力"，也有些学者把人力资源概括为"人力资源是指包含在人体内的一种生产能力"。若这种能力未发挥出来，它就是潜在的劳动生产力；若发挥出来了，它就变成了现实的劳动生产力。还有些学者认为"人力资源抽象地说，是指一定范围内人口总体中所蕴含的劳动能力的总和"。具体地说，是指一定范围内具有劳动能力的人口的数量。黄津浮先生把人的创造能力称为人力资源，他说："所谓人力资源，就是存在于人身上社会财富的创造力，就是人类可以用于生产产品或提供服务的体力、技能和知识。"以上各种观点和表述方法，目前在学术界通用。

护理人力资源是以促进疾病康复，提高全体人民的健康水平，延长寿命为目标的国家卫生计划所需要的一种人力资源。他们是受过不同的护理职业培训，能够根据患者的需求而提供护理服务、贡献自己才能和智慧的人，包括已经在卫生服务场所工作的护理人员，正在接受教育和培训，达到一定的学历或技术水平后能提供卫生服务的人员。

二、护理人力资源的特点

护理人力资源是所有护理资源中最重要的资源，它具有以下 4 个特点。

（一）护理人力资源培养周期长

护理人力资源是护理资源中最珍贵的资源，需要较长时间的培养，不能像其他资源那样

听任市场信息来调节。要满足日益提高和不断变化的护理保健的需要，必须高瞻远瞩，用长远、发展的眼光来考虑和培养护理人力资源。

（二）护理人力资源是有情感和思维的资源

人是有情感和活跃思维的，护理人力资源中的每一个成员都蕴藏着极大的潜力。因此，护理人力资源的管理和使用比其他资源困难得多，必须采取多种措施，最大限度地发挥每个成员和每个群体的积极性和创造性，用最小的投入，得到最大的收益。

（三）护理人力资源的组合是复杂和不断变化的

护理人力资源中存在技术专业和活动的差异性，要完成一项护理工作有赖于各成员的分工，有赖于不同部门、人员的复杂的组织结构，有赖于一个能协调任务、职能和各种社会反馈作用的精心设计的系统。随着医学的发展，工作环境、工作条件、政策的变化，护理人力资源中不同学历、不同专业技术、不同职能成员的比例和组合也要随之改变。

（四）护理人力资源的管理是复杂的过程

护理人力资源的管理包括护理人员的培养、分配、考核、晋升、继续教育、职业发展和奖惩等。其中，某一环节出了问题都会影响护理人力资源的开发，而且这些环节单靠部门是不能解决的，需要全社会的重视和支持。

三、护理人员的素质及各级护理人员岗位职责

（一）护理人员的素质

护理人员担负着"健康所系、生命相托"的重要责任，必须具备协助医疗、帮助患者战胜疾病和死亡的基本素质。

1. 道德

即良好的医德，高尚的思想情操，包括具有强烈的事业心和责任感、实事求是、谦虚谨慎和高尚的人道主义精神。

2. 心理

包括思维、情感和意志方面的要求。思维上要认真思考、正确判断；情感上要对患者深切同情和负责；意志上要目的明确、行动自觉、顽强工作并有良好的自制力。

3. 性格

即经常性的态度与行为习惯。护理人员应开朗、勤快、耐心、和蔼、文雅、整洁。

4. 学识

即学历和知识。护理人员应具备文化基础知识、社会科学、心理科学、人文科学、医学基础知识、护理学基础理论及临床知识。

5. 技能

即运用各种护理技术操作、沟通交往与解决问题的能力。护理人员应运用医学基础知识和护理学基础知识、人文社会科学知识，转化为自身技能，并熟练、准确地应用于临床护理实践中。

（二）各级护理人员岗位职责

1. 主任、副主任护师职责

（1）在护理部主任（总护士长）的领导下，负责本科护理业务技术、科研和教学工作。

（2）参加并指导专科护士制订急症、重症、疑难病患者的护理计划；组织专科护理会诊，指导危重患者的抢救护理。

（3）负责开展三级护理查房，主持本专科护理重点查房、教学查房、死亡病历讨论，指导主管护师提高业务查房水平。

（4）规范护理文书书写标准，负责指导本专科护理病历的书写、修改与质量保证。

（5）了解国内外护理发展动态，结合本专科护理重点、难点问题开展护理研究，提出科学的护理对策，提高专科护理水平。

（6）负责护理教学的组织管理、专科教材的编写工作，参与部分护理课程的讲授，指导主管护师开展护理人员的业务培训，组织教育训练以及临床实习和进修人员的带教等。

（7）协助护理部做好护理技术人员晋级的培养和业务考核工作；参加护理安全委员会，对护理缺陷、事故提出鉴定意见。

（8）参与全院护理队伍建设，协助护理部加强对全院护理工作的指导。

2. 主管护师职责

（1）在科护士长（护士长）领导下和本科主任护师指导下工作。

（2）协助护士长进行护理业务管理，负责病区护理工作的质量控制、护理科研及护理教学工作的实施；带领护师完成新业务、新技术的临床实践。

（3）解决本专科护理业务上的疑难问题，承担难度较大的护理技术操作，组织并参与落实疑难病、危重患者的护理计划。

（4）落实病区三级护理查房，指导护师提高护理工作质量与业务水平；参与或主持本专科的护理重点查房、教学查房及疑难问题的讨论。

（5）指导护师执行护理病历的书写规范，负责护理病历的指导与修改，确保护理病历书写质量。

（6）结合临床护理服务中存在的问题，组织实施护理科研，撰写护理论文，提高护理科研水平。

（7）负责本病区护师、护士培训计划的制订与实施；负责护理专业学生临床实习计划的修订与实施；参与部分护理课程的讲授与护理教材编写。

（8）协助护士长做好行政管理和护理队伍建设工作。

3. 护师职责

（1）在护士长领导下和主管护师指导下工作。

（2）参加临床护理实践，指导护师正确执行医嘱及各项护理技术操作规程。

（3）参与危重、疑难病患者的护理工作及难度较大的护理技术操作。

（4）落实护理三级查房，做好分管患者的入院、住院评估、健康教育，完成分管患者的病历书写，确保服务质量。

（5）参加本病区主任护师、主管护师组织的护理查房和病历讨论，并做好记录和整改措施的落实。

（6）协助护士长负责本病区护士和进修护士的业务培训与考核；参与护理专业实习生

的临床带教工作。

（7）协助护士长制订本专业的临床科研、技术革新计划，并组织实施。

（8）参加病区安全护理小组，对出现的护理缺陷、事故进行分析，提出防范措施。

4. 护士职责

（1）在护士长领导和护师指导下进行工作。

（2）认真执行各项护理制度和技术操作规程，正确执行医嘱，准确及时地完成各项护理工作；严格执行查对及交接班制度，防止护理缺陷、事故的发生。

（3）做好患者的基础护理和心理护理工作；经常巡视病房，密切观察病情变化，发现异常及时报告。

（4）认真做好危重患者的抢救护理工作，协助医生进行各项诊疗工作，负责采集各种检验标本。

（5）参加护理教学和科研，指导护理专业临床实习生工作。

（6）参与完成住院患者的评估、健康教育及护理病历的书写。

（7）办理出入院、转科、转院手续及有关登记工作。

（8）在护士长领导下，做好病房管理，消毒隔离，物资、药品、材料的清领、保管等工作。

（高　歌）

第二节　护理人力资源管理工作的基本内容

一、护理人力资源管理概述

在医院护理管理中，人力资源管理直接影响到护理部门的预算、护理生产力、护理质量，甚至影响人员的流动率。因此，护理管理者必须了解人力资源的管理政策，掌握人力资源的管理方法，做到人尽其才、事尽其力。

（一）护理人力资源管理的基本概念

护理人力资源管理就是对护理人员进行有效选择、安置、考评、培训和开发，使之达到岗位和组织的要求。美国 Gillies 对护理人员管理的解释是：经过一系列系统的科学管理方法，将能胜任的护理人员安排于医疗行政体系中所设计的护理角色的过程。

（二）护理人力资源管理的目的和步骤

护理人力资源管理的目的是根据医院的结构、目标、护理模式，给每个护理单元、每个班次提供足够的、高质量的护理人员。包括以下 7 项连续相关的步骤：①确认要提供的护理方式与工作量；②决定何种等级的护理人员担负此项工作；③预测有多少工作人员担任此项工作；④征聘所需的护理工作人员；⑤筛选护理人员；⑥分配聘用的护理人员；⑦赋予她们护理患者的责任。

二、护理人员的编配

护理人员编配，是指对护理人员进行有效恰当的选择，以充实组织结构中所规定的各项职务，完成各项护理任务。护理管理者要在有限的内部经费限制下，合理配置护理人员，最大限度地满足患者需要。

（一）编配原则

护理人员编配除了遵循人员管理的基本要求，还应该遵守以下原则：①以患者为中心；②结构合理；③能级对应，即按照工作职能编制人员，使护理人员的资历、级别等与之相适应；④控制成本；⑤动态调整。护理管理者应根据实际情况，不断进行人员动态调整。

（二）护理人员的编配方法

1. 国内护理人力配置方法

（1）宏观卫生人力资源配置的预测方法：目前我国宏观的卫生人力资源配置的研究方法是以医生人数为主要研究对象，护士数量则通过医护比例来确定。

（2）床护比计算法：目前，国内的大多数医院仍然在采用卫健委 1978 年颁布的《关于县及县以上综合性医院组织编制原则（试行）草案》进行配置。

（3）护理工作量测定配置法：护理工作量测定法是在准确测定护理工时的基础上运用公式计算，合理配置护理人力资源的方法。护理人力的计算公式如下：

$$护士人数 = （病房床位数 \times 床位使用率 \times 平均护理时数）\times （1+机动系数）/ 每名护士每日工作时间$$

$$平均护理时数 = 各级患者护理时数总和/该病房患者总数$$

$$床位使用率 = 占用床位数/开放床位数$$

每名护士平均每日工作时间应去除每周公休时间。

护理工作量的测定方法：护理工作量包括直接护理时间和间接护理时间。直接护理时间是护士每日直接为患者提供服务的护理活动，如晨间护理、输液、输血等；间接护理时间是护士为直接护理服务所准备的项目，以及沟通协调工作（包括会议、交接班、书写记录）所需要的护理活动，如参加医生查房、处理医嘱、领药等。

此外，护理工作量测定方法还包括按患者日常生活自理能力等级测定法、按护理级别测定法、按患者照顾需要分类测定法等。

2. 国外护理人力配置方法

关于护理人力资源配置的相关研究，国外起始于 20 世纪 50 年代，目前已趋于成熟。

（1）宏观护理人力资源配置的预测方法：如北爱尔兰卫健委和社会服务系统运用护理人力资源数据库和护理计划聘用护士，不断评价和测算护理人员在岗与离职情况，并用图表显示各种比例，以便动态调整。

（2）国外微观护理人力资源的配置方法。

1）必要时长期备用医嘱（PRN）信息管理方法：护理科研项目起源于加拿大，是一种医院护理体系信息管理系统，通过累加每名患者每日所需每项护理工作的时间，得出每名患者每日所需的直接护理和间接护理时间总和，用来指导护理人员的配置。

2）患者分类系统配置：是北美护理工作量的主要测量方法，该方法对患者在特定时间内所需求的护理等级进行分类，再根据各类情况分配工作、预估经费、计算人力等。

3）应用计算机技术进行配置：美国的 Medicus Systems 计算机公司编制的医疗软件在美国被广泛应用于护理人力资源的配置，它根据护理患者的工作量需求安排护理人员在班数。

三、护理人员的招聘

护理人员的招聘是医院护理人力资源管理工作的基础，是促进医院护理人力资源合理形成、科学管理以及有效开发的先驱条件。

（一）拟订招聘计划

在招聘人员之前，单位应根据人事需求，包括需招收的数量、人员的层次和具有的资格拟定招聘计划，计划要求包括 3 个方面。①工作分析：对工作的各种任务、要求和资格条件进行详细的描述。②人事分析：人事需要的研究及目前人事轮廓。③成本分析：研究招聘所需花费的成本是多少。

（二）招聘候选人

招聘计划一旦拟定以后，如何吸引更多的应聘人员供组织和部门挑选是人员聘用的首要任务。

1. 招聘资源

候选人可在组织的内部和外部招聘。

在护理单位和特殊科室面临招聘困难或社会需求大于人员的供给时，可以通过培训内部人员来提供新雇员。

在组织外部的招聘，如挑选各护理学校的毕业学生、有相似临床工作的医院护理人员或已经过相关职业培训的人员。

2. 招聘途径

包括直接申请、员工推荐、职业介绍机构推荐、招聘广告等。其中招聘广告是最为常用的途径。

（三）初步筛选

应聘的候选人首先要提交一份带有附件的简历，内容包括学历、特长、知识技能水平、工作经历、获奖情况、就业期望等。组织根据这些材料对职位候选人进行初步了解，并筛选出基本符合工作需要和要求的候选人。

（四）招聘考核

为了保证招聘护理人员的基本质量以及胜任工作岗位的能力，必须要进行招聘考核。通常对一般护理人员的选择考核内容重点是护理基础知识和基本技能。

（五）招聘面试

通过面试可以了解及验证资料的正确性，更可观察到应聘者的人格、工作态度、成熟程度、兴趣动机及才能、见解。面试小组人员包括人事部门的有关人员、护理主管部门人员，必要时可包括用人单元的科室主任、护士长。面试一般根据申请人面试考核表进行。面试考核可分为结构化面试或非结构化面试。结构化面试是指提前准备好面试问题和各种可能的答案，要求申请人在问卷上选择答案。非结构化面试是面试时主考人员即兴提出问题与申请人讨论，不依据任何固定的框架结构进行面试。

（六）资格确认

在求职申请书和面试的基础上，人事和护理部门对应聘者的情况和任职资格已有基本了解，从而做出哪些人员具备岗位要求资格，哪些不具备资格的判断。

（七）体检

体检的主要目的是确认应聘护士在体力方面能否胜任工作、是否具有传染性疾病。

（八）试工

为保证应聘人员的质量（真正胜任护理岗位的工作），应对拟聘护理人员进行真实工作能力的考察，以提高人员招聘的有效性。试用期满后，具体试用部门对拟聘护士在试用期的表现是否符合条件和是否胜任工作做出鉴定。经试用不符合录用条件的人员，可给予辞退。

（九）录用决策

通过将人员与任职要求比较，以及应聘人员之间的相互比较，使候选人的数量逐步接近组织或部门需要的数量，管理人员做出人员聘用决策。最终的选择就是在经过上述所有程序仍被保留下来的人员中进行，并与之履行条件与所需岗位最接近的护理人员。在决策过程中，最终做出用人决策的人应当是具体护理部门的管理者。

四、护理人员的排班

排班是指护理管理者根据人员管理和工作计划，以每天及每班为基础，分配护理人员的过程。

（一）排班的原则

（1）以患者为中心，合理安排人力，保证护理工作的安全性、连续性。

（2）根据护理人员的不同层次结构来排班，实现能职匹配。

（3）让护理人员参与排班，尽量给护理人员安排喜欢的班次以及给予其足够的时间安排私人事宜、学习、生活等。当患者所需照顾与护理人员需求发生冲突时，应优先考虑患者的需求。

（4）掌握工作规律，实行弹性排班，保证护理工作量与护理人力相一致；节假日机动人员，做好应急准备。

（5）尽量避免长期连续的工作（如连续工作超过5日，一班工作12小时以上），防止工作效率降低。

（6）节假日时可适当减少护理人员，但要确保患者得到持续的照顾；同时考虑护理人员排班的公平性，最好是假日轮流连续休2日，其次是在1周中间连续休2天。

（7）勿将排班作为奖惩的工具（如表现不好的护士休假少些或多值晚夜班），避免增加护理人员的紧张感，降低工作积极性。

（8）排班必须依据劳动法、医院及护理部的政策和规定实施。

（二）排班的种类

1. 集权式排班

由护理部门的一级、二级管理者负责所有单位护理人员的排班。

2. 分权式排班

排班者为单位护士长，可依自己的排班计划，配合护理人员的愿望及患者的需要来排班，为目前最常见的排班方式。

3. 自我排班

是指病区管理者和护士共同制定工作时间安排表。

（三）排班方式

1. 传统式排班

是目前普遍采用的排班法。由护士长对护理人员的上班时间做大致上的分配，通常是以单位所使用的护理模式、护理人员数、患者数及病情等因素作为排班依据。三八制混合排班是常见的传统式排班。

2. 循环式排班

即护理人员按照重复的排班方式实施，一般是 4 周或 6 周循环 1 次。

3. 电脑辅助的传统式排班

电脑可根据既定的排班政策及护理人员过去的排班方式来协助排班，也可帮助快速及完整地寻找过去较好的排班表，计算护理时数及统计护理人员的夜班费。

4. 自我排班

是一种由单位的护理人员共同决定后采取的以月为单位的排班过程。

5. 弹性排班方式

介于传统及循环式排班间的排班方式，由管理者根据工作的性质、患者的数量、病情，弹性调整工作时间安排的排班方式。它可以合理使用人力资源，提高护士的工作积极性。

（四）国外护理人员的排班

国外较多采用早班（7：00—15：30）、中班（15：00—23：30）、夜班（23：00 至次日 7：30）三班制，每日实际工作 8 小时，每周工作五日。在美国，尤其在加州，往往一个医院内就有几种上班制度，有的病房青年护士喜欢值 12 小时连续班，采用此工作制，护士每周只需要工作三日。也有采用 10 小时工作制的，护士每周工作四日。

五、护理人员绩效考核

绩效考核是人力资源管理中的重要环节，它能给人力资源管理的各个方面提供反馈信息，是工资管理、晋升、人员使用和培训的主要依据，也是调动员工工作积极性的重要手段。

（一）绩效考核的定义

绩效考核，又称人事考核、员工考核等，是指按照一定的标准，采用科学的方法，检查和评定员工对职务所规定的职责履行程度，以确定其工作成绩的一种有效管理方法。简而言之，它是指主管或相关人员对员工的工作做系统的考核。

对大部分组织来说，有效考核员工不仅能了解个别员工对公司的贡献或不足，还可以在整体上为人力资源管理提供决定性的考核资料。由于这个考核体系不是孤立和完全固定的，而是受多种因素影响，且与多种因素相互作用，因此称为绩效评估系统。

（二）绩效考核的功能

当今世界各国政府和企业对人员绩效考核越来越重视，主要是因为考核具有以下重要功能。

1. 控制功能

通过考核，可以使工作过程保持合理的数量、质量、进度和协作关系，使各项管理工作能够按计划进行。对员工本人来说，也是一种控制手段，员工能明确自己的工作职责，提高员工按照规章制度工作的自觉性。

2. 激励功能

通过考核，对员工的工作成绩给予肯定，使员工能够体验到对成功的满足感，由此调动员工的积极性。

3. 标准功能

考核为各项人事管理提供了一项科学而公平的标准，管理者依据这个考核结果决定人员的晋升、奖惩、调配等。

4. 发展功能

一方面，组织可以根据考核的结果制订正确的培训计划，达到提高全体素质的目标，以推动专业的发展；另一方面，它可以发现员工的长处和特点，从而决定员工的培养方向和使用方法，充分发挥人员的长处，促进个人的发展。

5. 沟通功能

考核的结果出来以后，管理者向员工说明考核结果，听取员工的申诉与看法，并帮其分析原因，提出改进措施，为领导与员工的沟通提供了相互了解的机会。

（三）绩效考核的内容

考核护理人员绩效时，管理者所选定的考核标准，对考核结果有重要的影响。因此，对护理人员的考核最为常用的标准为个人完成任务的结果、行为、特质。

1. 个人完成任务的结果

如果重要的是结果，而不是手段，那么管理者就应对护理人员任务完成的结果进行考核。

2. 行为

在许多情况下，工作效果很难直接归结为护理人员活动的具体结果。在这种情况下，群体的绩效可能易于评价，但每个成员的贡献就很难判断。因此，管理者可对护理人员的行为进行评价，如职业态度、缺勤次数、夜班数等。

3. 特质

个人特质是最弱的一个标准，因为它离实际的工作绩效最远，但应用很广泛。如"态度好""合作""经验丰富"这样的特质，不一定与良好的绩效高度相关，但不能忽视，因此常被组织用作评价人员绩效的标准。

（四）绩效考核的原则

为确保考核的公平性，管理者应遵循以下考核的原则：①必须根据该工作职位的相应标准进行；②应考核具代表性的行为；③注重行为的改进；④营造良好的评价氛围。

（五）绩效考核的类型

1. 上级考核

医院对护理人员的绩效评估，95%是由她们的直接上司来做的。但是，有些医院已经认识到这种评估方式的缺陷。最理想的办法是由每个员工的上一级督导来考核该员工的表现。

2. 同行评议

同事的评估是最可靠的评估资料来源之一。通过同行评议，可以增加人员之间的信任、减少冲突，使人员勇于面对困难和努力改进行为，同时还能使护士提高交流技能，增加责任感。

3. 自我考核

让护理人员评估自己的工作绩效，与自我管理和授权观念是一致的。它有助于消除员工对评估过程的抵触，有效地刺激员工和他们的上司就工作绩效问题展开讨论。

4. 下属评价

直接下属的评估也能够提供关于管理者行为的准确信息，因为评估者和被评估者的接触比较频繁。但是这种评价方式存在的问题是员工害怕给上司的评价太低而受到不利影响。因此，要想得到准确的评估结果，在评估中应采取匿名的形式。

5. 全方位评估（360°评估）

最新的绩效评估方法是360°评估法，这种方法所提供的绩效反馈比较全面。评估者可为护理人员在日常工作中接触到的所有人，如患者、家属、上级、同事等。

（六）绩效考核的方法

明确了绩效评估的内容和评估方式后，就要采用具体的考核技术来评估员工的绩效。下面介绍5种主要的绩效考核方法。

1. 书面报告法

即写一篇短文来描述一下员工的优点、缺点、过去的绩效情况、潜能和改善建议。

2. 关键事件法

将绩效考核的注意力集中在那些有效从事一项工作与无效从事一项工作的关键行为上。这里的关键是描述的重点必须是具体的行为，而不是定义模糊的人格特质。

3. 评定量表法

由于编制和实施中花费时间较少，而且还可以进行定量分析和比较，因此是绩效考核中使用的一种最古老又最常用的方法。

4. 专家复审法

是所有绩效考核方法中成本最高的，需要外请护理专家与各单位主管、护理成员与同事一起讨论工作人员的表现。

5. 多人比较法

这种评估法是在与别人绩效水平进行对比的过程中评估每个人的绩效水平，因而是一种相对而非绝对的测量手段。最常用的3种比较方法是：小组顺序排列法、个人排序法和配对比较法。

（常　艳）

第三节　护理人力资源管理的发展趋势

护理人力资源是发展护理事业所需资源的重要组成部分，是护理资源中最重要且最具活力的部分，其状况直接影响到护理质量的提高和护理事业的发展。我国护理人才队伍的素质、结构都将面临新的挑战，护理人力资源管理急需建立全新的思维模式和管理模式。

一、人力资源的影响因素

（一）护理服务需求的变化

1. 护理服务需求的层次增多、要求提高

随着社会进步和经济发展，人们对生活质量和健康更加关注，对卫生保健服务的期望和要求也越来越高；医学领域迅速发展，护理队伍必须不断充实并提高自身的素质，才能适应发展的需要；人口老龄化的到来，社会需要照料生活的人数越来越多，使老年护理专业的发展面临挑战；医疗保健成本迅速增加、卫生保健制度的改革，要求卫生保健系统加快改革步伐，提供优质、高效、低耗、便捷的卫生保健服务，也使得护理工作需要着眼于财力、人力的管理。

2. 医疗保健机构功能分化

传统的医疗保健功能发生变化，出现了以解决疑难病症的诊断治疗为主，具有科教研和开发新技术能力，拥有更多高水平资源的区域医疗中心和面向社区，以常见病及多发病诊断治疗康复、预防保健、健康教育、咨询指导为主要任务的社区保健中心。这种变化使医疗保健机构必须更合理、更有效地配置和使用人力资源，提供不同层次的卫生保健服务，使大众能够得到更方便、更经济、更有针对性的服务。

3. 卫生人力的需求发生变化

随着医学模式的发展，专业分工越来越细，岗位要求越来越高，护理也变得越来越专业化，护理人力资源管理应该根据卫生人力需求这种变化，在护理人员的培训、配置、管理方面做出调整，建立相应的专科化体系，建立专科的准入制度及有梯度的学位体系。使在职护士能更好地向专科化发展，保证护理人员的质量和数量能够满足现代医院发展的需要。

我国已经进入老龄化社会，需要护理人员能够提供包括身体健康情况监测、预防保健、慢性病治疗康复咨询指导、不良行为生活方式的健康指导等方面的服务，并将心理、社会疾病列入常规防治范畴。目前我国社区护理人力资源力量较弱，社区护理人才的教育培训也相对滞后，工作规范化程度不高，很难满足日益增长的人民群众的保健需要。

（二）经济全球化对护理人力资源管理的影响

1. 人才竞争和流动

随着经济的发展，人才竞争与流动日益频繁，如何发现、保留、发展优秀人才，使他们构成组织的核心竞争力，是人力资源管理必须认真对待的问题。护理人力资源中知识型员工占有很大比重，拥有更大的独立性、自由性、灵活性，且可替代性差。

2. 新技术与服务性工作的挑战

医学科技的迅猛发展，医疗机构的知识和服务密集的特点越来越突出，管理者应该为组织招募和培养更多高素质的员工，使传统纯技能性的"劳动者"转变为多技能性的"知识员工"

3. 环境变化与管理变革

面对动态的环境，管理者需要不断改变以往做事的方式和进行变革，这种变革可能是受外部因素的压力，也有可能是组织主动迎接变化，医疗卫生体制改革就是一场大的变革，变

革是否成功，在相当大的程度上是人的问题，既包括管理者，也包括每一位员工。

4. 医疗安全和经济效益

现代管理质量包含安全和经济效益两重含义，实施全面质量管理对质量进行全面、全员、全过程的控制，不仅可以保证提供安全的服务，而且有利于在服务的各个环节重视成本控制。

二、护理人力资源管理的发展趋势

（一）建立"以人为本"的管理模式

现代管理强调以"人"为中心，把人作为活的资源加以开发，注重人与事相宜，事与职匹配，达到人、事、职能效益最大化。护理人力资源的管理必须提升到战略高度来认识，转变管理模式，切实营造一个能够使员工不断学习、不断获取发展和积累知识的环境。

（二）实现护理人力资源管理专业化

护理管理必须在人力资源规划、员工招聘和甄选、定向和培训、绩效评估、职业发展、薪酬确定等方面与人力资源管理部门合作，才能提高护理人力资源管理的水平。管理要从建立规范入手，逐步完成从行业规范管理为主到依法管理的转变，实现护理管理现代化。

（三）培养临床专科护理人才

护理人才队伍建设必须考虑卫生服务需求发生的变化及其对人力资源需求的影响，认真做好护理人力资源规划，抓紧专科护理人才队伍的建设，培养具有较高水平、掌握专业知识的专家型护士。

（四）完善护理支持系统

目前护士用于非护理专业事务的时间较多，造成了人力资源浪费，临床已逐步成立护理支持系统，包括改进方法和操作规程、改变工作分配的方式和护理人员的结构，将电子计算机用于患者的护理等，以较少的专业时间更有效地完成常规的非专业性和间接的护理任务。在今后的工作中，管理者要进一步完善支持系统，包括制定职工的工作标准、安排工作计划、建立工作监视系统等，提高医院资源的使用效率。

（马晓婷）

参考文献

[1] 杨艳杰，曹枫林．护理心理学[M]．5版．北京：人民卫生出版社，2022.

[2] 李小寒，尚少梅．基础护理学[M]．7版．北京：人民卫生出版社，2022.

[3] 姜丽萍．社区护理学[M]．5版．北京：人民卫生出版社，2022.

[4] 何文英，侯冬藏．实用消化内科护理手册[M]．北京：化学工业出版社，2019.

[5] 邵小平，黄海燕，胡三莲．实用危重症护理学[M]．上海：上海科学技术出版社，2021.

[6] 尤黎明，吴瑛．内科护理学[M]．7版．北京：人民卫生出版社，2022.

[7] 葛艳红，张玥．实用内分泌科护理手册[M]．北京：化学工业出版社，2019.

[8] 任满勤．临床实用护理技术与常见病护理[M]．昆明：云南科学技术出版社，2018.

[9] 胡三莲，高远．实用骨科护理[M]．上海：上海科学技术出版社，2022.

[10] 胡雁，陆箴琦．实用肿瘤护理[M]．上海：上海科学技术出版社，2020.

[11] 陈凌，杨满青，林丽霞．心血管疾病临床护理[M]．广州：广东科技出版社，2021.

[12] 熊云新，叶国英．外科护理学[M]．4版．北京：人民卫生出版社，2018.

[13] 王霞，王会敏．实用肿瘤科护理手册[M]．北京：化学工业出版社，2019.

[14] 李卡，金静芬，马玉芬．加速康复外科护理实践专家共识[M]．北京：人民卫生出版社，2019.

[15] 邵小平．实用急危重症护理技术规范[M]．上海：上海科学技术出版社，2019.

[16] 蒋红，顾妙娟，赵琦．临床实用护理技术操作规范[M]．上海：上海科学技术出版社，2019.

[17] 李乐之，路潜．外科护理学[M]．7版．北京：人民卫生出版社，2022.

[18] 曹梅娟，王克芳．新编护理学基础[M]．4版．北京：人民卫生出版社，2022.

[19] 李俊红，叶丽云．实用呼吸内科护理手册[M]．北京：化学工业出版社，2018.

[20] 冯岚，张雪梅，杨晓燕．脊柱外科护理学[M]．北京：科学出版社，2021.